Sexy Hintern

Das 13-Wochen-PrOgramm

Anmerkungen

Sebastian Finis

Sexy HINTERN

Das 13-Wochen PROGRAMM

Meyer & Meyer Verlag

Widmung

Für Henri

Sexy Hintern

Bibliografische Information der Deutschen Bibliothek
Die Deutsche Bibliothek verzeichnet diese Publikation in der Deutschen Nationalbibliografie; detaillierte bibliografische Details sind im Internet über <http://dnb.ddb.de> abrufbar.

Auckland, Beirut, Dubai, Hägendorf, Hongkong, Indianapolis, Kairo, Kapstadt, Manila, Maidenhead, Neu-Delhi, Singapur, Sydney, Teheran, Wien

Member of the World Sport Publishers' Association (WSPA)

Gesamtherstellung: Print Consult GmbH, München

FSC www.fsc.org MIX Paper from responsible sources FSC® C084279

ISBN 978-3-8403-7612-2
E-Mail: verlag@m-m-sports.com
www.dersportverlag.de

Inhalt

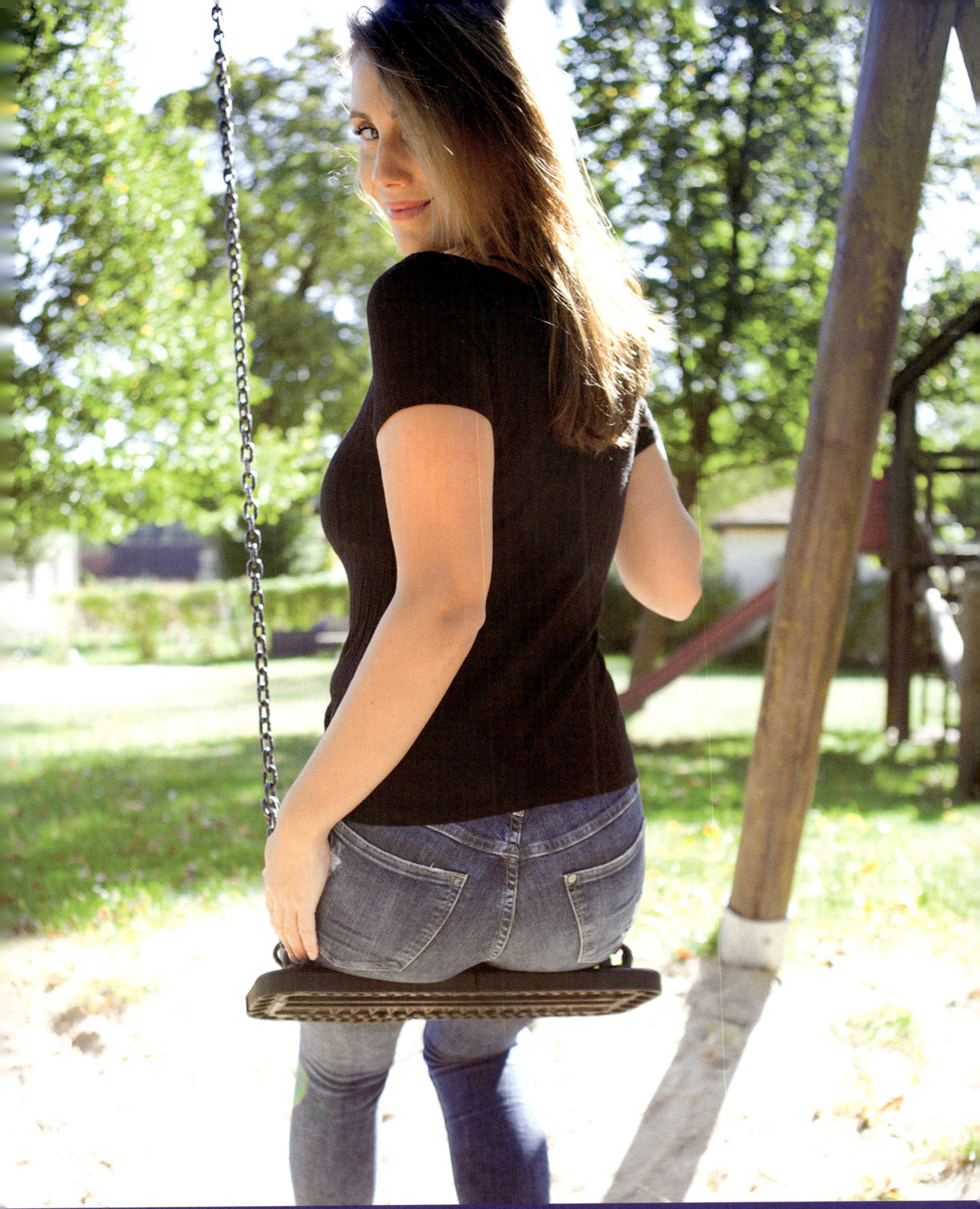

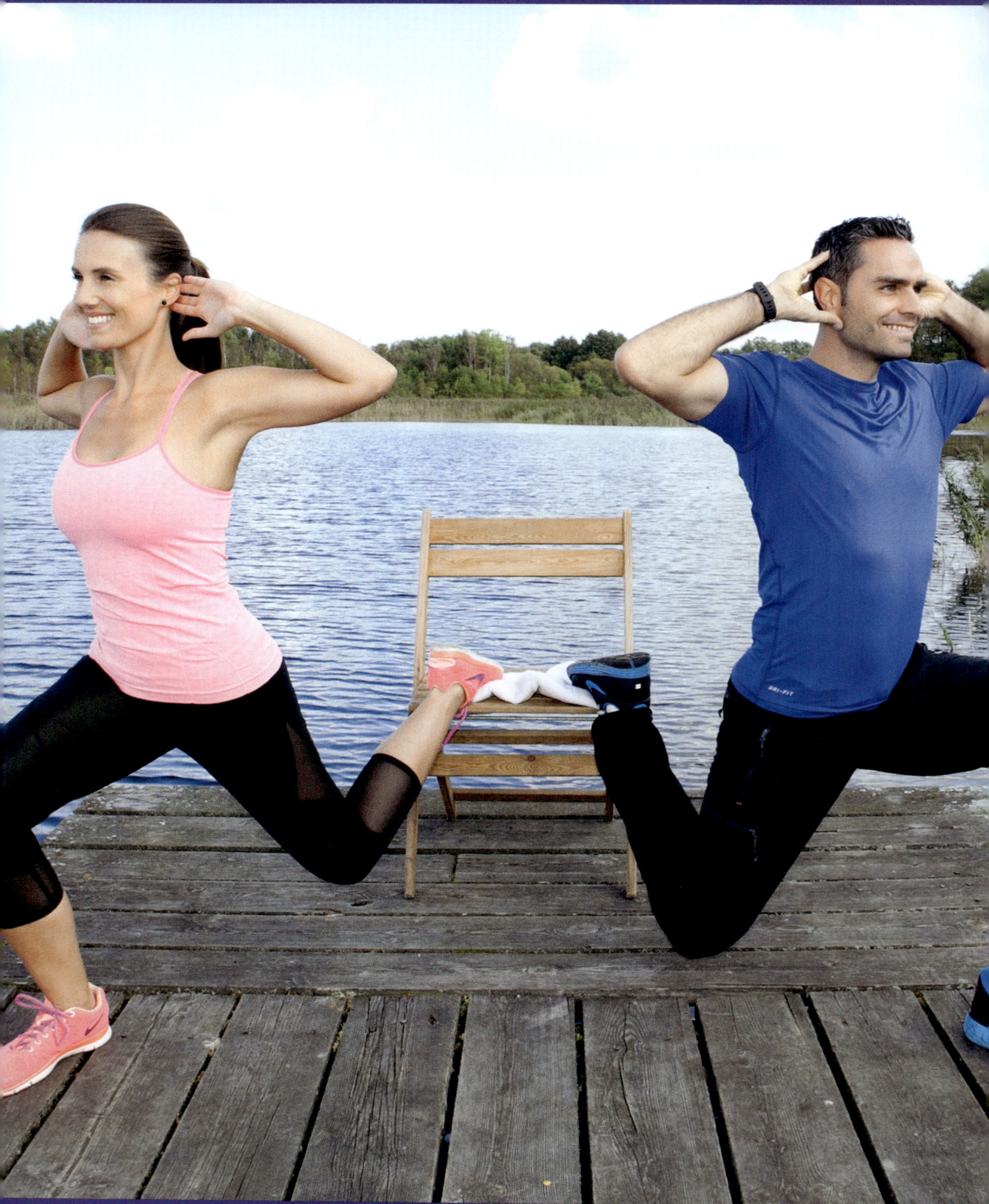

1

Was dich hier ERWARTET

Wenn der Darm Charme hat, ist der Po heilfroh auf dem Klo. Spaß beiseite. Der Hintern ist viel mehr als nur ein Sitzapparat zum Aa-machen. Das wird dir schnell klar, wenn du das Buch liest und das 13-wöchige P(r)ogramm absolvierst.

Natürlich hat jeder der 656 Muskeln im menschlichen Körper eine wichtige Funktion. Doch stechen die Popomuskeln aus der Masse heraus, weil sie mehr als nur eine Aufgabe erfüllen. Leider wird die Bedeutung des Hinterns unterschätzt wie kaum ein anderer Körperteil. Den Spruch „Hinten ist das neue vorne“ kennst du sicherlich aus der Glamour-Welt. Doch wie viele Ladys trainieren tatsächlich gezielt ihren Po? Die wenigsten ... Das soll sich ändern.

In diesem Buch erfährst du alles Wissenswerte zu deinem Allerwertesten und bekommst darüber hinaus ein praktisches Übungsprogramm an die Hand. Zu Beginn geht es im Buch darum, ein Basiswissen zu schaffen, damit du den Hintersinn deines Hinterns verstehst. Wie hat sich der Popo in der Evolution des Menschen entwickelt? Durch welche steinzeitlichen Aktivitäten haben wir einen verhältnismäßig großen und starken Hintern bekommen? Warum bevorzugen Männer schöne Frauen-Hintern? Warum verkümmern unsere Pomuskeln heute? Diese Fragen werde ich dir beantworten.

Im nächsten Schritt stelle ich die einzelnen Funktionen der Pomuskeln heraus. Sie spielen u. a. für die Körperhaltung eine große Rolle. Je kräftiger dein Popo, desto gesünder ist deine Haltung. Mehr Kraft im Gesäß bedeutet auch, dass alle Bewegungen im Alltag ökonomischer ablaufen. Das Sitzen, Stehen, Gehen, Laufen, Heben und Tragen wird dir im täglichen Einerlei leichter fallen. Im Sport verbesserst du deine Leistung. Du läufst schneller, springst höher und weiter. Du beugst Verletzungen und Schmerzen vor, z. B. im Rücken. Nicht zuletzt sieht ein knackiger Po verdammt sexy aus. Bei den weiblichen Promis ist in den letzten Jahren sogar ein richtiger Po-Hype in den Medien und sozialen Netzwerken entstanden. Übrigens hat die Bluejeans seit ihrer Erfindung einen großen Anteil an der Sexualisierung des Pos. Heute sind es vor allem enganliegende Skinny- oder High-Waist-Jeans, die den Trend setzen. Ebenso wie beim Sport die Push-up-Yoga-

Pants, die den Hintern durch Verstärkungen besonders hervorheben. In Mode sind auch Cut-out-Pants, bei denen durchsichtige Ausschnitte für Abwechslung sorgen, bis hin zu noch verrückteren Varianten wie reflektierenden Regenbogen-Leggings.

Nachdem ich die Vorteile einer kräftigen Gesäßmuskulatur herausgestellt habe, geht es im Buch weiter mit der Anatomie deines Hinterns. Jede Pobacke besteht aus drei Muskelsträngen, auch wenn die „vier Buchstaben" anderes vermuten lassen. Letzteres bezieht sich übrigens auf die vier Buchstaben im Wort „Popo". Eine andere Erklärung ist, dass der Ausdruck „Setz dich auf deine vier Buchstaben" auf die vier „Buchen staben" zurückgeht, also auf die historisch oft aus Buchenholz produzierten Stuhlbeine. Wie auch immer ... Die äußere Form des Hinterns wird durch den großen Gesäßmuskel bestimmt. Der „Gluteus maximus" ist der größte und einer der kräftigsten Muskeln im menschlichen Körper. Jedoch erfüllen auch die kleinen Gesäßmuskeln (Gluteus medius und minimus) wichtige Funktionen.

Interessant sind auch die verschiedenen Po-Formen, denen wir auf der Straße begegnen. Vom Kartoffel- über Tomaten-Po bis hin zum Melonen-Po ist alles dabei. Ich habe sechs verschiedene Po-Formen konstruiert. Wenn du wissen möchtest, zu welcher Kategorie Po du gehörst, bist du nach dem Kapitel bestimmt schlauer. Auch wenn du nur vom perfekten Hintern träumst, kannst du auch jetzt schon eine gute Figur machen. Denn für jede Po-Form gibt es die perfekte Jeans. Worauf du beim Kauf achten solltest, erfährst du ebenfalls im Kapitel „Po-Formen".

Im Kapitel „Po-Training" stelle ich den Nutzen des Kraft-, Ausdauer- und Beweglichkeitstrainings für die Gesäßmuskulatur heraus. Ich erkläre dir, um welche Übungen es sich handelt und worauf du beim Training achten solltest. Die Kniebeuge spielt beim Krafttraining eine besonders wichtige Rolle. Weil sie so viele Muskeln gleichzeitig aktiviert und alltagsnah ist, ist sie der Prototyp des funktionellen Trainings. Beim Ausdauertraining sind es hochintensive Intervalle nach der Tabata-Methode (8 Sätze à 20 Sekunden), die ich dir ans Herz lege. Diese Methode ist viel effektiver als ein herkömmliches Cardiotraining, bei dem Tempo und Intensität über einen langen Zeitraum gleich bleiben. Um die Gelenkbeweglichkeit und die Geschmeidigkeit der Muskulatur zu erhalten oder auch zu verbessern, empfehle ich dir schließlich ein paar Stretchingübungen zum Abschluss jeder Trainingseinheit.

Neben dem Training ist deine Ernährung exorbitant wichtig, um deinem Ziel „Knackarsch" näherzukommen. Aus diesem Grund habe ich das Kapitel „Po-Nahrung" entsprechend großzügig behandelt. Als Erstes erkläre ich dir die zehn Grundlagen einer gesunden Ernährung, z. B. „Iss so viel wie möglich von der Natur und so wenig wie möglich industriell verarbeitete Lebensmittel!" Im nächsten Schritt gebe ich dir praktische Tipps für den Alltag: Wie kannst du das hinzugewonnene Wissen sinnvoll in dein Leben integrieren, ohne dir ein Bein auszureißen? Ich zeige dir, was in den Einkaufswagen kommt, welche Snacks sich für zwischendurch eignen und wie du Mahlzeiten mit wenig Aufwand vorbereiten kannst. Knackige Po-Rezepte mit nur drei Zutaten runden das Ernährungskapitel ab.

Im nächsten Hauptabschnitt stelle ich dir in Wort und Bild alle Po-Übungen vor. Dazu gehören acht Aufwärmübungen, 85 Kraftübungen, 16 Ausdauerübungen und fünf Dehnübungen. Anhand von Fotos und der Übungsbeschreibung bekommst du die richtige Ausführung erklärt. Als atmosphärische Kulisse habe ich für die Übungen eine Mischung aus Natur und häuslicher Umgebung gewählt. Wo du schließlich trainierst, ist völlig egal. Es ist überall möglich.

In Kapitel 6 startet das 13-wöchige P(r)ogramm mit aufeinander aufbauenden Workouts. Für jedes Fitnesslevel habe ich das passende Trainingsprogramm erstellt. Gehörst du zu den Bewegungsmuffeln, fängst du am besten bei Level 1 für Faultiere an. In 13 Trainingswochen mit 2-3 Einheiten pro Woche arbeitest du dich langsam bis zur vor Kraft nur so strotzenden Grizzlybär-Dame in Level 6 hoch. Jedes Workout dauert nicht länger als eine halbe Stunde und besteht aus einem kurzen Warm-up, fünf Kraftübungen, 4-min-Ausdauer-Intervallen und Dehnung. Deinen Trainingsfortschritt notierst du auf deinem persönlichen Dokumentationsbogen, den du dir online herunterladen kannst.

Neben einem effektiven Trainingsprogramm und einer gesunden, ausgewogenen Ernährung ist auch dein Mindset nicht zu unterschätzen. Das gesamte „Po-Projekt" steht und fällt mit deiner Einstellung. Sie entscheidet darüber, ob du einen Knackarsch bekommst oder nicht. Deine Einstellung ist der alles entscheidende Faktor. All dein Know-how ist wertlos, wenn du nicht anfängst und es verwirklichst. Komm in die Puschen! Ich wünsche dir viel Erfolg mit meinem P(r)ogramm!

Dein Sebastian Finis

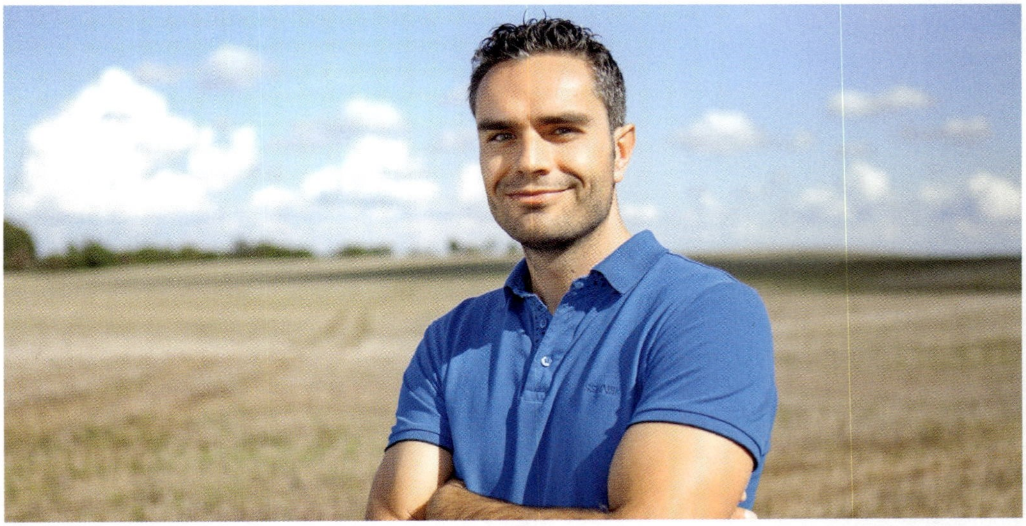

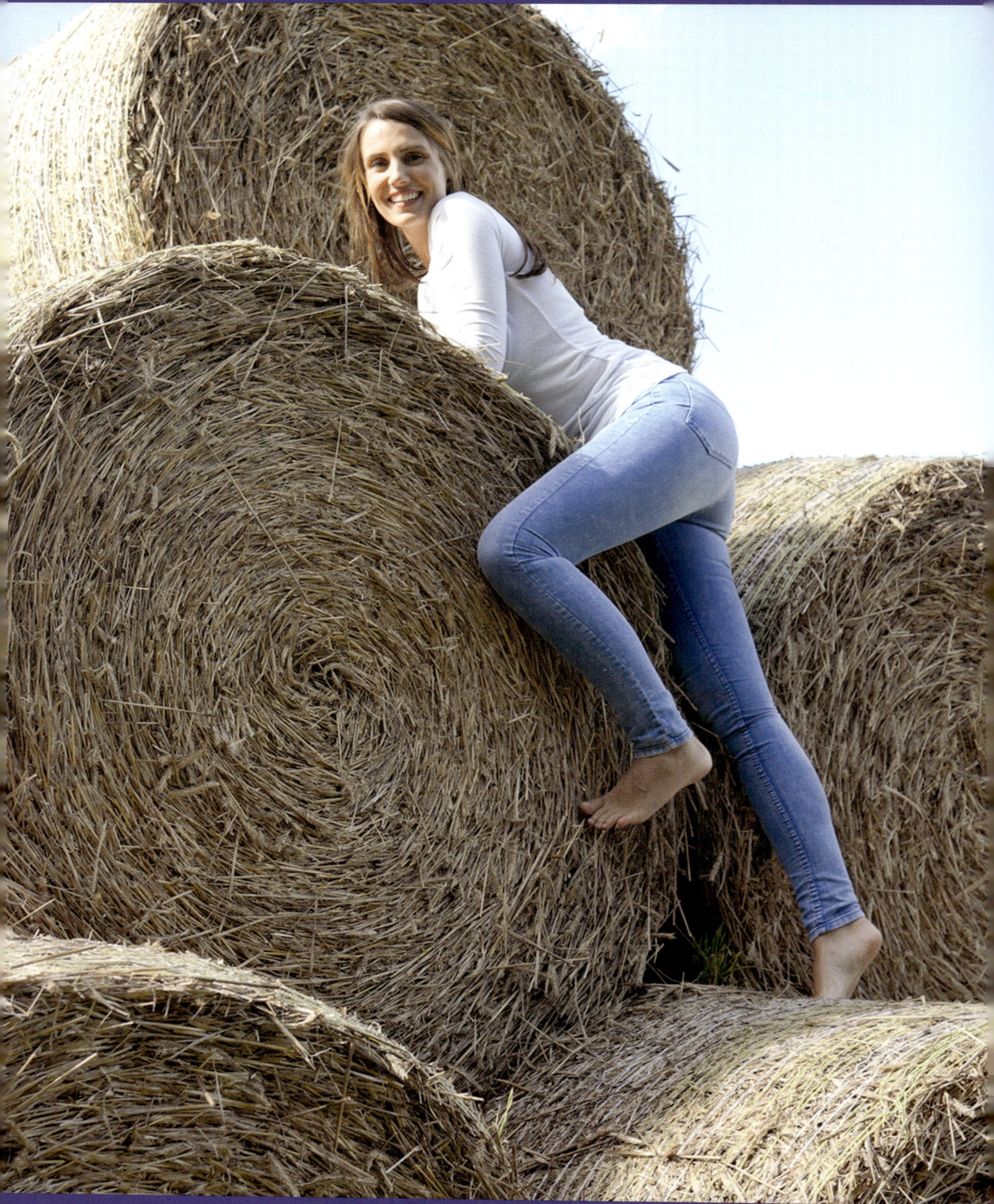

2

PO-WISSEN:

Alles, was du über deine

VIER BUCHSTABEN

wissen musst!

2.1 Po-Evolution:

Warum haben wir einen großen, starken Hintern?

Als unsere affenartigen Vorfahren von den Bäumen Afrikas kletterten und ihre Reise auf zwei Beinen auf dem Boden fortsetzten, wählten sie unbewusst einen ganz anderen evolutionären Pfad als unsere nächsten Verwandten – die Schimpansen. Der menschliche Po ist im Vergleich zum Hinterteil der Schimpansen ungefähr anderthalbmal größer in Relation zur Körpergröße. Früher wurde angenommen, dass das Wachstum des menschlichen Hinterns eine Voraussetzung für die Evolution des aufrechten Gangs war. Jedoch wurde diese Theorie später infrage gestellt. Heute weiß man, dass der Po nur verhältnismäßig wenig aktiviert ist, um den menschlichen Körper während des Gehens und Stehens stabil zu halten. Nicht falsch verstehen: Ohne Pomuskeln würden wir weder Stehen noch Gehen können. Allerdings ist es sehr unwahrscheinlich, dass die Evolution eines großen, starken Hinterns ausschließlich mit der notwendigen Voraussetzung für die Zweifüßigkeit erklärt werden kann.

Studien haben vielmehr gezeigt, dass die Pomuskeln besonders während des Kletterns, Grabens, Werfens und Rennens aktiv sind sowie bei anderen Aktivitäten, die eine erhöhte Rumpfstabilität erfordern. Diese Erkenntnisse dienen als mögliche Erklärungen, warum wir ein vergleichsweise großes Hinterteil entwickelt haben.

Der Mensch ist ein mieser Sprinter verglichen mit vielen Säugetieren auf vier Beinen. Usain Bolt erreichte eine Geschwindigkeit von 44,6 km/h – Weltrekord für einen Menschen. Viele Tiere sind bei weitem schneller. Das gilt nicht nur für Sprintspezialisten wie Geparden (113 km/h) oder Gabelböcke (88 km/h). Auch ein Feldhase und ein Pferd (beide 70 km/h), ein Bär (50 km/h) und selbst ein Flusspferd (48 km/h) würden Bolt locker abhängen.

Dafür aber ist der Mensch ein besserer Ausdauerläufer als die meisten Säugetiere. Dürften bei Marathonrennen Pferde starten, hätten sie kaum Chancen. Nicht einmal Gnus legen bei ihren Massenwanderungen durch die Serengeti mehr als 20 km pro Tag zurück. Nur der Mensch ist so verrückt. Wir könnten andere Säuger totrennen. Die Evolution hat den Menschen zum Distanzathleten gemacht. Wichtige Hinweise geben Füße, Gesäß und Muskulatur: Die Zehen des Menschen sind im Vergleich zu denen anderer Primaten kurz. Schon eine Verlängerung um 20 % würde die mechanische Arbeit des Fußes beim Laufen verdoppeln. Auch der große Zeh, der beim Menschen parallel zu den anderen Zehen steht, weist darauf hin, dass der menschliche Fuß zum Laufen gemacht ist.

Verglichen mit Menschenaffen haben Menschen einen sehr großen Gesäßmuskel. Beim normalen Gehen wird er wie oben erwähnt kaum gebraucht. Wozu also ist er da? Der „Gluteus maximus" hält beim Rennen den Rücken gerade. Die menschliche (Po-)Muskulatur ist außerdem ein guter Speicher. Sie kann genügend Zucker in Form von Glykogen für eine Strecke von mehr als 30 km aufnehmen. In der Evolution bot die menschliche Veranlagung zum Dauerlauf Vorteile. Als Jäger hielt der Mensch länger durch als seine nahen Verwandten, die Menschenaffen.

Nicht nur unsere überlegenen Fähigkeiten, mit unserem hoch entwickelten Gehirn zu denken und zu kommunizieren, sorgten also dafür, das Abendessen auf den Tisch zu bekommen – zumindest nicht in der natürlichen Umgebung unserer Vorfahren, wo Autos, moderne Waffen und Fast Food-Läden keine Rolle spielten. Die Entwicklung eines kräftigen Pos verbesserte unsere Fähigkeit zu jagen und unsere Beute zu Tode zu hetzen. Unser Hintern gab uns einen Überlebensvorteil. Große, starke Hintern entkamen der natürlichen Auslese. Über Hunderte Generationen entwickelten unsere Vorfahren größere, stärkere Gesäße, die bei Alltagstätigkeiten wie Jagen, Graben nach Wurzelknollen und Ergattern von Fleisch von Vorteil waren.

Als effektive Jagdmethode entpuppte sich die Hetz- bzw. Ausdauerjagd – eine Kombination aus Laufen, Gehen und Beobachten, bis die Beute erschöpft aufgibt. Auch heute noch wenden diese Jagdstrategie die Buschmänner in der Kalahari-Wüste im südlichen Afrika an. Von Sonnenaufgang an beobachten sie ein bestimmtes Tier über mehrere Stunden. Bewegt es sich in der starken Hitze auf ein Wasserloch zu, treiben es die Jäger davon weg. Die Buschmänner haben natürlich Trinkvorräte für sich dabei und regulieren ihre Körpertemperatur durchs Schwitzen. Die Beute kann sich durch ständige Bewegung in der Hitze jedoch nicht abkühlen und bleibt irgendwann völlig entkräftet stehen, kann nicht mehr fliehen und wird getötet.

Die Steinzeit-Frau nahm natürlich auch an der Nahrungsbeschaffung teil. Sie jagte aber eher Früchte, Wurzeln, Nüsse und Pilze statt Mammuts und Säbelzahntiger. Da Pilze auch früher nicht wegrennen konnten, sondern nur blöd herumstanden, waren sie einfacher zu fangen. Also verbrachten Frauen viel Zeit in der Hockposition, um Pilze abzuernten. Da wäre ein knochiger Hintern beim Fersensitz auf Dauer sehr unbequem geworden. Die Evolution entschied sich wohl auch aus praktischen Gründen für die Einlagerung von überschüssigen Kalorien im unteren Körperbereich – so entwickelte sich der weibliche Po. Er diente also auch als bequeme Sitzfläche.

Warum bevorzugen Männer schöne Frauenhintern?

Die männliche Vorliebe für den weiblichen Po ist keine neue Erkenntnis. Was Männer jedoch wirklich anzieht, ist nicht die Größe des Hinterns, sondern die Form – konkret: die S-Kurve. Diese bildet das leichte Hohlkreuz der Lendenwirbelsäule und die Po-Form in Kombination. Das belegen wissenschaftliche Studien, bei denen Probanden die Attraktivität von Frauenhintern auf Fotos beurteilen mussten. Männer bevorzugten ganz besonders die Frauen, bei denen sich, in der Silhouette betrachtet, die Lendenwirbelsäule im 45°-Winkel zum Po befand. Nicht die Größe des Frauenhinterns ist für Männer also das Ideal, sondern die Form, die sich aus dem Winkel vom Rücken zum Po ergibt. Der Grund für diese Präferenz ist wiederum prähistorischen Einflüssen geschuldet. Während einer Schwangerschaft ist die Schwerkraft nach vorne verlagert und eine überstreckte, untere Wirbelsäule erlaubt es schwangeren Frauen, ihr Gewicht über den Hüften zu balancieren. Diese Frauen waren während der Schwangerschaft effektiver bei der Nahrungssuche und weniger anfällig für Wirbelsäulenverletzungen. Männer, die sich für solche Frauen entschieden, hatten also Partner, die den Fötus und den Nachwuchs besser versorgen und mehrere Schwangerschaften ohne Verletzungen austragen konnten. Unterm Strich: Die richtige Kurve machte es für Frauen nicht nur leichter, Babys im Bauch zu tragen, sondern auch den Nachwuchs mit ausreichend Nahrung zu beköstigen. Ein evolutionärer Vorteil!

Moderne Zeiten

Über Millionen von Jahren als Jäger und Sammler im Steinzeitalter verschwanden durch die natürliche Auslese schwache und kleine Pos aus der Population. Nur die größten und stärksten Hintern pflanzten sich fort. Die landwirtschaftliche Revolution brachte neue Herausforderungen, die unsere Pomuskeln mindestens ebenso stark aktivierten: ackern auf Feldern statt Mammutjagen. Seit der industriellen Revolution Mitte des 19. Jahrhunderts ging's für unseren Po jedoch drastisch bergab. Und spätestens seit dem digitalen Zeitalter, in dem wir uns heute befinden, ist Schreibtischarbeit die Norm, die unsere Pomuskeln verkümmern lässt. Der Stuhl ist unser Feind und bringt unseren Körper Stück für Stück um.

Der Mensch und seine Vorfahren entwickelten über Jahrmillionen einen großen Gluteus, weil es die Fähigkeit verbesserte, in einer Umwelt zurechtzukommen, in der Rennen, Laufen auf unebenem Terrain, Klettern und Graben zur Notwendigkeit des täglichen Lebens gehörten. Wenn wir nun diesen Lebensstil komplett einstellen und stattdessen einen neuen annehmen, für den unser Körper – inklusive unserer Pomuskeln – nicht geschaffen ist, entstehen Probleme.

Die Gene unserer Physiologie und Anatomie sind seit dem Steinzeitalter fast unverändert. Obwohl wir heute Anzüge tragen, schicke Autos fahren und in Modeboutiquen shoppen gehen, ist unser Steinzeiterbe noch tief in uns verwurzelt. Es ist zu wenig Zeit vergangen, dass unser Körper in Harmonie mit unseren neuen Lebensgewohnheiten ist. Die Transformation von einer affenartigen Kreatur hin zum intelligenten Zweibeiner in Bluejeans dauerte Millionen von Jahre. Während der Wandel des täglichen Lebens von viel Bewegung hin zu viel Sitzen erst kürzlich erfolgte. In anderen Worten: Wir hatten zu wenig evolutionäre Zeit, um uns an den modernen Lifestyle anzupassen. Eine Unstimmigkeit zwischen Genen und Umwelt ist die Folge: Bühne frei für eine Vielzahl gesundheitlicher Probleme, wie zum Beispiel Rückenschmerzen.

Ein großer, kräftiger Hintern ist heute evolutionär nicht mehr von Vorteil. Denn die natürliche Auslese hängt davon nicht mehr ab. Das Jagen von Beute, Sammeln von Früchten und Graben nach Wurzeln haben wir durch das Kaufen von Lebensmitteln in Supermärkten ersetzt. Seit Beginn der Zivilisation sind unsere Unterkünfte immer größer, sicherer und robuster geworden. Gleichzeitig wurden unsere Körper schwächer und schwächer. Auf der Leiter der Evolution sind wir nicht nur rückwärtsgegangen, sondern förmlich heruntergefallen und auf dem weichen Sofa oder Bürostuhl gelandet. Mit diesem Buch gelangst du nicht nur zurück auf die Leiter, sondern beginnst auch langsam, aber sicher wieder nach oben zu steigen.

Wir müssen den starken, kräftigen Po der Urmenschen wiedererlangen. Das schaffen wir nur, indem wir der ganzen modernen Technologie kritisch gegenübertreten, mit der heutige Fitnessstudios ausgestattet sind und die Frauen in Cyborgs verwandeln. Nicht begraben sollten wir stattdessen die jahrtausendelange Erfahrung und alles sportwissenschaftliche Wissen, das wir heute haben. Das habe ich als studierter Sportwissenschaftler in diesem Buch zusammengefasst und als knackiges Übungs- und Ernährungsprogramm umgesetzt.

Powerzentrum Becken: Was uns anatomisch vom Menschenaffen unterscheidet!

Das gleiche Erbgut verbindet uns Menschen mit einem Gorilla zu etwa 98,3 % und mit einem Schimpansen zu 99 %. Diese geringe prozentuale Differenz der Erbanlage bringt aber bedeutsame Unterschiede mit sich, u. a. was die Anatomie des Beckens betrifft. Der Mensch hat ein breiteres Becken. Es ist schüsselförmig ausgerichtet, konträr zu dem länglichen, eher schaufelförmigen Becken des Menschenaffen. Durch das breitere Becken erhalten Frauen die Grundlage, den Nachwuchs mit größerem Schädel zu gebären. Irgendwie muss die sogenannte *Denkerstirn*, mit einem etwa vierfach größeren Gehirn als beim Menschenaffen, genügend Platz zum Freigang erhalten. Gleichzeitig ergibt die Form des menschlichen Beckens eine perfekte mobile Schüssel für alle Organe und kann somit sowohl Halte- als auch Schutzfunktionen für unsere Organe übernehmen.

Menschenaffen haben im Vergleich ein viel kleineres Kreuzbein (Sakrum) und ein viel länglicheres Becken, somit einen riesigen Gluteus medius und einen kleinen Gluteus maximus. Menschenaffen haben auch einen kleineren Hüftkopf und das Becken ist flach ausgerichtet. Beim Menschen ist das genau andersherum, wobei das Becken beim Menschen zudem physiologisch leicht nach vorne gekippt ist.

Diese Tatsache zu der menschlichen Beckenstellung verdeutlicht vor allem die Relevanz des Gluteus maximus. Kommt es zu einer abgeschwächten Funktion und/oder einer verringerten

Hüftstreckung, leidet automatisch unser gesamter Körper darunter, da unsere ökonomische Gangfähigkeit funktionell geschwächt wird. Der moderne Mensch zeigt dadurch zunehmend die Tendenz, sich funktionell zurückzuentwickeln.

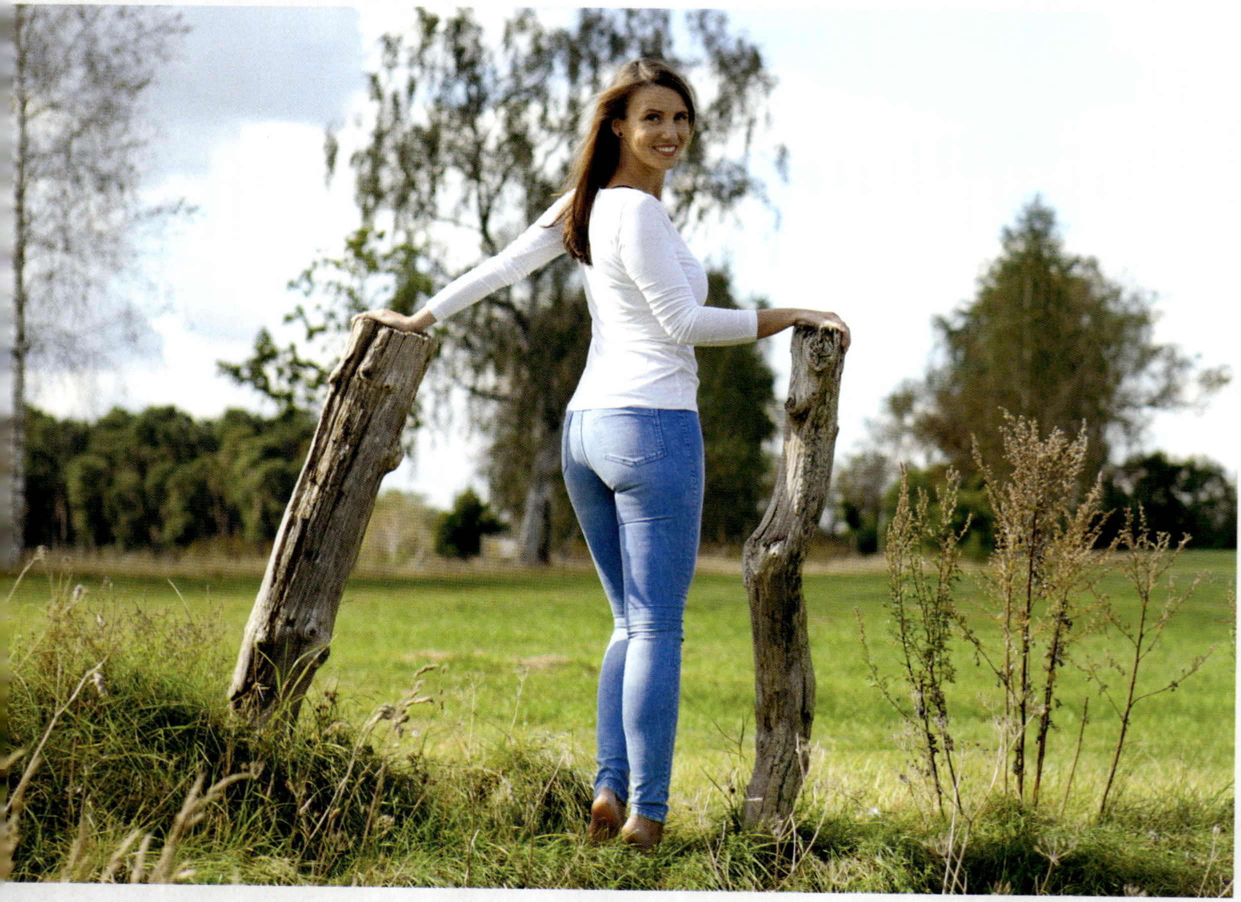

2.2 Po-Boni:

Welche Vorteile bietet ein kräftiges Hinterteil?

Es lohnt sich, großen Wert auf deinen Allerwertesten zu legen und diesen gezielt zu trainieren. Denn die Popomuskeln erfüllen viele wichtige Funktionen, die deine Lebensqualität verbessern. Ein intensives Training für deinen Hintern bringt dir mehr als „nur“ knackige vier Buchstaben, um in deiner Lieblingsjeans eine gute Figur zu machen. Es gibt vier primäre Vorteile, die du durch eine Gesäßkräftigung erreichst:

1. **Haltungsverbesserung**
2. **Verletzungs- und Schmerzprävention**
3. **Mehr Kraft und Leistungsfähigkeit im Alltag und Sport**
4. **Optimierung des Körperbaus**

1. Haltungsverbesserung

Eine Kräftigung des großen Gesäßmuskels verbessert die natürliche Kurve deines unteren Rückens im Lendenwirbelsäulenbereich sowie die Beckenkippung. Denn deine Pomuskeln üben einen starken Zug auf das Becken aus. Dadurch optimierst du deine

Körperhaltung. Ergänzend dazu kräftigen die in diesem Buch vorgestellten Hüftstreckübungen, wie z. B. das Kreuzheben, die gesamte sogenannte *Streckerkette*. Das heißt, die Ausrichtung der Schulterblätter, des mittleren und unteren Rückens, des Beckens und der Oberschenkelrückseiten zueinander verbessern sich. Die daraus resultierende gesündere Körperhaltung präsentiert sich in einer leistungsfähigeren und athletischeren Erscheinung.

2. Verletzungs- und Schmerzprävention

Ein Krafttraining für den Po beugt einer ganzen Reihe von Verletzungen und Leiden vor:

- Schmerzen im unteren Rücken und Bandscheibenvorfälle
- Zerrungen in der Oberschenkelrückseite und der Lendengegend
- Hüftschmerzen
- Knieschmerzen und Kreuzbandrisse
- Knochenbrüche
- Riss der Rotatorenmanschette (Muskeln, Bänder und Sehnen der Schulter)

Es mag zunächst für dich nicht nachvollziehbar klingen, wie z. B. Brüche oder Schulterverletzungen mit schwachen Pomuskeln zusammenhängen. Hier ist die Erklärung: Die Weichteilstrukturen des menschlichen Körpers, das heißt die Gesamtheit der knochenlosen Teile des Körpers (z. B. Muskeln, Faszien, Sehnen, Bänder) sind alle miteinander verbunden. Nur selten ist eine Fehlfunktion isoliert zu betrachten. Mit der Zeit tritt meist ein Dominoeffekt auf, der aus einer Fehlfunktion heraus entsteht. Die sogenannte *kinetische Kette* ist das Zusammenspiel der Weichteilstrukturen, des Nervensystems und der Gelenke. Sie sind gegenseitig voneinander abhängig. Wenn also eine Fehlstellung bzw. ein Problem in einem Abschnitt der Kette existiert, ergeben sich daraus Fehlfunktionen in der gesamten kinetischen Kette. Das ist vergleichbar mit einer Negativspirale.

Ein Beispiel: Eine verkürzte Hüftbeugemuskulatur (Musculus psoas major), die u. a. durch häufiges und langes Sitzen entsteht, verursacht eine Hemmung des Gluteus maximus und umgekehrt. In Fachkreisen wird das auch als „gluteale Amnesie" bezeichnet: Aufgrund der unzureichenden Benutzung des Gluteus maximus vergisst der Körper quasi, wie er die Gesäßmuskeln richtig ansteuert. Leidtragend ist vor allem der Lendenwirbelsäulenbereich, denn der Rückenstrecker (Musculus erector spinae) muss daraufhin helfend einspringen, um die einseitige Belastung und die schwachen Pomuskeln zu kompensieren. Die dort auftretende starke Anspannung führt zu einer Hohlkreuzbildung. Die Folgen sind Schmerzen, Verspannungen oder sogar Bandscheibenvorfälle im unteren Rückenbereich. Bei einem „Gedächtnisschwund" der Gesäßmuskeln ist ebenso der Bewegungsumfang des Beckens eingeschränkt, was auch die Knie- und Schultergelenke zu spüren bekommen. Was ich damit sagen will: Die Ursache ist häufig woanders zu finden, als dort, wo das Symptom auftritt. In unserem Beispiel ist die Ursache eine schwache Gesäßmuskulatur, während die Probleme im unteren Rücken oder anderswo wahrgenommen werden. Ein schlapper, kraftloser Po kann also auch an entfernten Stellen des Körpers Beschwerden verursachen.

3. Mehr Kraft und Leistungsfähigkeit im Alltag und Sport

Das Sitzen, Stehen, Gehen, Laufen, Heben und Tragen wird dir im Alltag künftig leichter fallen, wenn du ein Krafttraining für deine vier Buchstaben zu deiner Gewohnheit machst. Du wirst ausdauernder und leistungsfähiger, die Herausforderungen des Alltags meistern, ohne dass sie dir Probleme bereiten. Freizeitaktivitäten wie Joggen, Wandern und Bergsteigen werden dir ebenfalls leichter fallen.

Auch wenn du deine Lieblingssportart ausübst, profitierst du enorm von einem gezielten Po-Training. Der große Gesäßmuskel wird besonders bei Sprüngen und schnellen Starts eingesetzt. Er spielt z. B. beim Sprinten, Hoch- und Weitsprung eine sehr wichtige Rolle. Aber auch in Mannschafts- und Einzelsportarten kommt er zum Einsatz, bei denen

Bewegungen mit hoher Geschwindigkeit gefragt sind, wie z. B. beim Fußball, Basketball, Handball, Volleyball, Eishockey, Tennis oder Skifahren. So auch beim Klettern: Während Anfänger häufig ihre Arm- und Oberkörpermuskeln beim Klettern benutzen und sich hochziehen, arbeiten fortgeschrittene Kletterer aus der Bein- und Gesäßmuskulatur heraus, indem sie sich abdrücken. Letzteres ist viel effektiver, da weniger ermüdend. Bei Wurf- und Stoßdisziplinen (z. B. Speer-, Diskus- und Hammerwurf sowie Kugelstoßen) ist es ähnlich. Fortgeschrittene Athleten lernen ihre Hüft- und Beinmuskulatur in ihre Bewegungen zu integrieren und erzielen damit größere Weiten. Starke, kräftige Gesäßmuskeln unterscheiden den Durchschnitts- vom Elite-Athleten. Abgesehen von den oben genannten Sportarten ist der große Gesäßmuskel natürlich auch in Aktivitäten wie Schwimmen oder Radfahren involviert, allerdings in einem geringeren Ausmaß.

Die kleinen Gesäßmuskeln, welche insbesondere bei der Abspreizbewegung des Beins (Hüftabduktion) aktiv sind, spielen besonders eine Rolle bei Sportarten, bei denen viele seitliche Bewegungen vorkommen. Neben z. B. rhythmischer Gymnastik oder Schlittschuhlaufen bzw. Inlineskaten sind das im Prinzip alle oben genannten Mannschaftssportarten sowie Rückschlagspielsportarten (Tennis, Badminton, Tischtennis, Squash).

Hier noch einmal zusammengefasst die vielen Vorteile von kräftigen Gesäßmuskeln im Sport, die v. a. als Hüftstrecker sowie als Abspreizer und Außenrotatoren der Beine dienen:

» Beschleunigung und Höchstgeschwindigkeit im Sprinten
» Schnellkraft bei beidbeinigen und einbeinigen vertikalen und horizontalen Sprüngen
» Gewandtheit und Schnelligkeit bei Richtungswechseln von Seite zu Seite
» Rotationskraft beim Schwingen, Schlagen und Werfen
» Rennen, Springen und Werfen in der Leichtathletik
» Kraft beim Kniebeugen, Kreuzheben, Reißen und Stoßen im Gewichtheben
» Kraft und Ausdauer beim Klettern und Bergwandern
» Trittkraft und Balance bei Kampfsportarten
» allgemein verbesserte Athletik bei allen körperlichen Aktivitäten

4. Optimierung des Körperbaus

Die Verbesserungen des Körperbaus infolge von Pokrafttraining kommen durch drei Faktoren zustande:

a. Verbesserte Körperhaltung
b. Verbesserte Form des Hinterns
c. Verbesserte Körperzusammensetzung

Mehr Kraft im Hintern verbessert deine Körperhaltung, die zu einer gesünderen Anlage und einem ästhetisch zufriedenstellenden Aussehen führt. Krafttraining für den Po sorgt für mehr Form und Festigkeit deiner Gesäßmuskeln, was wiederum eine definierte und athletische Erscheinung zur Folge hat. Des Weiteren wirst du deine Körperzusammensetzung verbessern, indem du mehr Muskelmasse aufbaust. Dein Hintern hat das Potenzial, der größte Muskel des Körpers zu sein! Je mehr Muskelmasse bei Bewegungen des Alltags und im Sport aktiv sind, desto besser. Denn dadurch arbeitet dein Stoffwechsel auf Hochtouren und verbrennt viele Kalorien. Und das nicht nur während des Trainings, sondern je nach Intensität des Workouts auch bis zu 48 h danach. Ebenfalls nachts während des Schlafens verbrennst du mit einem muskulösen Hintern viele Kalorien. Der Kalorienverbrauch ist bei Muskeln 5 x so hoch wie bei Fett! 1 kg Muskeln verbrennt ca. 15 kcal pro Tag. 1 kg Fett verbrennt nur ca. 3 kcal pro Tag. Ein Krafttraining lohnt sich also auch als Verbrennungsmotor deiner Fettzellen. Deine Muskeln brauchen ständig Energie und somit Kalorien, die es sich an ungewünschten Stellen als Fettpölsterchen bequem gemacht haben.

Das neue Aushängeschild

Wie du siehst, bringt dir ein intensives Training deines Gluteus maximus mehr als einen Knackarsch, um in Jeans und Yoga-Pants gut auszusehen. Nichtsdestotrotz ist der ästhetische Aspekt für viele Frauen die Hauptmotivation, ihren Po zu trainieren. Stimmt's oder habe ich recht? Die Celebritys leben es vor. Für viele ist hinten das neue Vorne. Es ist nicht mehr nur ein schönes Dekolleté, welches das Aushängeschild der Frau ist. Das Hinterteil hat dem Busen längst den Rang abgelaufen. Die prallen Popos von Jennifer Lopez, Kim Kardashian, Beyoncé Knowles oder Pippa Middleton hatten einen entscheidenden Anteil an deren Berühmtheit und am Po-Hype allgemein. Die Promi-Frau von heute wackelt nicht mehr mit ihren Brüsten in die Kamera, sondern schüttelt den Hintern vor der Linse. Stars und Sternchen wissen von der Möglichkeit, mithilfe von Fotos ihrer Hinteransicht schnell Kult-Status zu erlangen.

J.Lo, Beyoncé & Co. sind ein guter und gesunder Gegentrend zu den wandelnden Knochenmobiles der Topmodel-Generation. Endlich muss nicht mehr jedes Gramm Fett weggehungert werden, sondern darf bleiben, wo es die Natur vorgesehen hat.

Als Jennifer Lopez im Jahr 2000 in einem engen, halb-transparenten und tief ausgeschnittenen Versace-Kleid über den roten Teppich der Oscar-Verleihung schritt, konnte sie nicht erahnen, welchen Hype sie mit ihrem stark betonten Hinterteil auslösen würde. Die Schönheit wurde für ihren imposanten Hintern bekannt. Der Po von J.Lo wurde zum erstrebenswerten Vorbild für eine ganze Generation von Frauen: rund, prall, straff und – das war neu – groß! Für 27 Mio. Dollar ließ die „Königin der Kehrseite“ ihr Markenzeichen gegen mögliche Unfälle versichern. Kim Kardashian tat es ihr gleich mit immerhin 15 Mio. für ihre Pobacken. Ehemann Kanye West ließ Kims Hintern zuvor von einem Broker schätzen. Verschiedene Faktoren wurden berücksichtigt, einschließlich, wie viel sich ihre Arbeit auf ihr Hinterteil bezieht und was für einen Einfluss es hätte, wenn er zu Schaden käme.

Natürlich schafften es auch weniger große Hinterteile zu großem Erfolg. So zum Beispiel der runde, gut trainierte Po von Herzogin Kates Schwester Pippa Middleton. Nach ihrem Auftritt in einem elfenbeinfarbigen, hautengen Kleid bei der Hochzeit ihrer Schwester im Jahre 2011 erhielt sie den Beinamen „Her Royal Hotness“.

Leider erhielten die wenigsten der für ihren Po bekannten Berühmtheiten ihren Ruf als „sexy Booty“ auf so ehrenhafte und zufällige Art und Weise. Besonders in Amerika boomt die Schönheitsindustrie – nicht zuletzt wegen all der „Belfies“ (Selfies vom Gesäß), die auf Instagram®, Facebook® & Co. kursieren. Frauen unterziehen sich für ihr Ideal vom drallen Popo chirurgischen Eingriffen, bei denen ihnen Silikonkissen eingesetzt oder Eigenfett unterspritzt werden. Ab 6.000 Euro kann man sich zum Beispiel Fett aus dem Bauch in den Hintern spritzen lassen. Weiterhin geben Frauen auch viel Geld für gepolsterte Unterwäsche und Kissen aus, die ein flaches Gesäß in einen Hammer-Hintern à la Kardashian verwandeln soll. Da ist die natürliche Schönheit dann echt „im Arsch“. Kim Kardashian legt übrigens viel Wert darauf, nicht unter die Schummlerinnen zu fallen: „Die ganze Welt hat mir nicht geglaubt, dass ich keine Arschimplantate habe. Die Röntgenaufnahme meines Hinterns war das Beste, was ich machen konnte“, sagt Kim Kardashian.

Nach J.Los Vorbild zeigen sich auch andere berühmte Sängerinnen wie Rihanna, Lady Gaga oder Christina Aguilera sehr gerne von hinten. Beyoncé hat mit ihrem Song das Wort „bootylicious“ (in Anlehnung an „delicious“) sogar in den Sprachgebrauch und ins Oxford Dictionary gebracht.

Die Sexualisierung des Pos durch die Bluejeans

Der Po nimmt einen besonderen Platz in der Menschheitsgeschichte ein. Er ist schon lange ein Symbol der Fruchtbarkeit, Jugend und Schönheit. Die Sexualisierung des Pos ist heute präsenter denn je – zum Teil auch als Folge der riesigen Beliebtheit enger Denim-Jeans. Die Betonung des weiblichen Hinterteils wurde mit der Erfindung der Bluejeans zur Mode. Marken wie Levi`s® wurden zum Topseller. Die Präsentation des Designer-Namens an der Hüfttasche gehörte ebenso dazu und sorgte für noch mehr Akzentuierung des Hinterteils. Umso mehr die Jeansverkäufe seit den 1920ern anstiegen, desto mehr Werbung wurde gemacht. All dies rückte das Gesäß dermaßen in den Vordergrund, dass es neben den Brüsten zum herausragenden, sexuellen Image der Frau wurde.

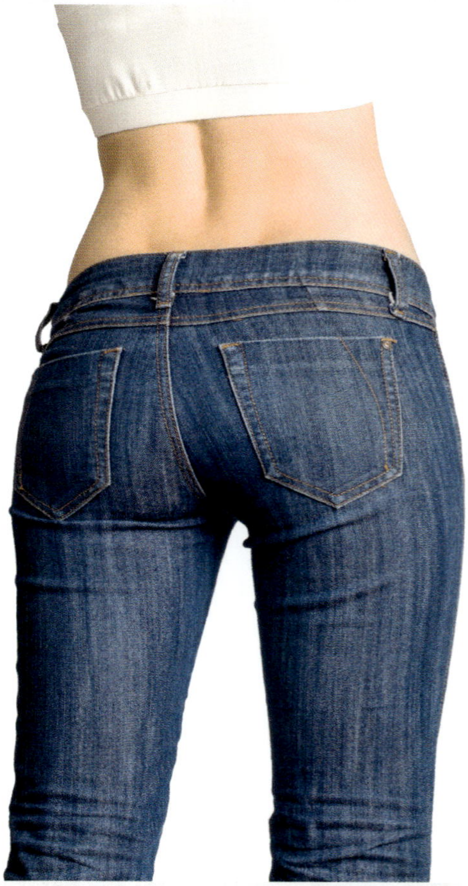

2.3 Pomuskeln:

Welche Funktionen erfüllen die Muskeln deiner Kehrseite?

Die Gesäßmuskulatur, die im Fachjargon als Glutealmuskulatur bezeichnet wird, besteht aus drei Teilen: dem großen Gesäßmuskel (Gluteus maximus), dem mittleren Gesäßmuskel (Gluteus medius) und dem kleinen Gesäßmuskel (Gluteus minimus). Zusammen übernehmen sie viele unterschiedliche Aufgaben und sind somit unverzichtbarer Bestandteil des menschlichen Körpers. Ohne diese Muskeln könnten wir beispielsweise weder aufrecht sitzen noch stehen. Ein bisschen sportwissenschaftliches Fachchinesisch muss an dieser Stelle sein, um die funktionelle Anatomie der Popomuskeln genauer zu erklären:

Der große Gesäßmuskel (Musculus gluteus maximus)

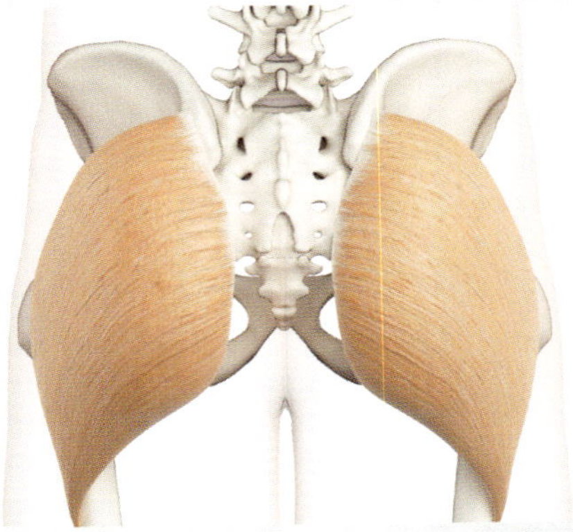

Wie der Name verrät, ist der Musculus gluteus maximus der größte der drei Pomuskeln. Er liegt über den anderen beiden Muskeln und verdeckt sie demnach. Dein Gesäß wird also durch den Gluteus maximus ausgeformt. Das heißt, er prägt die oberflächliche Struktur des Hinterns und somit die Po-Form. Ebenfalls verbindet er den Oberschenkelknochen mit dem Kreuz- und Steißbein sowie der Beckenschaufel (Darmbein).

Der Gluteus maximus ist der kräftigste und damit der wichtigste Strecker im Hüftgelenk. Er ist unerlässlich für den aufrechten Gang und maßgeblich an der Beckenaufrichtung beteiligt. Beim Haltungsaufbau kommt der Beckenstellung eine wesentliche Rolle zu. Ein kräftiger Gluteus maximus kippt das Becken nach vorne und wirkt einem Hohlkreuz entgegen. Somit ist er mitverantwortlich für eine gesunde Körperhaltung. Er wird darüber hinaus zum Beispiel beim Treppensteigen oder beim Aufstehen aus dem Sitz benötigt. Außerdem kann er das Bein nach außen rotieren lassen. Seine unterschiedlichen Anteile helfen zudem bei der Abduktion und Adduktion – also dem seitlichen Abspreizen und Heranführen des Beins.

Die kleinen Gesäßmuskeln (Musculus gluteus medius und Musculus gluteus minimus)

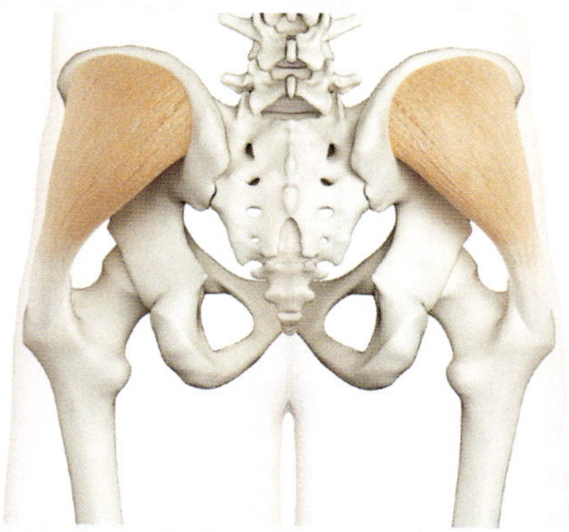

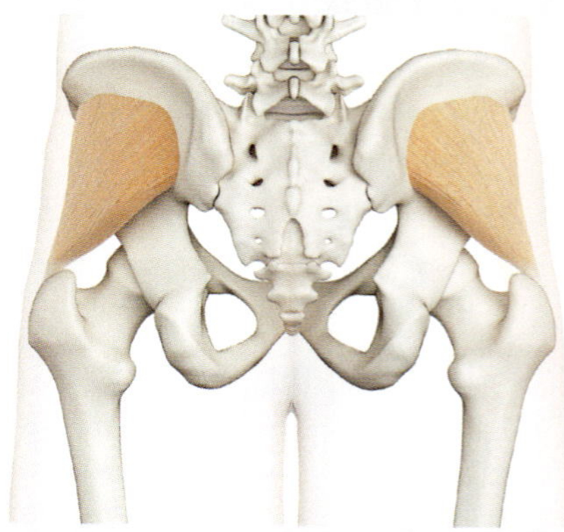

Zu den äußeren, seitlich vom Hüftgelenk verlaufenden Muskeln gehören der Gluteus medius und der Gluteus minimus. Beide haben einen ähnlichen anatomischen Verlauf und eine gleiche Wirkung, sodass sie gemeinsam in Unterscheidung zum Gluteus maximus als die kleinen Gesäßmuskeln bezeichnet werden. Sie entspringen fächerförmig von der Außenfläche der Darmbeinschaufel und setzen am Oberschenkelknochen an. Am kräftigsten führen sie die Abduktion, also das Abspreizen des Beins nach außen, durch. An den anderen Bewegungen um die übrigen Hauptachsen des Hüftgelenks sind sie ebenfalls beteiligt: bei der Beugung, Streckung sowie der Innen- und Außenrotation des Beins. Die kleinen Gesäßmuskeln spielen insbesondere beim Gehen und Laufen eine wichtige Rolle: Sie sorgen dabei für Stabilität in der Hüfte und gewährleisten eine gerade Haltung des Beckens.

Schwache Ausprägung, aber riesen Potenzial

Vielleicht hast du schon einmal das folgende Statement gehört, welches in der Literatur weit verbreitet ist: *Der Musculus gluteus maximus ist der größte und einer der kräftigsten Muskeln im menschlichen Körper.* Das durchschnittliche Gewicht des großen Gesäßmuskels liegt bei 844 g, das Doppelte vom mittleren und kleinen Gesäßmuskel zusammen (421 g). Der Gluteus maximus ist zudem circa 2,5 cm dick und hat einen Querschnitt von 66 cm^2. Trotz der Dimensionen ist dieser Muskel bei den meisten Menschen schrecklich schwach ausgeprägt. Das Potenzial wird nicht annähernd ausgeschöpft. Deshalb sollte das oben erwähnte Statement besser umformuliert werden in: *Der Musculus gluteus maximus hat das Potenzial, der größte und einer der kräftigsten Muskeln im menschlichen Körper zu sein.*

Die Gene, das Training und die Ernährung spielen eine große Rolle, wenn es darum geht, dieses Leistungsvermögen auszunutzen. Unabhängig von den Genen kann jeder Mensch die Form und Erscheinung seines Hinterns auf dramatische Weise beeinflussen. Athleten brauchen keine schicken Hintern, haben sie aber trotzdem. Sie brauchen maximale Po-Kraft für Schnelligkeit und Power. Für sie sind attraktive Hintern ein nettes Nebenprodukt, welches durch das Ausüben ihrer Sportart entsteht. Ist das nicht ungerecht?

2.4 Po-Formen:

Welchen Allerwertesten hast du?

Schau dich im Spiegel an und betrachte dein Hinterteil. Gehörst du eher zur Kategorie Plattarsch, rund und prall oder ist bei dir am Po und den Hüften zu viel dran? Die Po-Formen der Frau werden in der Brigitte, Gala, Elle & Co. gerne mit geometrischen Formen, wie ein Quadrat, eine Kugel oder ein umgedrehtes Herz in Verbindung gebracht. Ebenso werden Parallelen mit Buchstaben (V, A) geknüpft. Noch besser eignen sich Vergleiche mit Obst- und Gemüsesorten. Der knackige Apfel-Po ist dabei das Ideal, welches nur sehr wenige Frauen vorzeigen können. Viel häufiger haben Frauen einen Tomaten- oder Kartoffel-Po. Nicht weniger selten sind der Birnen-, Pfirsich- oder der Melonen-Po. Im Folgenden kannst du selbst zuordnen, mit welcher Frucht sich dein Allerwertester messen kann.

Der Tomaten-Po

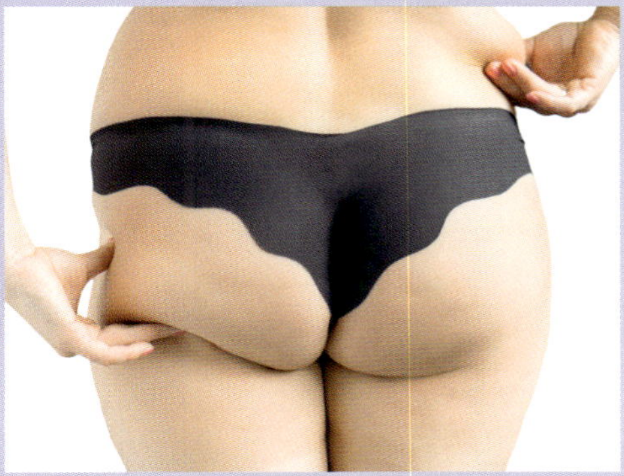

Fast jede zweite Frau besitzt diese Po-Form. Damit ist der Tomaten-Po der am häufigsten anzutreffende Po-Typ. Er ist etwas größer und dicker, insgesamt rund und hat weichere Strukturen. Kennzeichnend sind auch seine Anfälligkeit für Cellulite (schwaches Bindegewebe), besonders am unteren Bereich des Pos, sowie schlaffe Pobacken. Er ist bei weitem nicht so prall und knackig wie der Apfel- oder Pfirsich-Po. Aufgrund der schlafferen Po-Struktur sollte der Tomaten-Po durch besonders intensive Übungen gekräftigt werden, damit das Bindegewebe gestrafft wird.

Der Kartoffel-Po

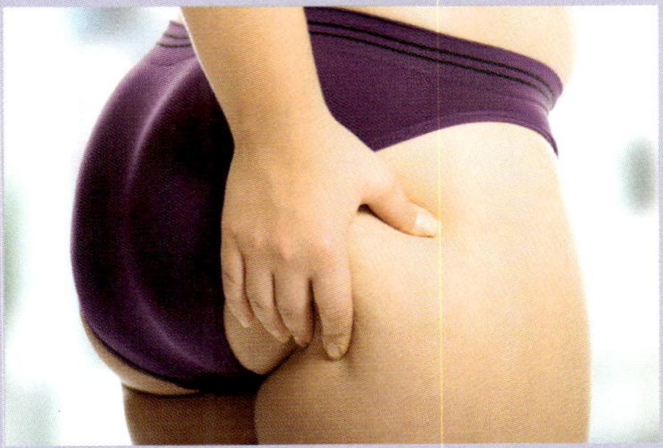

Da dieser Po aussieht wie eine auf der Seite liegende Kartoffel, wird er häufig mit diesem Gemüse verglichen. Es ist nach dem Tomaten-Po der zweithäufigste Po-Typ. Circa 30 % aller Frauen haben ihn. Er ist insgesamt noch größer und breiter als der Tomaten-Po und neigt ebenso zur Cellulite (Bindegewebsschwäche). Letztere siedelt sich meist am Übergang zwischen Oberschenkel und Po an. Ein Hängepo ist die Folge, dem nur durch intensives Kraft- und Ausdauerintervalltraining entgegengesteuert werden kann.

Der Birnen-Po

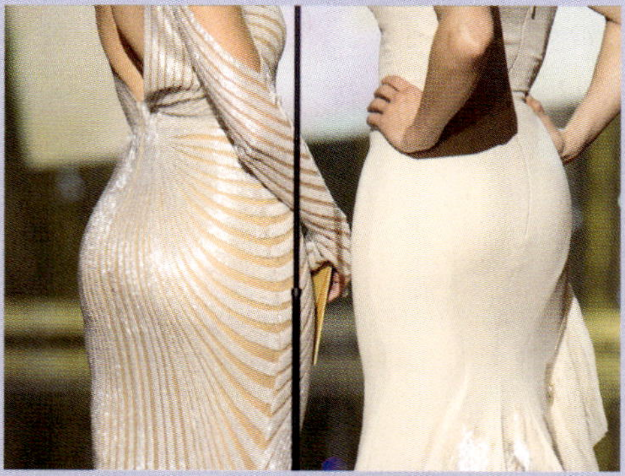

Der Birnen-Po wirkt etwas größer als der Apfel-Po, ist aber auch knackig und prall. Er ist nach oben hin schmaler und nach unten hin etwas breiter und fülliger. Für den Po typisch ist eine A-Form, die bei maximal 15 % der Frauen zutrifft: schmale Hüften und ausladender Po mit charakteristisch langen Hinterbacken. Die Form erinnert auch an ein umgedrehtes Herz. Als aufstrebender Stern machte Jennifer Lopez Anfang der 2000er diese Po-Form populär. Damit der Birnen-Po optimal zur Geltung kommt, dürfen die Hintertaschen der Jeans ruhig etwas kleiner sein. Diese Po-Form neigt zu leichter Cellulite und Dehnungsstreifen und kann manchmal auch etwas flacher und breiter sein.

Der Apfel-Po

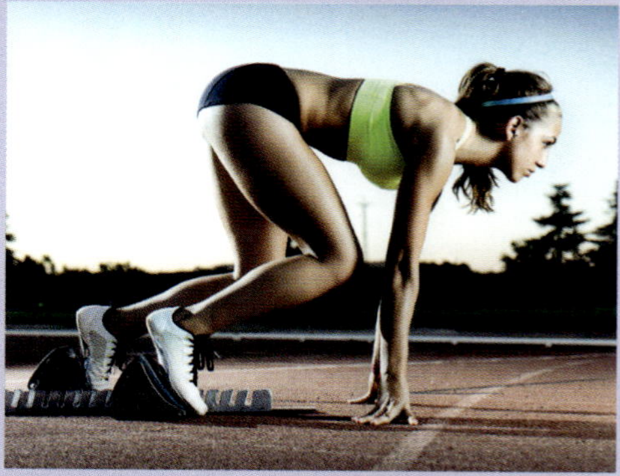

Aufgrund seiner Knackigkeit und runden Form wird dieser Po-Typ häufig mit dieser Frucht verglichen. Der Apfel-Po ist typisch für Athleten und Leistungssportler, wie z. B. Leichtathletinnen oder Tennisspielerinnen. Er ist megaknackig gebaut und hat eine runde, pralle Form. Er ist weder zu groß noch zu klein und sieht immer gut aus: Ob in Geburtskleidung (lies: nackt), Shorts, Minirock, Abendkleid, Yoga-Pants oder hautengen Skinny-Jeans. Er kommt sehr selten vor. Nur maximal jede zwanzigste Frau (5 %) gehört zu den Glücklichen. Für viele ist er das optische Ideal. Typische Schönheitsmakel wie Dehnungsstreifen oder Cellulite sucht man vergeblich. Die Voraussetzungen für diesen Po sind extrem gute Gene, eine zuckerfreie Ernährung und viel Krafttraining.

Der Pfirsich-Po

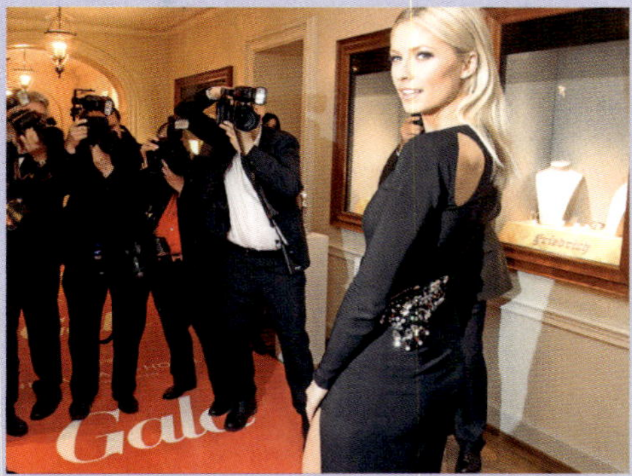

Der Pfirsich-Po ist klein, straff und eher flach. Hüfte und Becken haben fast die gleiche Breite, was dem Po eine leicht eckige, quadratische Form gibt. Die Zone zwischen Hüftknochen und Beginn der Oberschenkel befindet sich also auf einer Linie. Besonders junge Frauen tendieren zu diesem Typ. Sei dankbar wenn du dazugehörst. Du hast keine Cellulite, Dehnungsstreifen oder herunterhängende Pobacken. Lena Gercke ist ein Beispiel aus der Promiwelt, die diese Po-Form hat. Wie der athletische Apfel-Po gilt der Pfirsich-Po für viele als Ideal. Fehlt das Volumen durch Muskelmasse zu sehr, fällt dieser Po-Typ jedoch eher in die Kategorie Plattpfirsich.

Der Melonen-Po

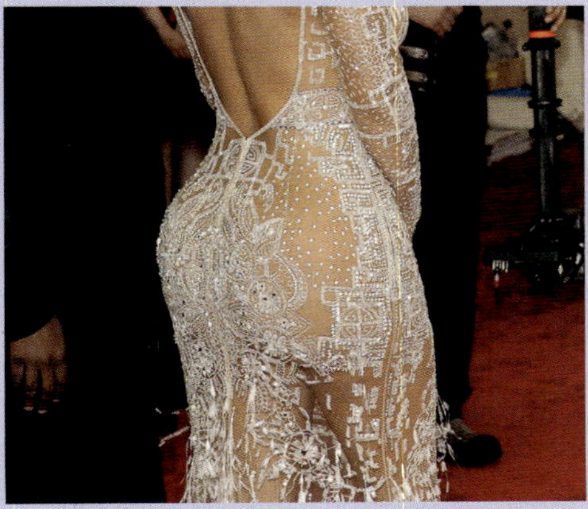

Der Melonen-Po ist ein extrem großer, runder Po, der die Maße vom Kartoffel-Po noch übersteigt. Seine Form ist kreisrund und verleiht dem Körper eine klassische Sanduhr-Silhouette. Dieser ballonartige Po-Typ, der auch als Melonen-Po bezeichnet wird, wirkt besonders weiblich. Heutzutage ist diese Po-Form sehr beliebt. So sehr, dass die Schönheitschirurgie in Sachen Po-Aufpolsterungen boomt. Allerdings ist bei dem Melonen-Po eine stark ausgeprägte Cellulite keine Seltenheit, wenn das Training vernachlässigt wird. Ein bekannter Träger des Melonen-Pos ist die Kardashian-Familie.

Wenn du dich zu keiner dieser Po-Formen zugehörig fühlst, sei gesagt: Natürlich gibt es von den 6 häufigsten Po-Typen auch Mischformen. Denn jeder Mensch bringt seine eigene Genetik mit. Egal welche Kiste du mit dir herumträgst, das in diesem Buch empfohlene Training und die Ernährung sind für alle Typen gleich: Mit Kraftübungen, hochintensiven Ausdauerintervallen und natürlicher Ernährungsweise baust du Muskelmasse auf und Fett ab, um deinen Po in eine schöne Form zu bringen. Glaube nicht der Yellow Press, die ein „po-typgerechtes" Training, also unterschiedliches Training und spezielle Ernährung je nach Po-Form, empfiehlt. Das ist Unsinn. Es macht keinen Unterschied, ob du hinten eine Kartoffel oder einen Plattpfirsich trägst. Dein Ziel ist gleich.

Wechselduschen

Wenn du ein schwaches Bindegewebe hast, was umgangssprachlich als „Cellulite" bezeichnet wird, sind Wechselduschen empfehlenswert. Dabei wechselst du alle 30 s zwischen kalter und warmer bzw. heißer Wassertemperatur. Wiederhole den Vorgang jeweils 3 x. Je heißer bzw. kälter, desto besser. Damit förderst du die Durchblutung und straffst dein Bindegewebe. Es lässt deine Haut praller und fester erscheinen. Zudem ist es regelrecht elektrisierend und energetisch. Als positiven Nebeneffekt stärkst du durch Wechselduschen dein Immunsystem, was dich vor Erkältungskrankheiten schützt. Aber Finger weg von Beauty-Cremes! Die bringen nichts, zumindest nicht dir, sondern nur den vertreibenden Konzernen. Merke: Cellulite ist nichts anderes als zu viel Fett. Das verlierst du langfristig nur durch hartes Training und disziplinierte Essgewohnheiten.

Für jede Po-Form die perfekte Jeans

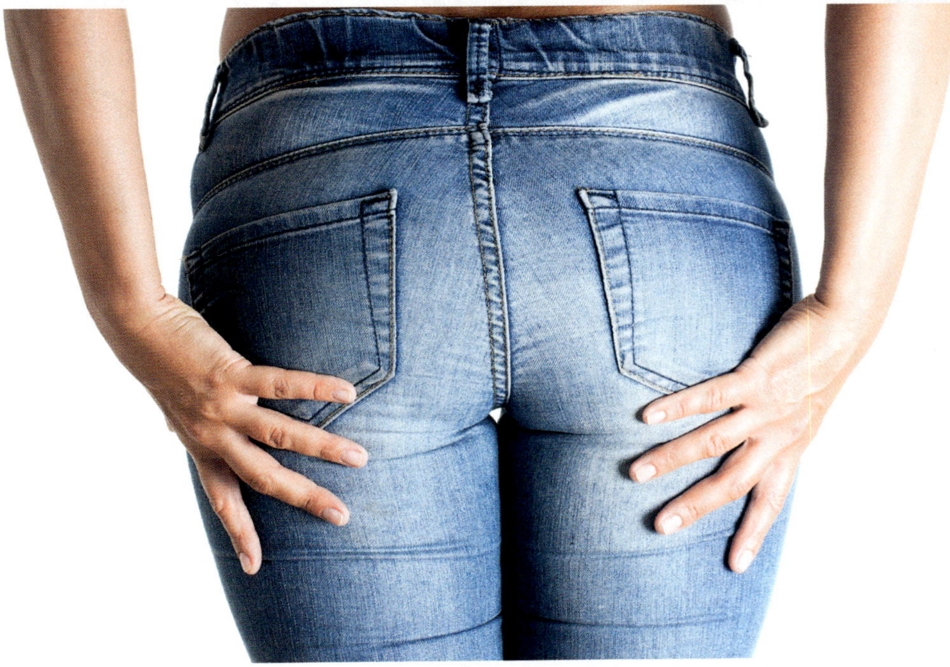

Selbst wenn du noch auf dem Weg zum perfekten Hintern bist, gibt es die passende Jeans für deinen „aktuellen" Po, um ihn bestmöglich in Szene zu setzen. Je nach Po-Form muss die Jeans anders geschnitten sein, damit sie dir gut steht. Um es zu vereinfachen, gibt es Jeans für zwei Kategorien: Für den kleinen und/oder flachen Po sowie für den großen und/oder runden Po. Du musst nicht unbedingt Push-up- oder Shaping-Jeans tragen, um gut auszusehen. Ganz gewöhnliche Jeans können deinen Po kleiner oder größer erscheinen lassen – allein durch die Hosentaschen, den Bund und die Farbe.

Bei den Gesäßtaschen solltest du die Höhe und Größe beachten. Die Jeans sollte Taschen haben, die idealerweise ungefähr in der Mitte der Backen platziert sind. Kleine Gesäßtaschen lassen deinen Po größer wirken als er ist, während große Taschen, deinen Po optisch verkleinern. Auch die Vorderseite der Jeans ist wichtig. Falten haben im Schritt nichts verloren. Entweder die Hose ist dann zu groß oder sie ist schlecht geschnitten. Wenn bei der Anprobe einer Skinny-Jeans Falten zwischen Kniekehle und Po entstehen, ist sie zu eng.

Bei einem kleinen, flachen Hintern kannst du deinen Po fülliger wirken lassen, indem du eine höher geschnittene Jeans auswählst. Die Gesäßtaschen sollten zudem möglichst weit auseinanderliegen. Auch helle Jeans verleihen deinem Po mehr Fülle als dunkle, genauso wie Muster und Verzierungen jeglicher Art.

Bei einem großen Po verhält es sich genau umgekehrt. Hier ist es ratsam, auf helle Waschungen und Verzierungen zu verzichten. Dunkle Jeans lassen deinen Po kleiner wirken. Hosen ohne Gesäßtaschen solltest du gar nicht anziehen, da sie die Aufmerksamkeit auf deine Rundungen lenken und damit deinen Po noch größer erscheinen lassen. Für einen großen Po sind der Bootcut sowie große und eng beieinanderstehende Gesäßtaschen ideal.

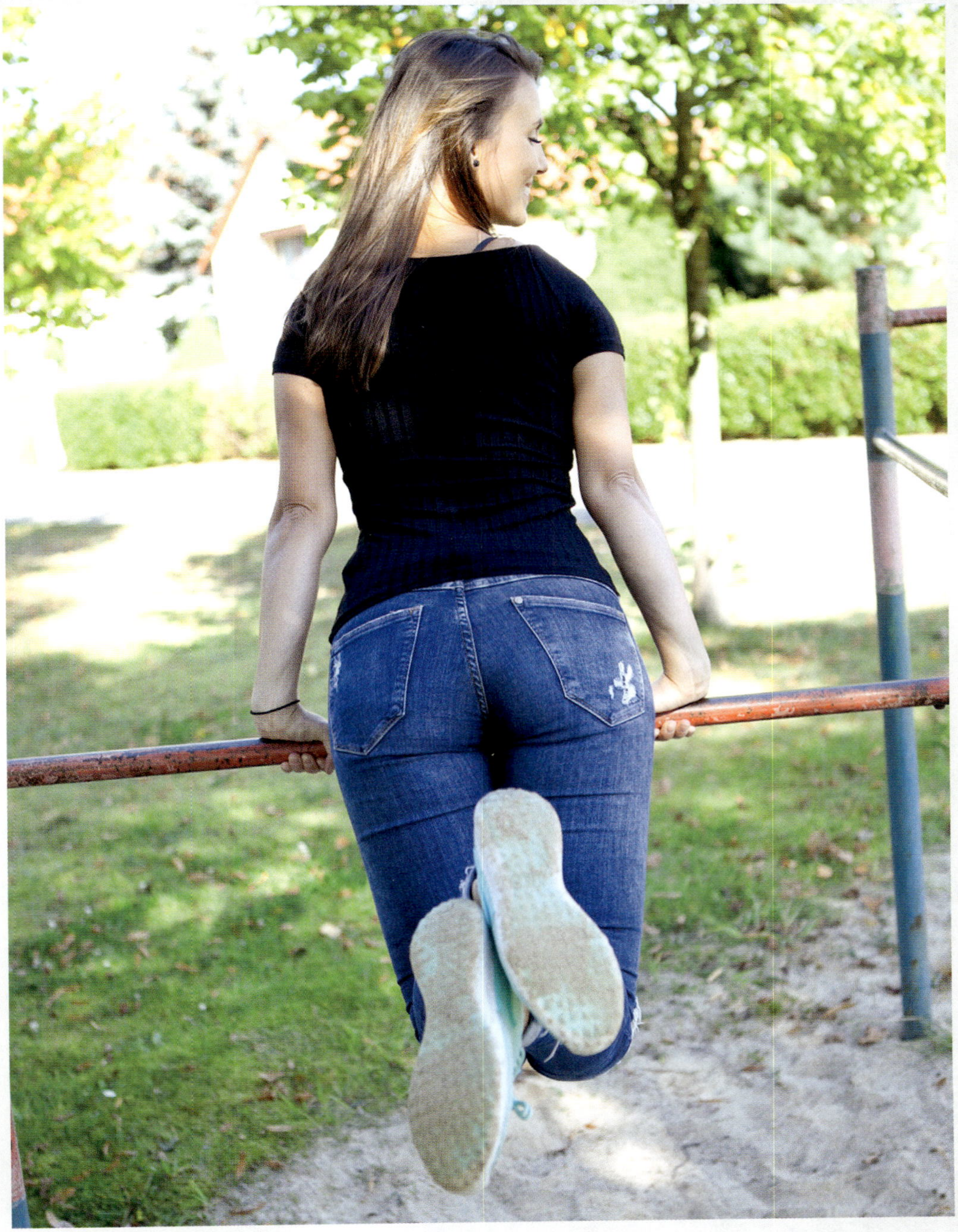

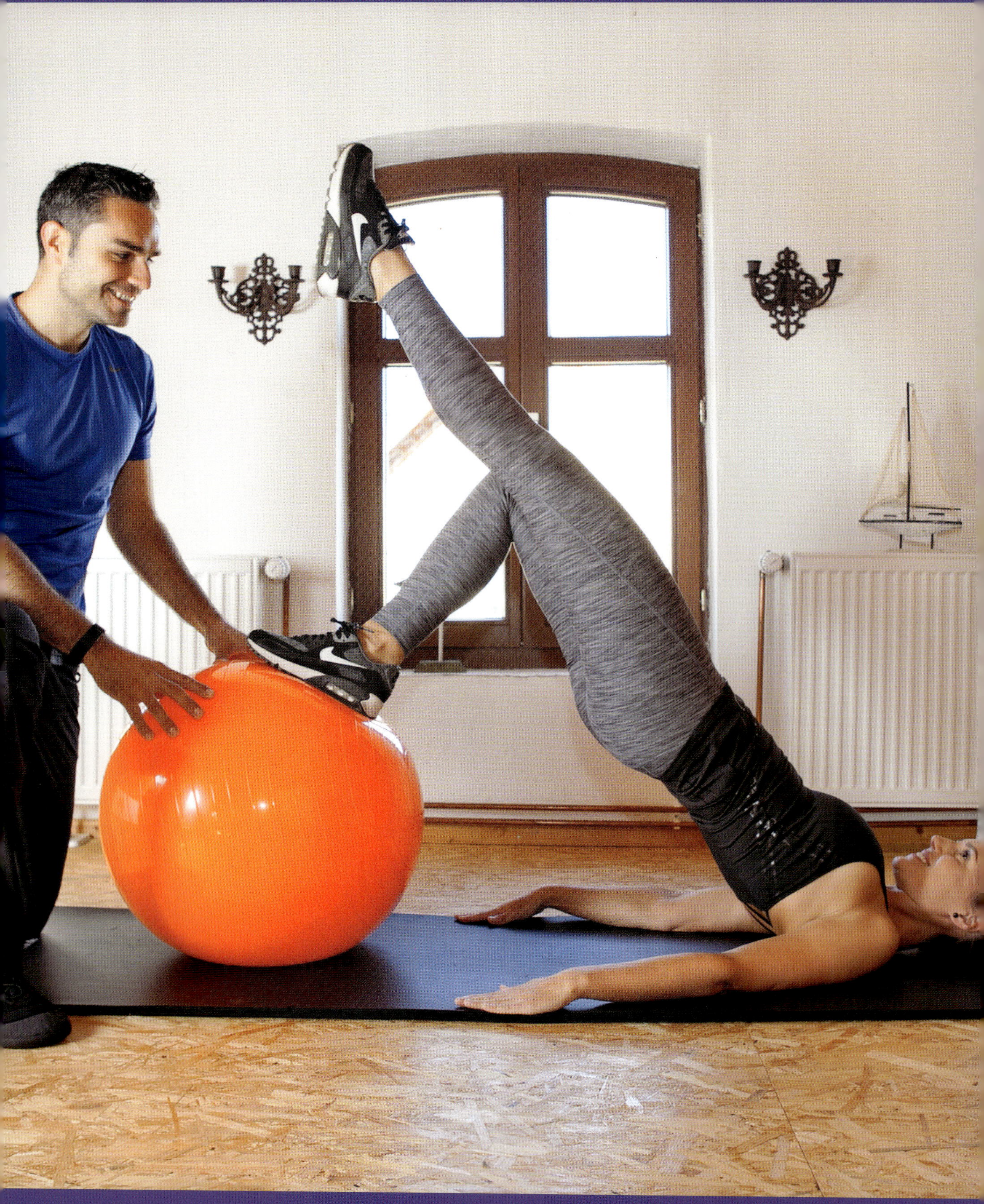

Po-Training:

WELCHE BEDEUTUNG hat ein Training der GESÄẞMUSKULATUR?

3.1 Krafttraining

Indem du dieses Buch in den Händen hältst, bist du bereits den ersten Schritt in die richtige Richtung gegangen. Du bist offen für Neues und bereit, deinen Po in die Form seines Lebens zu bringen. Ein Krafttraining für deine Gesäßmuskulatur hat eine herausragende Bedeutung: Dadurch wirkst du noch attraktiver, du verbesserst deine Körperhaltung, du tust etwas für deine Rückengesundheit und du bist insgesamt leistungsfähiger in deinem Berufsalltag sowie bei deinen Freizeitbeschäftigungen. All diese Aspekte habe ich dir ausführlich im vorherigen Kapitel „Po-Boni" erklärt. Sind das nicht tolle Gründe, warum du ein paar Po-Kräftigungsübungen zu deiner Gewohnheit machen solltest? In Kapitel 5 zeige ich dir, welche Übungen du zu Hause machen kannst, um deinen Hintern in Form zu bringen.

Die Kräftigungsübungen für die Gesäßmuskulatur sind in erster Linie Hüftstreckübungen. Diese wirst du mit gestreckten oder angewinkelten Beinen durchführen. Um eine optimale Entwicklung der Streckerkette, das heißt der Rücken-, Gesäß- und hinteren Oberschenkelmuskulatur, zu erzielen, musst du beide Varianten trainieren. Es ist nicht möglich, die Aktivität einer Muskelgruppe auszuschalten. Bei allen Übungen spannst du automatisch alle Bereiche der Streckerkette mit an. Je nach Übung kannst du die Muskelaktivität lediglich etwas variieren bzw. reduzieren, das heißt, einige Bereiche der Kette werden mehr oder weniger angespannt. Zum Beispiel wird bei Übungen mit angewinkelten Beinen die hintere Oberschenkelmuskulatur weniger beansprucht als bei Übungen mit gestreckten Beinen. Ein isoliertes Training von ausschließlich der Po-Muskulatur ist somit nicht möglich. Das ist auch gut so. Denn alle Muskeln einer kinetischen Kette arbeiten zusammen und sind gemeinsam an einer Bewegung beteiligt. Mit den

Übungen in diesem Buch schlägst du also mehrere Fliegen mit einer Klappe. Ein sinnvolles Trainingsprogramm sollte immer hüftdominante Übungen mit gestreckten und angewinkelten Beinen beinhalten. Dadurch wird sichergestellt, dass der untere Rücken sowie die hintere Oberschenkel- und Gesäßmuskulatur gleichmäßig trainiert werden.

Als Anfänger trainierst du zunächst nur mit dem eigenen Körpergewicht. Von Woche zu Woche steigerst du die Wiederholungszahl von acht auf zehn bis zwölf. Sobald du locker mehr als zwölf Wiederholungen schaffst, darfst du den Schwierigkeitsgrad, z. B. mit Zusatzgewichten, allmählich erhöhen. So passt sich dein Körper Schritt für Schritt an die für ihn ungewohnte Belastung an und du riskierst weder Überlastungen noch Verletzungen deines Bewegungsapparats. Im fortgeschrittenen Stadium sind für das Po-Training – insbesondere zur Ausführung von Kniebeugen und Kreuzheben – schwerere Zusatzgewichte wie Langhantelstangen oder Kurzhanteln sinnvoll, um weitere Leistungssteigerungen zu erreichen. Letztere werden in diesem Buch, in dem hauptsächlich die Grundlagen mit dem eigenen Körpergewicht und leichten Widerständen geschaffen werden, nicht extra aufgeführt.

Hab keine Angst, dass aus dir ein Muskelpaket wird! Eine Schwarzenegger-Figur wirst du durch die Übungen kaum bekommen. Der Frauen-Körper produziert viel weniger Testosteron als der von Männern, was ein übermäßiges Muskelwachstum ohnehin nicht möglich macht. Mit den Körpergewichtsübungen in diesem Buch machst du deine Muskeln vor allem fester und straffst dein Bindegewebe.

Bei diesen Übungen findet die größte Aktivierung des Gluteus maximus statt:

- Hüft-Explosion (z. B. auf Gymnastikball)
- Hoher Step-Up (auf Stuhl)
- High Kick & Beinrückheben im Vierfüßlerstand
- Einbeinige Schulterbrücke in Rückenlage

Warum du unbedingt Kniebeugen machen solltest

In jungen Jahren sieht dein Po meist noch rund und straff aus. Selbst wenn sich über die Jahre zu den Muskeln noch Fett gesellt. Irgendwo müssen die Kekse und die Schokolade ja geparkt werden. Wenn aber dein Bewegungspensum zusammen mit dir altert, bauen deine Muckis ab. Die Folge: Das über die Jahre darüber liegende Fett hängt dann mehr an der Hinterkante herunter. Weniger Pomuskeln bedeuten auch weniger Gesamtkalorienverbrauch. Jeder gezuckerte Kaffee bastelt neue Fettzellen, die irgendwann keine Chance mehr haben, der Erdanziehungskraft zu entkommen. Für dieses Problem gibt es eine Lösung: Sie heißt Kniebeugen. Davon bekommst du einen so knackigen Hintern, dass du mit ihm bald eine Münze vom Boden aufheben kannst. Erst wenn du tot bist, wird dein Po wieder in der Kiste plattgedrückt. Aber dann sieht ihn ja keiner mehr. Übrigens empfehle ich dir tiefe Kniebeugen (unter 9°), sofern du keine Knieprobleme hast. Denn bei einer vollen, tiefen Kniebeuge trainierst du die hintere Muskelkette, zu der der Po zählt, über einen größeren Bewegungsbereich als das bei halben Kniebeugen der Fall ist. Du dehnst in der tiefen Hocke alle großen Muskeln des Hüftgelenks, wie z. B. den Gluteus. So verbesserst du deine Beweglichkeit und beugst Verletzungen vor. Außerdem werden durch einen kompletten Bewegungsbereich mehr Muskelfasern aktiviert, was den Trainingseffekt steigert.

Was ist ein „Butt Wink"?

Der sogenannte *Butt Wink* (deutsch: „Arsch-Zwinkern") tritt bei der tiefen Kniebeuge auf. Er bezeichnet eine Beckenkippbewegung während des Absenkens in die Hockposition. Wenn sich die Lendenwirbelsäule am tiefsten Punkt der Kniebeuge nicht mehr in ihrem natürlichen, leichten Hohlkreuz befindet, sondern rund wird, spricht man von einem „Butt Wink". Das Becken wird dabei „unter den Körper" gezogen, der untere Rücken wird in die gebeugte Position gebracht. Wann der „Butt Wink" auftritt, ist individuell verschieden – oft ist es der Fall, sobald du bei der Kniebeuge deinen Po tiefer als auf Kniehöhe absenkst. Deine Bandscheiben im Lendenwirbelsäulenbereich können dabei stärker belastet werden. Jedoch wäre der „Butt Wink" nur gesundheitsschädlich, wenn du mit schweren Gewichten in die tiefe Hockposition gehst. Mit dem eigenen Körpergewicht oder leichten Zusatzgewichten brauchst du dir da keine Sorgen zu machen. Die Vorteile einer tiefen Kniebeuge überwiegen bei weitem. Um den „Butt Wink" selbst einmal zu beobachten, stell dich seitlich vor einen großen Spiegel und führe dann eine tiefe Kniebeuge aus. Ab einem bestimmten Punkt siehst du das Kippen des Beckens und das Einrunden des unteren Rückens.

3.2 Ausdauertraining

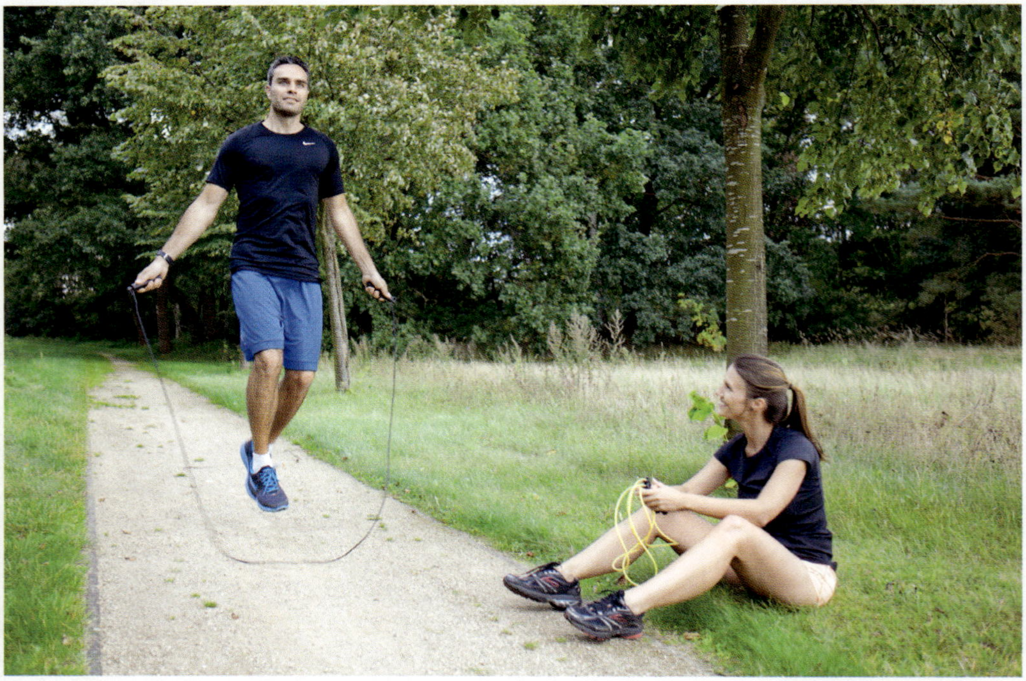

Neben dem Krafttraining ist die zweite wichtige Zutat, um dir einen knackigen Po zu backen, ein effektives Ausdauertraining. Wirkungsvoll, Erfolg versprechend und zeitsparend soll es sein. Dein Ziel erreichst du nicht, wenn du dich nach dem Grundprinzip „Laufen ohne zu schnaufen" fortbewegst oder auf dem Fahrradergometer im Fitnessstudio gemütlich radelst, während du einen Roman liest oder auf deinem

Smartphone herumtippst. Ein Ausdauertraining mit einer gleichbleibenden, monotonen Intensität über 30, 45 oder 60 min ist nicht sehr dienlich für diesen Zweck. Du hast sicher wenig Zeit und möchtest möglichst viel mit wenig Aufwand aus dir herausholen, nicht wahr? Der Schlüssel zum Erfolg ist ein hochintensives Intervalltraining, bei dem du in kurzer Zeit viele Kalorien verbrennst und auch vom Nachbrenneffekt profitierst.

Als sehr nutzbringend hat sich das Tabata-Training erwiesen. Es dauert nur 4 min! Es besteht aus acht 20-sekündigen Belastungsintervallen mit jeweils 10 s Pause dazwischen. Deine Herzfrequenz wird dabei ans Limit gepusht. Es ist anstrengend, aber sehr lohnenswert. Im Vergleich zu einem herkömmlichen Ausdauertraining (z. B. 60 min Laufen oder Radfahren) hast du einen viel höheren Energieverbrauch, eine stärkere Stoffwechselaktivierung, eine bessere Fettverbrennung und du nimmst effektiver ab.

Für das Tabata-Training eignen sich am besten Übungen, bei denen möglichst viele Muskelgruppen gleichzeitig aktiv sind. Dazu gehören zum Beispiel:

- Kniehebelauf (schnelles, wechselseitiges Hochziehen der Knie)
- Anfersen (schnelles, wechselseitiges Heranziehen der Füße zum Po)
- Hampelmann (Sprünge auseinander und zusammen mit Armbewegung)
- Hockstrecksprung (Hochspringen aus der tiefen Kniebeuge)
- Wechselsprünge an einer Stufe (schneller Beinwechsel an einer Erhöhung)
- Seilspringen (verschiedene Sprungvarianten mit einem Springseil)
- Treppenläufe (Treppe mit verschiedenen Schrittkombinationen aufwärts laufen)
- Sprints (so schnell rennen wie du kannst)

Wie du siehst, sind das Übungen, bei denen viele Sprünge dabei sind und du richtig Gas geben musst. Deine Muskeln werden besonders gefordert – dynamisch und explosiv. Um genau zu sein, ist es eher ein erschöpfendes Kraftausdauer-Training. Nicht jede Übung ist gleich intensiv, sodass du dir je nach Fitnesslevel eine geeignete Übung heraussuchen kannst. Weitere Tabata-Übungen stelle ich dir im Kapitel 5.3 vor.

Das Tabata-Training wurde von dem japanischen Wissenschaftler Izumi Tabata ins Leben gerufen. Seine Studie im Jahr 1996 brachte in der Sportwissenschaft ein Umdenken in Sachen effektives Ausdauertraining. Tabata verglich die Effekte von moderatem Ausdauertraining mit hochintensivem Intervalltraining. Dabei ließ er zwei Probandengruppen über einen Zeitraum von sechs Trainingswochen gegeneinander antreten. Die eine Probandengruppe absolvierte 5 x pro Woche ein moderates Ausdauertraining auf einem Fahrradergometer mit einer Intensität von 70 % der maximalen Herzfrequenz im aeroben Bereich. Die zweite Probandengruppe ließ Izumi Tabata 5 x pro Woche ein vierminütiges Intervalltraining bis an die Belastungsgrenze absolvieren (8 x 20 s Belastungsintervalle und 10 s Intervallpause). Die Ergebnisse sind augenöffnend:

Grundlagenausdauertraining und Tabata-Training im Vergleich		
Grundlagenausdauer-Training • auf dem Fahrradergometer (moderates Tempo & gleichbleibende Intensität) • 5 x 60 min pro Woche • 6 Wochen Training • aerobes Training (70 % HFmax)	**vs.**	**Tabata-Training** • 8 x 20 s hochintensive Intervalle mit dem eigenen Körpergewicht • 5 x 4 min pro Woche • 6 Wochen Training • anaerobes Training (100 % HFmax)
+ 9 %	**Kondition**	+ 14 %
+/- 0 %	**VO_2 max***	+ 28 %
1 x	**Kcal**	9 x
- 1,6 %	**Kraft**	+ 40 %
1.800 min (30 h)	**Trainingsaufwand**	120 min (2 h)
+ Wohlbefinden + Abschalten + Ausgleich zum Beruf + Immunsystem + Herz-Kreislauf-System + Grundlagenausdauer	**weitere Effekte**	+ höherer Energieverbrauch + stärkere Stoffwechselaktivierung + Nachbrenneffekt + bessere Fettverbrennung + effektiveres Abnehmen

*VO2max = maximale Sauerstoffaufnahmefähigkeit (Indikator für die Ausdauerleistungsfähigkeit)

Nach den sechs Wochen Training wurde die Leistungsfähigkeit der beiden Probandengruppen überprüft. Die Ergebnisse sprechen eindeutig für die Tabata-Gruppe. Die allgemeine Kondition ist bei ihr um 5 % besser als bei der Grundlagenausdauer-Gruppe. Die maximale Sauerstoffaufnahme, welche ein Kriterium für die Ausdauerleistungsfähigkeit ist, verbesserte sich um 28 %, während bei der Fahrradergometer-Gruppe gar keine

Veränderung stattfand. Die Tabata-Gruppe verbrannte in den 4 min Training 9 x mehr Kalorien, da die zusätzlich aktivierten Muskeln viel mehr Energie verbrauchen. Außerdem verzeichnete die Tabata-Gruppe einen Kraftanstieg um 40 %. Die Radler verloren sogar an Kraft durch die geringe Intensität.

Jede Trainingseinheit war bei der Tabata-Gruppe 56 min kürzer und trotzdem um ein vielfaches effektiver. Das ergibt eine Gesamtzeitersparnis von 28 h innerhalb der sechs Trainingswochen. In der Zeit hättest du 10 x mit Freunden ins Kino gehen oder „Quality Time" mit deiner besseren Hälfte verbringen können.

Intensivere und kürzere Belastungen spiegeln aus evolutionärer Sicht die Anforderungen an unseren Körper wider. Für diese Art der Belastung sind unsere Körper noch heute ausgelegt. Neben dem Krafttraining sind kurze, intensive Intervalle ideal, um die Kondition zu verbessern und Gesundheit sowie körperliche Fitness zu steigern – und eben Körperfett zu verlieren.

Natürlich hat auch ein Grundlagenausdauer-Training mit moderatem, gleichbleibendem Tempo seine Daseinsberechtigung und bringt viele gesundheitsfördernde Aspekte mit sich. Es soll deshalb auf keinen Fall verteufelt werden. Jedoch ist klar, wenn du dein Ziel „Knackarsch" mit möglichst wenig Aufwand erreichen willst, bist du mit einem hochintensiven Intervalltraining auf der richtigen Seite. Deshalb ist meine Empfehlung, nach jeder Po-Kräftigungseinheit ein vierminütiges Tabata-Training hinten dranzuhängen. Das Tolle ist, du musst dafür nirgendwo anders hingehen, brauchst keinen zusätzlichen Platz und kannst unmittelbar loslegen.

Der Stepper macht keinen knackigen Hintern!

Ein Ausdauertraining an einem Cardiogerät wie dem Stepper macht deinen Po nicht muskulöser oder größer. Es werden beim Steppen nämlich hauptsächlich die langsam kontrahierenden Muskelfasern in deinem Gesäß und deiner Beinmuskulatur beansprucht (sogenannte *Slow Twitch Fasern* bzw. *rote Muskelfasern*). Diese verbessern weder deine Kraft noch dein Muskelvolumen.

Vergiss die Fettverbrennungszone

Du hast sicherlich schon einmal von dem Klischee gehört, dass man beim Langsamlaufen mehr Fett verbrennt, weil man sich im sogenannten *Fettverbrennungsbereich* bewegt. Zwar ist beim langsamen Joggen die Energiebereitstellung aus den Fettzellen größer, jedoch verbrauchst du insgesamt deutlich mehr Energie, wenn du schnell läufst, weil die Belastung größer ist. Am Ende des Tages kommt es auf die Kalorienbilanz an. Damit die Pfunde purzeln und das Fett schmilzt, musst du mehr Energie verbraucht haben, als du über die Nahrung aufgenommen hast. Darüber hinaus optimiert ein anaerobes Training wie Sprints und Tabata-Intervalle den Kohlenhydratstoffwechsel. Für einen geringen Körperfettanteil ist aus physiologischer und hormoneller Sicht der Kohlenhydratstoffwechsel entscheidend. Deshalb ist ein Training mit hoher Intensität immer vorzuziehen.

Vergleiche einen Sprinter mit einem Langstreckenläufer!

Vergleichst du einen Sprinter, der nur ca. 200-500 m pro Workout bei 3-5 Workouts pro Woche zurücklegt, mit einem Langstreckenläufer, der ca. 100 km pro Woche läuft, wird auch der optische Unterschied deutlich. Es gibt keine Sprinter mit hohem Körperfettanteil. Sprinter haben immer einen geringen Körperfettanteil und eine ausgeprägte Muskulatur (vor allem Pomuskeln). Langstreckenläufer haben so wenig Muskelmasse wie nötig bei einem Körperfettanteil von 10-15 %. Diesen benötigen sie auch, da der Fettstoffwechsel bei aerober Belastung die entscheidende und notwendige Energiequelle ist. Der Körper schafft nicht ab, was genutzt wird. In diesem Sinne trainieren Ausdauerathleten für den Erhalt eines gewissen Anteils an Körperfett. Wusstest du, dass ab 45 min Belastung der Cortisolwert überproportional steigt, was zu Fettansatz vor allem im Bauchbereich führen kann? Ein Sprinter hingegen hat so gut wie kein Körperfett, da es für seine Zwecke kein Energielieferant ist. Wenn es dein Ziel ist, Körperfett zu reduzieren, trainiere als Ergänzung zum Krafttraining wie ein Sprinter mit hochintensiven Intervallen!

Die bittere Wahrheit: Tabata ist kein Zuckerschlecken!

Irgendeinen Haken muss es ja haben, sonst würden es alle machen. Die Zeitersparnis bei einem kurzen, knackigen Intervalltraining wie Tabata hat natürlich seinen Preis. Es ist sehr anstrengend, da du dich in wenigen Minuten komplett verausgabst. Es ist kein Vergnügen! Du musst dich mit 100 % Intensität quälen. Vermutlich wirst du es als unangenehm empfinden – besonders, wenn du zu den Übergewichtigen zählst. Das kann sich auf deine Motivation auswirken, vielleicht doch lieber im Wohlfühlbereich zu trainieren, statt die Backen für 4 min zusammenzupressen. Doch gib nicht zu früh auf, hab Geduld. Die Resultate sprechen für sich. Es lohnt sich, sich ein paar Minuten selbst zu foltern. Denn dann kannst du megastolz auf dich sein, deinen inneren Schweinehund besiegt zu haben. Bist du ein Kämpfer?

Was brauchst du für ein Tabata-Training?

Zum Einstellen der Intervalle (8 x 20 s Belastung/10 s Pause) für das Tabata-Training nimmst du am besten dein Handy. Es eignet sich z. B. die kostenlose App „Runtastic® Timer“ oder eine x-beliebige andere App (Stichwortsuche: „Intervalltraining“ oder „Timer“), mit der du alle Phasen sekundengenau einstellen kannst. Außerdem gibt es fertige Tabata-Musik bzw. vierminütige, motivierende Tabata-Songs auf CD, als MP3-Download sowie über Spotify®, Napster® oder YouTube® zum Herunterladen.

3.3 Beweglichkeitstraining

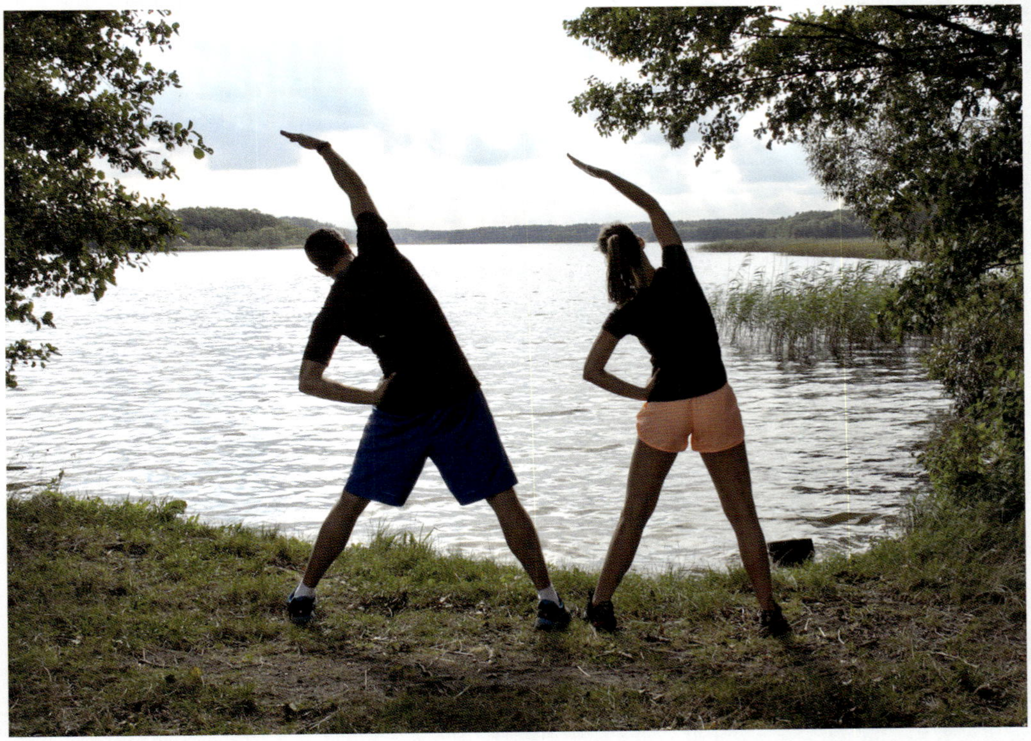

Mit einem Beweglichkeitstraining ist Stretching bzw. Dehnen gemeint, um deine Flexibilität und Mobilität zu verbessern. Damit du alle Po-Übungen sauber ausführen kannst, ist es wichtig, dass du den kompletten Bewegungsumfang deiner Gelenke ausnutzt. Zum Beispiel wäre bei der Kniebeuge eine Einschränkung in der Hüfte kontraproduktiv, um das Beste aus der Übung herauszuholen.

Im Alltag wird der maximale Bewegungsradius selten ausgeschöpft. Häufiges Sitzen und einseitige, monotone Bewegungen im Büroalltag führen auf Dauer zu Beweglichkeitseinschränkungen. Als Ausgleich – wenn du deine Beweglichkeit erhalten oder verbessern willst – solltest du dich regelmäßig dehnen. Du betreibst damit eine Form von „Gelenkpflege" und verbesserst zudem dein Wohlbefinden. Besonders der positive Einfluss auf dein Befinden ist hervorzuheben. „Steif und starr" wird oft mit „alt und gebrechlich" assoziiert, während Geschmeidigkeit als „jung und agil" wahrgenommen wird.

Neue Erkenntnisse zeigen, dass Dehnübungen nicht nur beweglich, sondern auch kräftiger machen. Das heißt, deine Muskelkraft verbessert sich, wenn du dich unmittelbar nach dem Krafttraining dehnst.

Am Ende des Trainings: Nachdehnen

Am Ende des Trainings empfehle ich dir nach neuesten Erkenntnissen keine lang gehaltenen statischen Dehnungen (über 20 s), da dadurch die Blutversorgung des Muskels vermindert würde. Nach anstrengenden Belastungen, wie dem vierminütigen Tabata-Training, ist eine gute Blutversorgung unbedingt notwendig, um eine optimale Regeneration zu unterstützen. Deshalb sollten deine Nachdehnungen bewegt-statisch oder intermittierend ausgeführt werden. Das fördert deine Regeneration und verursacht keine zusätzlichen Mikrorisse in der Muskulatur, die beim Training entstehen. Die empfohlene Dehnungsintensität ist mittel bis sanft. Das „Nachdehnen" findet am Ende jeder Trainingseinheit für ca. 5 min statt. Damit leitest du den Regenerationsprozess ein und erhältst deine Beweglichkeit bis ins hohe Alter.

Wie funktioniert das bewegt-statische bzw. intermittierende Dehnen?

Du nimmst langsam die Dehnposition ein. Nach ca. 5-9 s veränderst du mit einer kleinen Bewegung den Dehnbereich. Diese Position hältst du erneut 5-9 s. Dann änderst du die

Position noch einmal mit einer kleinen Bewegung. Durch die Gelenkwinkelveränderungen dehnst du andere zusätzliche Muskelfasern, wodurch der Dehnreiz umfassender wird. Tipp: Wenn du nach 5-9 s die maximale Dehnspannung verlässt, warte am besten 2-3 s, bevor du in die neue Position gehst. Denn während dieser 2-3 s kann der gedehnte Muskel intensiv durchblutet werden. Die Dehntechnik verbessert also die Durchblutung deines Muskels und ist deshalb ideal zum Abschluss jeder Trainingseinheit geeignet.

Zum Beginn des Trainings: Mobilisation

Zu Beginn des Trainings, also quasi vor den Kräftigungsübungen, empfehle ich dir Mobilisationsübungen. Sie dienen der Bewegungsvorbereitung (engl. „Movement Prep"). Es sind große Bewegungen im maximalen Bewegungsradius. Mobilisationen sind wertvolle Bewegungen zum Aufwärmen. Diese stelle ich dir in Kapitel 5 unter „Aufwärmübungen" vor.

Warum ist Regeneration wichtig?

Die Früchte deiner sportlichen Anstrengungen erntest du an den Tagen, an denen du dich ausruhst. Wenn du dich erholst, machst du dich im Kopf frei und freust dich über das, was du durch harte Arbeit schon erreicht hast. Außerdem lädst du deine Akkus wieder auf, sodass du gestärkt (sowohl physisch als auch mental) in die nächste Trainingseinheit gehen kannst. Das erreichst du mit einer guten Planung, gesunder Ernährung, ausreichend Schlaf und gezielten Dehnübungen.

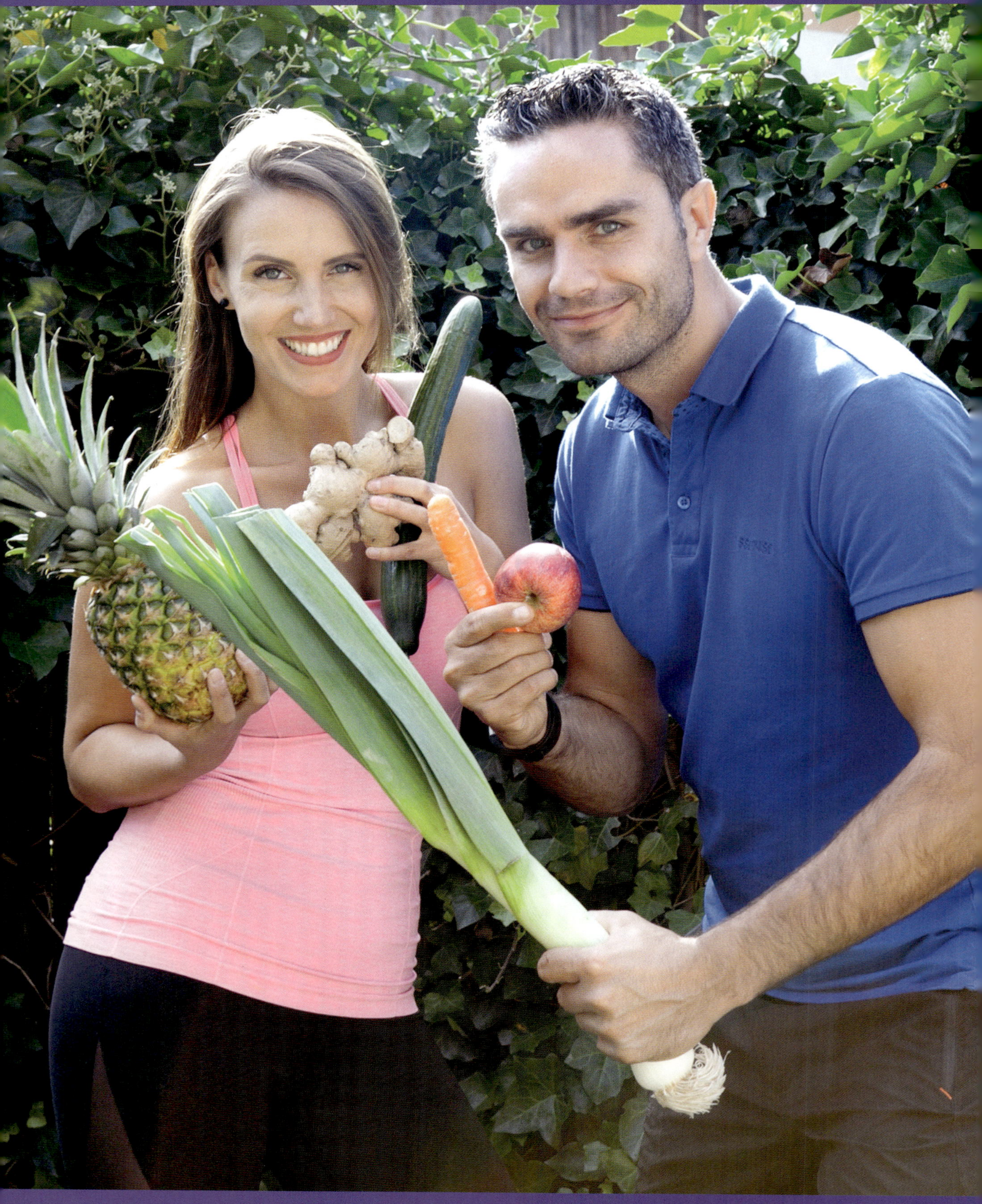

4

Po-Nahrung:
WELCHE BEDEUTUNG
hat die Ernährung für die
GESÄSSMUSKULATUR?

4.1 Die Grundlagen einer gesunden Ernährung

Wenn du an dieser Stelle auf eine bestimmte Ernährungsweise hoffst, die sich ideal für deinen Allerwertesten eignet, muss ich dich leider enttäuschen. Eine spezielle Diät für einen bestimmten Körperteil gibt es nicht. Vielmehr sollen dir in diesem Kapitel eine allgemein gesunde Essgewohnheit und praktische Tipps für den Alltag vermittelt werden.

Schau dir die Bestseller und Tipps im Internet zum Thema Ernährung an. Da ist die Rede von Diäten wie Atkins, Brigitte, Friss die Hälfte, Glyx, Kohlsuppen, Logi-Methode, Nulldiät, Trennkost, Weight Watchers®, Low Fat, Low Carb, High Carb, Vegan, Paleo und vieles mehr. Wer soll sich in diesem unüberschaubaren Diäten-Dschungel zurechtfinden? Was ist denn nun das Richtige für dich? Lass dich von der Vielzahl an Diät-Empfehlungen nicht verunsichern. Es gibt keine einzig wahre, allgemeingültige Diät! Ernährung ist ein hochindividuelles Thema. Alles, was du brauchst, sind ein paar Grundkenntnisse, mit denen du selbstständig eine für dich passende Ernährungsweise in deinem Leben etablierst. Statt strikten Richtlinien zu folgen, nutzt du deinen Kopf beim Einkaufen, Zubereiten und Essen.

Es soll im Folgenden nicht darum gehen, mit einer speziellen Diät kurzfristige Erfolge zu erzielen, indem du zum Beispiel 5 kg in fünf Wochen an Bauch, Beinen und Po abnimmst (und in fünf Wochen durch den Jo-Jo-Effekt die 5 kg wieder draufhast), sondern um die

Etablierung von Ernährungsgewohnheiten, die dich langfristig gesund, leistungsfähig und schön werden lassen – dein Leben lang. Dein perfekter Hintern ergibt sich daraus von selbst. Auf dem Weg dorthin solltest du wissen, dass dafür 80 % deine Ernährung und „nur“ 20 % dein Training verantwortlich sind.

Wie du dich richtig ernährst

Gesunde Ernährung ist ganz einfach. Als erste Faustregel solltest du dir merken:

Iss so viel wie möglich natürliche und so wenig wie möglich industriell verarbeitete Lebensmittel!

Alles, was aus der Natur kommt, hat einen Sinn. Es ist gut für dich. Es ist gesund und nährstoffreich. Du erkennst naturbelassene Lebensmittel an der Zutatenliste. Im Idealfall hat es gar keine Zutaten. Das ist zum Beispiel bei frischem Gemüse, Obst, Fleisch, Fisch, Milch oder Nüssen der Fall. Deshalb lautet die Faustregel Nummer 2:

Schau auf die Zutatenliste: Je kürzer die Zutatenliste, desto gesünder ist das Lebensmittel!

Woran du ein naturbelassenes, gesundes Lebensmittel erkennst:

1. Es hat keine oder nur eine sehr kurze Zutatenliste.
2. Es wächst im Garten.
3. Es kann gejagt werden.
4. Es gibt dafür keine Werbung.

Ein naturbelassenes Lebensmittel wächst im Garten (Gemüse, Obst, Nüsse), du kannst es jagen (Tiere) und dafür gibt es keine Werbung. Hast du für einen Apfel oder eine Tomate schon einmal einen Werbespot gesehen? Für Apfelmus oder fertige Tomatensoße hingegen sicherlich schon. Beispielsweise hat eine industriell verarbeitete Tomatensoße à la Napoli eine megalange Zutatenliste mit verstecktem Zucker, Stärke, Salz, Geschmacksverstärkern, Aromen und Konservierungsstoffen. Mit Tomaten vom Strauch hat das nicht mehr viel gemein. Die Tiefkühlpizza, der fertige Nudelauflauf, die Fünf-Minuten-Terrine oder das Diätprodukt für die Mikrowelle gehören ebenfalls zu den stark industriell verarbeiteten Lebensmitteln, die du meiden solltest.

Gesunde, naturbelassene Lebensmittel erkennst du auch daran, dass sie dich sättigen. Du kannst dich davon nicht überessen und wirst davon auch nicht süchtig. Hast du dich schon mal von einer Gurke oder einem Rindersteak übergessen? Das passiert nicht. Dein Körper ist automatisch befriedigt. Anders verhält es sich bei industriell verarbeiteten Lebensmitteln und Fast Food. Chips, Erdnussflips, Schokolade, Nuss-Nougat-Creme, Eiscreme, Burger, Pommes etc. machen dich süchtig. Du kannst nicht aufhören und willst immer mehr davon. Lebensmittelchemiker haben herausgefunden, bei welchem Verhältnis von Fetten und Kohlenhydraten der Kontrollverlust besonders hoch ist und daraus eine Suchtformel erstellt. Wenn bei einem Lebensmittel der Kohlenhydratanteil bei ungefähr 50 % und der Fettanteil bei 35 % liegt, ist der Kontrollverlust am größten. Das Belohnungssystem wird im Gehirn besonders stark angeheizt und es werden ohne Sättigungseffekt viele Kalorien in kurzer Zeit aufgenommen. Ballaststoffreiche Lebensmittel, wie Gemüse oder Vollkornprodukte, sowie Lebensmittel mit gesunden Fetten (z. B. Avocado, Nüsse) halten dich stattdessen lange satt. Der aktuelle Stand der Wissenschaft zeigt zudem, dass eine Reduktion der Kohlenhydrate positive Auswirkungen auf viele Krankheitsbilder hat. Faustformel Nummer 3 lautet:

Bevorzuge Lebensmittel, die dich satt und nicht süchtig machen.

Dazu gehört auch, dass gesunde, naturbelassene Lebensmittel keinen Industriezucker enthalten. Zucker ist eine Droge, die im Gehirn die gleichen Reaktionen wie Morphin, Kokain oder Nikotin auslöst. Zucker macht dich süchtig.

Der süße Geschmack im Obst und Gemüse kommt durch den Fruchtzucker (Fructose). Dieser lässt den Insulinspiegel nicht ansteigen, sondern gelangt direkt in den Darm und die Leber, wo er verstoffwechselt wird. Insofern ist der Fruchtzucker besser als Industriezucker, der in vielen Lebensmitteln und Getränken enthalten ist. Industriezucker lässt den Blutzuckerspiegel schnell ansteigen, liefert also kurzfristig Energie, fällt aber genauso schnell wieder ab, was uns nach kurzer Zeit erneut hungrig werden lässt. Dadurch essen wir über den Tag verteilt viel mehr, nehmen mehr Kalorien zu uns als wir verbrauchen und werden fett. 59 % der Männer und 37 % der Frauen im Alter von 18-65 Jahren sind in Deutschland übergewichtig (DGE-Ernährungsbericht 2016). Das ist zum großen Teil den energiereichen, gezuckerten Lebensmitteln geschuldet, die wir zu uns nehmen.

Abgesehen vom Übergewicht erhöht der Zuckerkonsum auch dein Krankheitsrisiko. Es kommt zu Entzündungsprozessen im Körper, die dich leistungsschwach machen. Industriezucker stört deine Verdauung und schwächt dein Immunsystem. Außerdem fördert er Stoffwechsel- (z. B. Diabetes) und Herz-Kreislauf-Erkrankungen (z. B. Herzinfarkt), Knochen- und Gelenkprobleme oder Krebsarten.

Wusstest du, dass ein Becher Fruchtjoghurt 40 g Zucker enthält? Das entspricht zehn Teelöffeln Zucker. Würdest du dir zehn Teelöffel Zucker in deinen Kaffee rühren? Zucker befindet sich auch in vielen Lebensmitteln, in denen man es nicht unbedingt als erstes vermutet. Beispielsweise besteht Barbecuesauce aus 40 % Zucker und Ketchup aus 21 %. Als Richtwert gilt: Ein Zuckeranteil von unter 10 % ist gut. Noch gesünder lebst du, wenn du Lebensmittel bevorzugst, die unter 5 % Zucker enthalten. Faustformel Nummer 4:

Meide zuckerhaltige Lebensmittel und Getränke. Bevorzuge Lebensmittel mit einem Zuckeranteil von maximal 5 %.

Im Gegensatz zum Zucker sind Fette ein wichtiger Bestandteil in deiner Ernährung – zumindest die guten. Zu diesen gehören die sogenannten *ungesättigten Fette*, die einen hohen Anteil an wertvollen Omega-3-Fettsäuren enthalten. Sie haben eine positive Wirkung auf die Gesundheit und sind damit absolut lebensnotwendig. Sie stärken zum Beispiel dein Immunsystem und deine Gehirnleistung. Deshalb werden diese Fette auch als „Brainfood" bezeichnet. Gute Fette findest du in pflanzlichen Ölen wie Leinöl, Rapsöl, Olivenöl oder Walnussöl. Diese kaltgepressten Öle solltest du jedoch nicht erhitzen und stattdessen nur für die kalte Küche verwenden (außer spezielles Olivenöl). Zum Braten eignet sich am besten Kokosfett. Einen hohen Anteil an Omega-3-Fettsäuren findest du ebenso in fetten Seefischen, vor allem in Lachs, Makrele, Hering und Forelle. Auch Avocados und Nüsse enthalten gute Fette.

Was sind Transfette?

Vermeiden solltest du hingegen die sogenannten *Transfette*. Diese sind sehr ungesund und verursachen viele Krankheiten. Transfette gibt es nicht in der Natur. Sie entstehen in einem Prozess, wenn Pflanzenfette gehärtet oder zu stark erhitzt werden. Dazu gehören gehärtete Pflanzenfette, wie z. B. Sonnenblumenmargarine oder Haselnusscreme (Nutella etc.). Bei der Härtung von tierischen Fetten (z. B. Butter) entstehen hingegen keine Transfette. Transfette sind ebenfalls in frittierten Lebensmitteln enthalten: Pommes Frites, Chips, Cracker, Donuts, Salzstangen, Frühlingsrollen, Salatcroutons, Kroketten, paniertes Schnitzel und in allem, was eine Knusperpanade hat. Zudem sind das häufig Kalorienbomben, die vor Fett triefen. Transfette lauern auch im Gebäck, z. B. im Blätterteig wie Schweineohren oder Croissants sowie Fertiggerichten. Mit Transfetten kann der Körper nichts anfangen. Sie werden schlecht verdaut, setzen schnell an und verursachen zahlreiche Probleme: Arterienverkalkung, Herzinfarkt, Insulinresistenz als Vorstufe zu Diabetes Typ 2, Alzheimer, Zellfunktionsstörungen sowie Zellentartungen, die zu Krebs führen. Naturbelassene Lebensmittel enthalten keine Transfette.

Faustregel Nummer 5:

Triff die richtige Wahl bei Fetten: Achte auf einen hohen Anteil an Omega-3-Fettsäuren und vermeide Transfette.

Neben den Fetten sind Kohlenhydrate ein weiterer wichtiger Nährstoff. Kohlenhydrate sind dein Hauptenergielieferant. Sie fördern auch deinen Muskelaufbau. Wähle bei deiner Ernährung möglichst ballaststoffreiche Lebensmittel aus, da sie sehr nährstoffreich sind und dich lange satt halten. Dazu zählen z. B. Vollkornprodukte. Ideale Kohlenhydratquellen sind Gemüse, Vollkorn-, Natur- oder Wildreis, Kartoffeln, Haferflocken, Obst und Hülsenfrüchte. Vollkorngetreide ist ebenfalls ein ballaststoffreicher Kohlenhydratlieferant. Allerdings solltest du Getreideprodukte mit einem hohen Weizenanteil, wie z. B. in Brot, Nudeln und sonstigen Teig- und Backwaren eher meiden. Weizen ist überzüchtet. Das Weizenbrot von vor 50 Jahren hat mit dem heutigen nicht mehr viel gemeinsam. Durch die Überzüchtung ist z. B. der Anteil des Klebereiweißes Gluten im Weizen enorm angestiegen, was in großen Mengen gesundheitsschädlich ist.

Außerdem besteht der verarbeitete Weizen bzw. das Weißmehl im Prinzip aus vielen „leeren“ Kalorien. Sie bringen dem Körper nichts, außer schneller, kurzfristiger Energie. Letztere hält nicht lange an und wandert auch nicht in die Muskeln, sondern in die Fettzellen, wenn du die überschüssigen Kalorien nicht verbrauchst. Durch die hohe Kalorienzahl hat Weißmehl eine hohe Energiedichte, aber gleichzeitig keine Nährstoffe (keine Vitamine, Spurenelemente oder Ballaststoffe). Du bleibst von einem klassischen Weizenbrötchen, Weißbrot oder dem Toast am Morgen nicht lange satt. Nach ein, zwei Stunden könntest du wieder essen. Somit übersteigst du schnell deine Kalorienbilanz, wenn du so weitermachst und wirst dick. Wenn du auf Brot nicht verzichten kannst, versuche auf Vollkorn- oder reines Roggenbrot umzusteigen. Frag gezielt beim Bäcker nach, welches Brot den höchsten Vollkorn- oder Roggenanteil hat und entscheide dich dafür. Bei Nudeln das Gleiche: Wenn schon Nudeln, dann bitte Vollkorn. Jedoch solltest du wissen, dass fast alle Nudeln aus Hartweizengrieß bestehen. Eine gute Alternative zu echten Nudeln sind Linsennudeln oder Zucchininudeln.

Lebensmittel aus Vollkorn sättigen länger und enthalten mehr Nährstoffe als Weißmehlprodukte. Ballaststoffe aus Vollkorn senken das Risiko für Diabetes mellitus Typ 2, Fettstoffwechselstörungen, Dickdarmkrebs und Herz-Kreislauf-Erkrankungen. Faustregel Nummer 6:

Ernähre dich von ballaststoffreichen Kohlenhydraten, wie Gemüse oder Vollkorn, aber meide Weißmehlprodukte.

Der dritte Hauptnährstoff – neben Kohlenhydraten und Fetten – sind Proteine bzw. Eiweiße. Sie sind das Baumaterial für deine Muskeln und stärken deine Sehnen, Bänder und Nerven. Außerdem sind sie für die Erholung und viele andere lebenswichtige Prozesse im Körper wichtig, wie z. B. dem Aufbau und der Reparatur aller menschlichen Zellen. Proteine bestehen aus 20 verschiedenen Bausteinen, den sogenannten *Aminosäuren*. Elf davon kann der Körper selbst herstellen. Die übrigen neun musst du über die Ernährung zuführen. Gute Proteinlieferanten sind mageres Fleisch (Geflügel, Kalb, Rind), Fisch (Lachs, Makrele, Kabeljau, Scholle, Forelle, Hering), Meeresfrüchte (Garnelen/Schrimps, Muscheln, Hummer), Eier, fettarme Milchprodukte (Magerquark, Hüttenkäse, Harzer Käse) und Hülsenfrüchte (Sojabohnen, Erbsen, Linsen, Bohnen). Das Gute ist, dass Proteine lange satt machen. Sie sollten Bestandteil jeder deiner Mahlzeiten sein.

Wie viel Protein brauchst du?

Die Deutsche Gesellschaft für Ernährung empfiehlt eine Zufuhr von täglich 0,8 g pro kg Körpergewicht. Eine 66 kg schwere Frau hätte somit einen Bedarf von 53 g Eiweiß. Das entspricht, um es zu verdeutlichen, in etwa 250 g Wildlachs oder 400 g körnigen Frischkäse oder sieben Eiern am Tag. Machst du regelmäßig Krafttraining, mindestens 2 x pro Woche, verdoppelt sich dein Proteinbedarf auf täglich 1,6 g pro kg Körpergewicht. Denn deine Muskeln brauchen Eiweiß als Baumaterial. Die 66 kg schwere Frau hätte somit einen erhöhten Proteinbedarf von 106 g Eiweiß jeden Tag. Noch genauer ermittelst du deinen Proteinbedarf anhand deiner fettfreien Masse. Dazu müsstest du eine Messung deiner Körperzusammensetzung auf einer speziellen Körperanalysewaage machen (Bio-Impedanz-Analyse), die deine Fettmasse, Muskelmasse, Knochenmasse und das Körperwasser aufschlüsselt. **Dein tatsächlicher täglicher Proteinbedarf besteht bei 1,9 g pro kg fettfreier Körpermasse.** Angenommen, die 66 kg schwere Frau hat eine fettfreie Masse von 48 kg, dann liegt ihr tatsächlicher Eiweißbedarf bei nur 91 g pro kg Körpergewicht. Das Gesamtkörpergewicht ist somit nur ein Richtwert, während du den genauen Bedarf anhand der Körperzusammensetzung ermitteln kannst. Je mehr Krafttraining du machst und somit der Bedarf deiner Muskeln wächst, desto mehr Proteine solltest du zu dir nehmen. Allerdings gilt als Obergrenze 2 g pro kg Körpergewicht pro Tag. Faustregel Nummer 7:

Achte auf eine ausreichende Proteinzufuhr.

Proteingehalt von ausgewählten Lebensmitteln auf 100 g

Eiweißanteil auf 100 g	Obst, Gemüse & Hülsenfrüchte	Nüsse & Samen	Milchprodukte	Fleisch, Fisch, Eier	Getreideprodukte
≥30 g	Chlorella (Süßwasseralge)	Kürbiskerne, Hanfsamen	Parmesan, Harzer Käse, Molkeprotein (Whey)	Bündnerfleisch, Bacon, Serrano-Schinken, Rumpsteak	Kürbiskern-, Soja-, Mandel-, Walnuss- & Hanfmehl
≥ 25 g	rote Linsen, schwarze Bohnen, Moringa- & Gerstengraspulver	Erdnussmus, Leinsamenmehl	Bergkäse, Peccorino, Emmentaler	Rindersteak, Kaviar, Parmaschinken, Dönerfleisch, Stremellachs, Kasseler	Eiweißbrötchen

Proteingehalt von ausgewählten Lebensmitteln auf 100 g

≥20 g	Mungobohnen, Linsen, Kidneybohnen, Kichererbsen	Pinienkerne, Leinsamen, Erdnüsse, Cashewnüsse, Chiasamen	Appenzeller, Maasdamer, Limburger, Ziegenkäse, Butterkäse, Cheddar, Gouda, Edamer, Tilsiter, Brie, Halloumi, Gorgonzola, Schafs-/Fetakäse	die meisten Fische & Meeresfrüchte, Geflügel, Wild- & Schweinefleisch	Eiweißbrot, stark entölter Kakao
≥15 g	Sojabohnen	Sonnenblumenkerne, Mohn, Mandeln, Pistazien, Sesam	Camembert, Blauschimmelkäse, Ofenkäse	Lamm, Spare Ribs, Eigelb, Bratwurst, Gyros, Köfte, Cordon Bleu	Kokosmehl, Dinkelkleie, Haferkleie
≥10 g	Gojibeeren	Paranüsse, Haselnüsse, Walnüsse	Mozzarella, Magerquark, körniger Frischkäse/Hüttenkäse, Skyr-Joghurt	Rollmops, Leberkäse, Brathering, Würste & Wurstaufschnitt, Eier	Quinoa, Amaranth, Dinkelflocken, Vollkornhaferflocken, Vollkornnudeln, Roggenbrötchen, Haferflocken, Hirse
≥5 g	Grüne Erbsen, getrocknete Tomaten, dicke & weiße Bohnen	Pekannüsse, Hummus, Macadamia	griechischer Joghurt, Mascarpone	Sushi	Reis, Dinkelbrötchen, Buchweizen, Couscous, Bulgur, Müsli, Reiswaffel

Proteingehalt von ausgewählten Lebensmitteln auf 100 g					
<5 g	Brokkoli, Pilze, Grünkohl, Rosenkohl, Mischgemüse, Zucchini	Kokosnuss, Maronen, Flohsamenschalen	Buttermilch, Kefir, Sojamilch, Kuhmilch, Sahne, Schmand, Kokosmilch, Sauerrahm, Ayran	Rinderbrühe	Kuchen, Torte, Stollen

Eine ausgewogene, naturbelassene Ernährung wirkt sich positiv auf deine Gesundheit, dein Hautbild, deine Stimmung, deine Motivation sowie deine Leistungs- und Konzentrationsfähigkeit aus. Letztlich wird auch dein Hintern enorm davon profitieren. Sich gesund zu ernähren, ist einfacher als du denkst. Allein wenn du die Wörter „naturbelassen“ und „abwechslungsreich“ verinnerlichst, bist du auf dem richtigen Pfad. Achte bei tierischen Produkten, also Fleisch, Fisch, Milchprodukten und Eiern, darauf, dass sie Bio-Qualität haben oder noch besser von einem Bauernhof stammen. Denn durch die Massentierhaltung kommt es leider oft vor, dass die Tiere nicht artgerecht gefüttert werden und keine Bewegung haben. Häufig stecken Schadstoffe, wie Hormone und Medikamente, in tierischen Lebensmitteln. Wir Deutschen essen grundsätzlich zu viel Fleisch bzw. Wurst – das heißt fast täglich. Das ist nicht optimal. 1-2 x pro Woche Fleisch (300-600 g pro Woche) sowie 1-2 x pro Woche Fisch reichen völlig aus, um den Nährstoffbedarf an Eiweißen, Fetten, Vitaminen und Mineralstoffen zu decken. Den Rest der Woche – also 3-5 Tage – solltest du dich möglichst vegetarisch oder vegan ernähren. Vegan bedeutet, dass du komplett auf tierische Lebensmittel verzichtest.

Achte bei pflanzlichen Lebensmitteln darauf, dass sie saisonal und regional sind. Zudem solltest du sie vor dem Verzehr gut abwaschen. Durch die kürzeren Transportwege enthalten regionale Lebensmittel meist mehr Nährstoffe. Um bei Obst und Gemüse möglichst viele Nährstoffe zu erhalten, spricht auch nichts dagegen, tiefgefrorene

Die besten Eiweißlieferanten auf einen Blick

Kürbiskerne	32 % Eiweiß
Harzer Käse	30 % Eiweiß
Schnittkäse	25 % Eiweiß
Linsen	25 % Eiweiß
Kasseler	25 % Eiweiß
Thunfisch	24 % Eiweiß
Pute & Hähnchen	22 % Eiweiß
Garnelen & Krabben	22 % Eiweiß
Kidneybohnen	21 % Eiweiß
Kichererbsen	20 % Eiweiß
Rinder- & Schweinefilet	20 % Eiweiß
Wildlachsfilet	19 % Eiweiß
Speisequark Magerstufe	13,5 % Eiweiß
Körniger Frischkäse	12 % Eiweiß
Skyr (isländischer Joghurt)	11 % Eiweiß
Griechischer Joghurt	6,5 % Eiweiß
Brokkoli	4 % Eiweiß
Steinpilze	4 % Eiweiß
Mischgemüse	3,2 % Eiweiß
Champignons	3 % Eiweiß

Lebensmittel zu kaufen. Diese werden direkt nach der Ernte frisch eingefroren und sind somit beim Transport nicht Sauerstoff und Sonne ausgesetzt. Drei Portionen Gemüse und zwei Portionen Obst am Tag sind super. Zur bunten Auswahl gehören ebenso Hülsenfrüchte wie Linsen, Kichererbsen, Bohnen und ungesalzene Nüsse. Neben der Naturbelassenheit ist auch Abwechslungsreichtum in der Ernährung wichtig. Wenn du dich einseitig ernährst, bekommst du nicht alle Nährstoffe. Je abwechslungsreicher du isst, desto geringer ist das Risiko einer einseitigen Ernährung. Variiere also regelmäßig deine Lebensmittel. Faustregel Nummer 8:

**Ernähre dich abwechslungsreich und ausgewogen –
saisonal, regional und mit Bio-Qualität.**

Zu einer gesunden Ernährungsweise zählt natürlich auch das Trinken. Es gibt ein ganz besonderes Getränk, welches dir Energie spendet, deine Haut verschönert, dich jünger wirken lässt und verhindert, dass du zu viel isst. Es ist jederzeit verfügbar und kostet fast nichts. Es heißt WASSER. Trotz aller technischen Fortschritte wurde noch nichts erfunden, was besser wäre als Wasser. Leider neigen wir dazu, Wasser durch minderwertige Getränke wie Softdrinks oder Alkohol zu ersetzen. Wer täglich genug Wasser trinkt, kann seine Leistungsfähigkeit um 25 % steigern. Alternativ zum Wasser kannst du auch andere kalorienfreie Getränke wie ungesüßten Kräutertee trinken. Versuche täglich pro kg Körpergewicht mindestens 30 ml zu trinken. Pro Stunde Sport kommt zusätzlich 1 l dazu. Idealerweise kommst du auf eine **tägliche Trinkmenge von 35 ml pro kg Körpergewicht**. Für die 66 kg schwere Dame wären das mehr als 2 l am Tag. Wasser erfüllt im Körper viele wichtige Funktionen. Es ist an den meisten Stoffwechselvorgängen beteiligt. Es dient als Lösungsmittel für den Nahrungsbrei im Verdauungstrakt, zum Abtransport von Stoffwechselendprodukten wie Harn, als Baustein von Knorpel und Bandscheiben sowie als Wärmehaushaltregulator in Form von Schweiß. Dein Körper besteht – je nach Alter, Geschlecht, Körperfettanteil und sportlicher Aktivität – aus 50-70 % Wasser. Letzteres ist somit nach Sauerstoff das wichtigste Element für deinen Körper. Ein Flüssigkeitsmangel geht einher mit Leistungsverlust, Müdigkeit und Kopfschmerzen. Daran siehst du, wie wichtig es ist, für eine ausreichende Flüssigkeitszufuhr zu sorgen. Zuckergesüßte Getränke (Softdrinks, Limonaden, Energy-Drinks, Fruchtsäfte), koffeinhaltige Getränke (schwarzer Tee, Kaffee) und alkoholische Getränke sind nicht empfehlenswert. Faustregel Nummer 9:

Trinke viel Wasser.

Beim Essen ist nicht nur das Was, sondern auch das Wie entscheidend: Iss achtsam und genieße! Gönn dir eine Pause für deine Mahlzeiten und lass dir Zeit beim Essen. Langsames, bewusstes Essen fördert den Genuss und das Sättigungsempfinden. Außerdem solltest du deine Gerichte schonend zubereiten. Gare deine Lebensmittel so lange wie nötig und so kurz wie möglich, mit wenig Wasser und wenig Fett. Eine schonende Zubereitung erhält den natürlichen Geschmack und schont die Nährstoffe. Vermeide beim Braten, Grillen und Backen das Verbrennen von Lebensmitteln. Verbrannte Stellen enthalten schädliche Stoffe.

Übrigens solltest du beim Zubereiten deines Essens mit Salz sparsam umgehen. Denn zu viel Salz im Essen kann deinen Blutdruck erhöhen, was wiederum die Entstehung von Herz-Kreislauf-Erkrankungen, insbesondere Schlaganfall, begünstigen kann. Mehr als 6 g am Tag sollten es nicht sein. Das entspricht etwa 1,5-2 TL. Auf diese Menge kommst du relativ rasch, denn zahlreiche Lebensmittel enthalten bereits viel Salz, vor allem industriell hergestellte Lebensmittel und Speisen wie Fertiggerichte, aber auch z. B. Fleisch- und Wurstwaren, Brot, Käse und andere Milchprodukte. Männer essen im Schnitt 10 g Salz pro Tag, Frauen 9 g. Über 90 % der Männer und Frauen überschreiten die Empfehlung von 6 g Salz täglich (DGE-Ernährungsbericht 2017). Wenn du selbst kochst, würze deine Gerichte lieber kreativ mit Kräutern. Faustregel Nummer 10:

Bereite deine Mahlzeiten schonend zu und spare mit Salz.
Lass dir Zeit beim Essen und genieße.

Nährstoffreiche Lebensmittel für Po & Co.

Proteine	Kohlenhydrate	Fette
Fleisch	Gemüse	Leinöl & Leinsamen
Fisch	Reis	Chiasamen
Meeresfrüchte	Kartoffeln	Raps-, Walnuss- und Olivenöl
Eier	Haferflocken	Avocado
Milchprodukte	Obst	Nüsse
Hülsenfrüchte	Hülsenfrüchte	Fetter Seefisch

[10 Faustregeln für eine gesunde Ernährung]

1. Iss so viel wie möglich naturbelassene und so wenig wie möglich industriell verarbeitete Lebensmittel!
2. Schau auf die Zutatenliste: Je kürzer die Zutatenliste, desto gesünder ist das Lebensmittel!
3. Bevorzuge Lebensmittel, die dich satt und nicht süchtig machen!
4. Meide zuckerhaltige Lebensmittel und Getränke. Bevorzuge Lebensmittel mit einem Zuckeranteil von unter 5 %!
5. Triff die richtige Wahl bei Fetten: Achte auf einen hohen Anteil an Omega-3-Fettsäuren und vermeide Transfette!
6. Ernähre dich von ballaststoffreichen Kohlenhydraten, wie Gemüse oder Vollkorn, aber meide Weißmehlprodukte!
7. Achte auf eine ausreichende Proteinzufuhr!
8. Ernähre dich abwechslungsreich und ausgewogen – saisonal, regional und mit Bio-Qualität!
9. Trinke viel Wasser!
10. Bereite deine Mahlzeiten schonend zu und spare mit Salz. Lass dir Zeit beim Essen und genieße!

Wie du weg vom Zucker kommst

Zucker ist ein stiller Killer. Er macht einen dicken Hintern, führt zu Karies, Diabetes und Krebs. Du musst aber nicht von heute auf morgen radikal auf Zucker verzichten. Das hältst du eh nicht lange durch. Vielmehr empfehle ich dir, den Zuckerkonsum Schritt für Schritt zu reduzieren. Hier bekommst du ein paar Tricks, wie das gelingen kann:

1. Hör auf mit dem allzu süßen Frühstück!

Statt des klassischen Nutella- oder Marmeladen-Brötchens sowie gesüßten Müslis und Cerealien versuche dich morgens lieber herzhaft, eiweiß- und fettreich zu ernähren. Damit dämpfst du deine Zuckergelüste. Rührei mit Schinken, Putenbrust oder Bacon. Avocado oder Lachs auf Vollkornbrot. Körniger Frischkäse. Porridge (Haferflocken). Ein Grüner Smoothie mit Spinat/Grünkohl, Leinsamen/-öl und Obst (Fruchtzucker wird insulinunabhängig verstoffwechselt und sorgt daher nicht für Blutzuckerschwankungen). All das sind viel bessere Alternativen als die oben erwähnten Süßigkeiten am Morgen. Probiere es ein paar Tage hintereinander aus, auch wenn es dir widerstrebt. Es ist reine Kopf- bzw. Gewöhnungssache.

2. Achte beim Einkaufen auf Zucker in der Zutatenliste und bei den Nährwertangaben!

Die Lebensmittelindustrie ist nicht doof. Sie druckt auf Verpackungen zahlreiche andere Begriffe, hinter denen sich Zucker verbirgt. Alles was auf „-ose“ endet oder im Wort hat, wie z. B. Saccharose, oder auf „-sirup“ endet oder „dex“ im Wort hat, wie Maltodextrin, ist Zucker. Du wirst überrascht sein, wie viele Lebensmittel das enthalten. Achte beim Kauf der Produkte darauf, dass die Zuckerbegriffe möglichst weit hinten auf der Zutatenliste stehen. Denn vorne steht immer das, was am meisten drin ist. Du kannst auch auf die Nährwertangaben schauen. Bei den Kohlenhydraten auf 100 g und davon Zucker sollten nicht mehr als 5 g enthalten sein. Wenn du die „5-Prozent-Hürde“ als Gradmesser nimmst, ernährst du dich zuckerarm. Ernähre dich am besten mit naturbelassenen Nahrungsmitteln. Denn die Natur kennt keinen Industriezucker. Früchte sind die „natürlichen Süßigkeiten“.

3. Nasche gesünder!

Obst ist die erste Wahl. Natürlich enthält Obst auch Kalorien. Aber ein Apfel oder eine Banane sind hundertmal besser als ein Mars oder Snickers. Früchte haben nicht nur weniger als die Hälfte an Kalorien als Schokoriegel, sondern enthalten auch keinen Industriezucker. Du kannst dir auch Pancakes aus Proteinpulver zubereiten: Zwei Eier mit einem Esslöffel Schoko- oder Vanilleeiweißpulver vermischen und ab in die Pfanne damit. Das Pulver kannst du auch in deinen Quark, Joghurt oder in deine Haferflocken zum Süßen mischen. Weiterhin sind Trockenobst, Nussmischungen oder Studentenfutter gute Alternativen zu Vollmilchschokolade & Co. Wenn du deine Finger nicht von Schokolade lassen kannst, dann nimm wenigstens die mit einem hohen Kakaoanteil von mindestens 80, besser noch 90 % oder z. B. zuckerfreie Edelbitter-Schokolade mit Xylit (Birkenzucker) als Süßstoff.

4. Entwöhne dich mit Süßstoff!

Süßstoff ist umstritten. Es wäre ohne besser, denn synthetische Süßstoffe sind nicht bis ins letzte Detail erforscht. Manche Untersuchungen sagen, dass dein Verlangen nach Zucker auch damit aufrechterhalten wird. Komplett bewiesen ist das allerdings auch nicht. Süßstoff kann aber eine gute Übergangslösung sein, um vom Industriezucker wegzukommen. Die Firma Xucker® z. B. hat sich auf Produkte mit Süßstoffen spezialisiert, u. a. auf den Süßstoff Xylit, der als karieshemmender Zuckeraustauschstoff berühmt geworden ist und in Maßen eingenommen keine gesundheitsschädlichen Wirkungen hat. Als Faustregel gilt, dass man eine Dosis von 0,5 g pro kg Körpergewicht nicht überschreiten soll, dann setzt meist auch keine abführende Wirkung ein. Von verschiedenen Schokoladen über Bonbons, Kaugummis bis hin zu Marmeladen und Nuss-Nougat-Cremes bekommst du alles frei von Industriezucker oder zumindest stark reduziert.

Letztlich geht es aber auch darum, sich abzugewöhnen, dass alles immer süß schmecken muss. Light-Getränke wie Coke-Zero® statt der normalen Coke können also auch keine Dauerlösung sein.

5. Behaupte dich gegenüber deinem sozialen Umfeld!

Mindestens die Hälfte deiner Freunde, Bekannten oder Familienangehörigen reagiert skeptisch, wenn du ihnen von deinem „zuckerfreien Vorhaben“ erzählst. Sie versuchen es schlechtzureden, weil sie es selbst nicht schaffen, auf Zucker zu verzichten. Sprüche wie „Warum isst du keinen Zucker mehr? Das hältst du doch eh nicht durch!“ sind ein Spiegel ihrer eigenen Einstellung. Lass dich davon nicht unterkriegen. Du hast eine Entscheidung getroffen. Diese musst du nicht mit anderen Menschen diskutieren oder dich deswegen rechtfertigen. Manche Menschen, wie Mamas und Omis, können auch sehr aufdringlich sein und akzeptieren kein „Nein“ zu Kuchen und Dessert. Lass dir kein schlechtes Gewissen einreden und bleib standhaft. Probiere es mal mit der Antwort: „Nein danke, ich bin total satt. Das sieht aber wirklich lecker aus. Gibst du mir das Rezept?“ Ausnahme: Deine Oma hat drei Stunden in der Küche gestanden und deinen Lieblingskuchen gebacken. Dann mach sie glücklich und genieß ein Stück ohne schlechtes Gewissen.

6. Gehe geschickt mit Heißhungerattacken um!

Gerade zu Beginn der Zuckerentwöhnung sind Heißhungerattacken nach Süßigkeiten vorprogrammiert. Hier sind ein paar Tricks, wie du damit umgehen kannst:

Trick 1: Drücke 20 s mit dem Zeigefinger zwischen Oberlippe und Nase auf das Lippengrübchen. Diese Akupressur hilft gegen Heißhunger.

Trick 2: Putz dir die Zähne. Zum einen hemmt Zahnpasta den Appetit auf Süßes. Zum anderen willst du dir ja nicht 2 x hintereinander die Zähne putzen.

Trick 3: Trinke ein großes Glas stilles Wasser. Damit füllst du den Magen. Alternativ kann das auch Ingwertee oder Kokoswasser sein.

Trick 4: Lenke dich ab! Mit einem Spaziergang, Telefonat, Sport, Smalltalk oder Sonstigem. Schon nach 15 min ist der Heißhunger weg.

Trick 5: Nimm Pfefferminzgeschmack zu dir! Mit einem Pfefferminz-Kaugummi oder -Tee regst du deine Leber und Galle an. Das wirkt sich zügelnd auf den Appetit aus.

7. Dokumentiere deine Zucker-Muster!

Schreibe auf, in welchen Situationen du Verlangen nach etwas Süßem hast bzw. wann du danach greifst. Es ist wichtig, deine Muster zu kennen, um sie dann schrittweise aufzubrechen. Das kann z. B. sein, wenn du viel am Schreibtisch arbeitest. Mit Zucker willst du Druck und Anspannung kompensieren. Stattdessen könntest du auch einen fünfminütigen Spaziergang an der frischen Luft oder ein paar lockere Mobilisationsübungen für die Gelenke machen. In einer anderen Situation greifst du vielleicht nach einer Süßigkeit, wenn du abends alleine in die Wohnung kommst. Das könnte bedeuten, dass du dich alleine fühlst und dich mit Schokolade trösten möchtest. Stattdessen könntest du dich auch mit einem Freund treffen oder diesen anrufen. Anderes Beispiel: Du bist übermüdet und dein Körper schreit nach Ruhe und Entspannung. Aber anstatt dich hinzulegen, naschst du vielleicht und sorgst so für eine Form der Beruhigung. Wenn du eine dauerhafte Lösung in Sachen Zucker möchtest, wirst du nicht drum herumkommen, deine Zuckermuster zu erforschen. Du findest das heraus, indem du eine Woche lang in Form eines Zuckertagebuchs auf einen Zettel schreibst, wann und in welchem Zusammenhang du naschst. Mit diesen Erkenntnissen kannst du für den nächsten Jieper gezielte Alternativen suchen.

4.2 Praktische Umsetzung

im Alltag

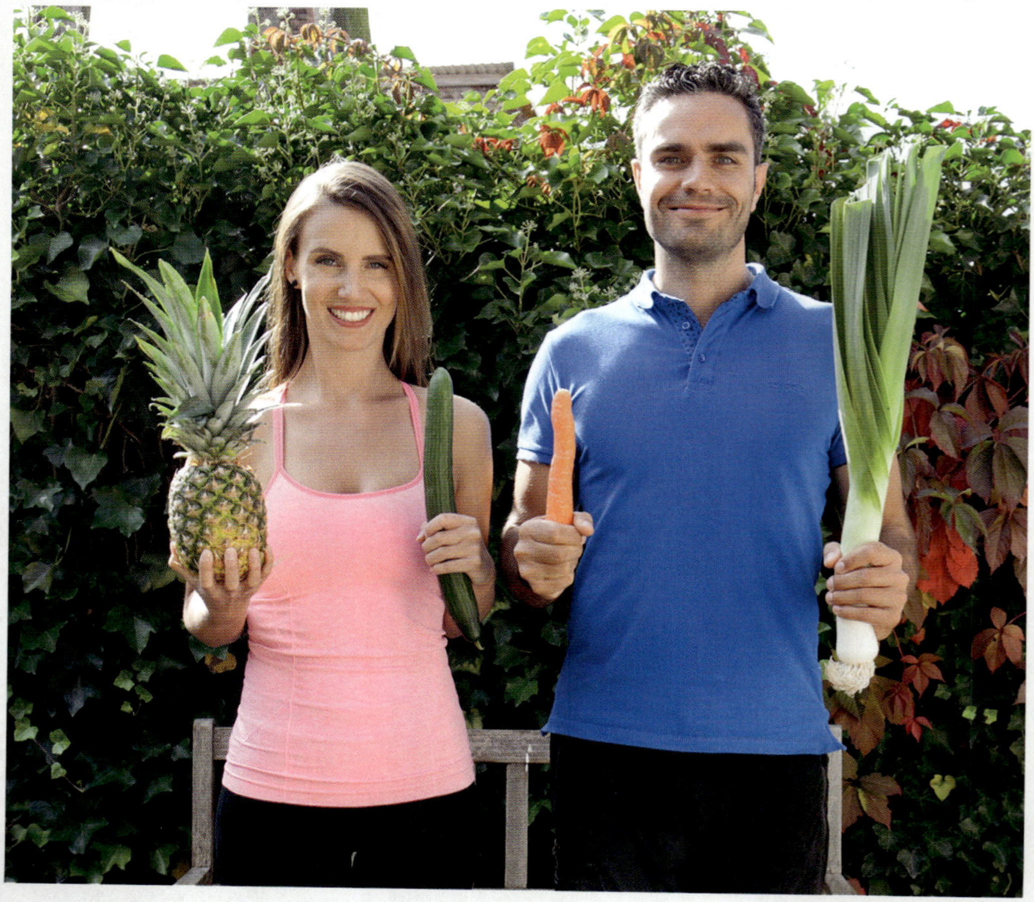

Worauf es ankommt

„Einfachheit“ und „Umsetzbarkeit“ sind die Schlüsselwörter, wenn es um die Umsetzung der Nahrungszufuhr im Alltag geht. Was bringt dir all das vorangegangene Wissen über gesunde Ernährung, wenn du es im Alltag nicht umsetzen kannst? Nichts. Deshalb zeige ich dir in diesem Kapitel, wie das geht. Ernährung im Alltag darf nicht kompliziert und aufwendig sein. Denn in deinem Leben dreht sich vermutlich nicht alles ums Essen und deine Zeit und Motivation beim Kochen sind sicher begrenzt. Im Alltag darf Essen simpel sein. Einfachheit ist das Gegenteil von Kochshows à la „Lafer!Lichter!Lecker!“ oder „Küchenschlacht“, aufwendigen Ernährungsplänen oder Kochbüchern von Christian Rach, Tim Mälzer, Ralf Zacherl oder Attila Hildmann mit komplizierten Rezepten, die viele spezielle Zutaten benötigen. Was bringen diese tollen Kochbücher, wenn du keine Zeit zum Kochen hast – außer vielleicht mal am Wochenende? Das Einkaufen und Zubereiten dauern zu lange. Dein Wille ist wahrscheinlich nicht groß genug, wenn du spät von der Arbeit nach Hause kommst, müde bist und deine Kinder versorgen musst. Alltag bedeutet, es muss meist schnell gehen und effektiv sein, aber es soll auch gesund sein. Beim Essen geht es eben nicht nur um den besonderen Abend, für den du alles freischaufelst. Sondern du musst jeden Tag essen, sogar mehrmals täglich, ob du willst oder nicht. Essen kannst du nicht einfach verschieben wie den Besuch bei Tante Emmi. Du brauchst Nahrung, um zu leben. Im Alltag mit aufwendigen Rezepten zu kochen, funktioniert leider nicht.

Du kannst dich auch mit Einfachheit gesund ernähren. Und dafür musst du nicht mal gut kochen können. Dich erwarten zwar keine super originellen Rezepte. Jedoch hilft dir das Wissen über naturbelassene Lebensmittel, die gar nicht oder sehr gering industriell verarbeitet sind, aus wenig viel herauszuholen. Du kochst mit Lebensmitteln, für die es keinen Werbespot gibt. Hast du für eine Kartoffel schon einmal einen Werbespot gesehen? Nein, aber bestimmt für das Mikrowellen-Kartoffelgratin oder Pommes Frites von McDonald´s®.

Die Rezepte im nächsten Kapitel haben nur drei Hauptzutaten, bestehend aus einfachen, naturbelassenen Lebensmitteln. Für dich heißt es „back to basic". Wenn etwas einfach ist, kannst du es besser umsetzen, auch wenn dein Alltag stressig ist, du viele Meetings hast, oft auf Reisen bist oder eine große Familie versorgen musst. Die folgenden Tipps können für dich funktionieren. Das heißt aber nicht, dass das der einzige, richtige Weg ist. In der Ernährung gibt es viele Möglichkeiten, die nicht für alle passen. Probiere es aus.

Das kommt in den Einkaufswagen

Die Grundlage für eine gesunde Ernährung schaffst du bereits beim Einkauf im Supermarkt. Nur was du tatsächlich in den Einkaufswagen legst, wandert in deinen Magen und deine Körperzellen. Du hast es selbst in der Hand, ob du deinen Körper mit Energie versorgen oder langfristig vergiften willst. Es gibt gute und schlechte Lebensmittel, die du einkaufen kannst. Im Folgenden findest du eine Auswahl von Lebensmitteln, die du als Grundnahrungsmittel immer zu Hause haben solltest sowie Lebensmittel, die nicht in den Einkaufswagen gehören:

Gute Basis-Lebensmittel (möglichst in Bio-Qualität), die in den Einkaufswagen gehören	Schlechte Lebensmittel, die nicht in den Einkaufswagen gehören
• stilles Wasser • Kräutertee • Gemüse (frisch oder tiefgefroren) • Obst (frisch oder tiefgefroren) • Eier • Vollkorn-Haferflocken • Kartoffeln und Süßkartoffeln • Reis (Vollkorn-/Natur-/Wildreis)	• Zuckerhaltige Getränke (z. B. Softdrinks, Energy-Drinks, Eistee) • harter Alkohol • industriell verarbeitete Lebensmittel und Fertiggerichte jeglicher Art (z. B. Tiefkühlpizza, Nudelgerichte, Mikrowellengerichte) • Backwaren aus Weizenmehl • Fruchtjoghurts

Gute Basis-Lebensmittel (möglichst in Bio-Qualität), die in den Einkaufswagen gehören	Schlechte Lebensmittel, die nicht in den Einkaufswagen gehören
• Hülsenfrüchte (Linsen, Bohnen, Erbsen) • Nüsse (v. a. Walnüsse) • Käse (körniger Frischkäse, Harzer Käse, Schnittkäse) • Magerquark • Naturjoghurt, Skyr • Fleisch • Fisch • Leinöl und Olivenöl • Leinsamen • Kokosfett zum Braten • Quinoa, Amaranth, Buchweizen, Hirse	• Snacks/Partyfood (Chips, Popcorn, Salzstangen, Cracker etc.) • Ketchup, Dips, Soßen • Süßigkeiten • Zucker • Weizenmehl

Snacks fürs zwischendurch und unterwegs

Snacks sind wichtig, um deinen Blutzuckerspiegel und Energielevel konstant zu halten. Tagsüber solltest du im Schnitt circa alle 3 h etwas essen. Die Snacks dienen als „Lückenfüller“ zwischen den Hauptmahlzeiten: Frühstück, Snack, Mittag, Snack, Abendbrot. Du solltest also fünf Mahlzeiten am Tag zu dir nehmen. Das geht nur, wenn du deine drei Hauptmahlzeiten mit Snacks ergänzt. Manchmal muss es zwischendurch schnell gehen. Du hast Hunger, aber deine nächste Hauptmahlzeit muss noch auf sich warten lassen. Um die Zeit zu überbrücken, eignen sich gesunde Snacks. Die Vorteile liegen auf der Hand: Du musst sie nicht zubereiten oder erwärmen, sie passen gut in die Tasche, werden nicht matschig und brauchen nicht zwangsläufig einen Kühlschrank. Hier sind ein paar Empfehlungen von hochwertigen Lebensmitteln für zwischendurch und unterwegs:

Ein Stück Gemüse

Eine Mohrrübe, eine Tomate, eine halbe Gurke, eine Paprika oder ein Kohlrabi sind praktische Snacks für zwischendurch, welche du überall mit hinnehmen kannst. Den Kohlrabi musst du natürlich schälen und klein schneiden. Die anderen Gemüsesorten nicht unbedingt – auch nicht die Möhren, wenn sie Bio-Qualität haben. Wichtig ist, dass du das Gemüse gründlich mit warmem Wasser reinigst, bevor du es vertilgst. Minitomaten, wie z. B. Cherry- oder Datteltomaten, eignen sich ebenfalls als wunderbare „Sattmacher" für zwischendurch. Im Supermarkt gibt es auch „Snack-Gemüse" zu kaufen, welches eigentlich für Kinder gedacht ist. Das sind Gurken, Tomaten, Möhren und Paprika in Miniaturform. Wenn dir das Gemüse geschmacklich zu eintönig ist, kannst du es auch in Kräuterquark, Joghurt oder körnigen Frischkäse dippen. So bekommt dein Körper neben den Kohlenhydraten im Gemüse zusätzliches Eiweiß und Fett.

Ein Stück Obst

Der Apfel ist als Premium-Obst der Klassiker unter den Obstsorten „to go". Obst, welches schnell matschig wird, wie Bananen, Nektarinen, Beeren, Birnen, Weintrauben, Mandarinen etc., transportierst du am besten in einer Plastikbox. So verhinderst du, dass die Frucht in der Tasche zerdrückt wird oder überschnell reift. Der Obstauswahl sind keine Grenzen gesetzt. Trockenfrüchte (z. B. Mango, Pflaumen, Aprikosen, Feigen, Datteln) eignen sich ebenfalls als Snacks, jedoch in Maßen, da sie durch den hohen Fruchtzuckeranteil sehr kalorienreich sind. Beim Bäcker, an Flug- oder Bahnhöfen gibt es auch fertige Obstbecher, die du als Snack unterwegs essen kannst. Das ist hundertmal besser als die Laugenbrezel oder die Streuselschnecke mit Zuckerguss. Darüber hinaus gibt es in Supermärkten fertig portionierte, tiefgefrorene Fruchtmischungen zu kaufen – eigentlich zur Zubereitung von Smoothies gedacht. Das ist eine leckere Alternative zu frischem Obst. Du kannst es entweder zur Erfrischung im Sommer lutschen oder nach dem Auftauen in einer Schale genießen.

Ein hart gekochtes Ei

Ein gekochtes Ei passt in jede Tasche. Es geht in der Regel nicht kaputt, sodass du dafür nicht unbedingt einen extra Behälter benötigst. Ein Vorteil ist auch, dass gekochte Eier mehrere Tage haltbar sind – auch ungekühlt. Das kennst du vielleicht von den bunten Eiern zu Ostern. Ich empfehle dir, dass du gleich eine ganze 10er-Packung Eier vorkochst und diese dann mit einer Markierung in den Kühlschrank legst (z. B. ein Herz mit einem roten Filzstift), damit du sie von den rohen Eiern unterscheiden kannst. Jeden Tag nimmst du dir ein, zwei Eier mit zur Arbeit, sodass du die ganze Woche versorgt bist – und das mit nur einem Mal Vorkochen.

Ein Ei steckt voller Vitalstoffe. Neben den Vitaminen A, D, E, B enthält es super viele Mineralstoffe, wie z. B. Eisen, Zink, Magnesium, Kalzium, Kalium usw. Es ist eines der besten Lebensmittel überhaupt. Es besteht neben den herausragenden Mikronährstoffen aus 13 % hochwertigem Eiweiß, das aus vielen essenziellen Aminosäuren (Eiweißbausteinen) zusammengesetzt ist. Deshalb bekommt ein Ei die sogenannte *biologische Wertigkeit* von 100 zugesprochen. Letztere gibt an, wie hochwertig das Protein ist, welches im Lebensmittel steckt. Es gibt kein anderes natürliches Lebensmittel, welches eine höhere biologische Wertigkeit besitzt als das Ei, abgesehen von Molkeprotein. Mit dem Ei müssen sich alle anderen Lebensmittel messen, was die Qualität des Proteins betrifft. Kaufe aus ethischen und gesundheitlichen Gründen nur Bio-Eier. Sie sind geschmackvoller, enthalten mehr Omega-3-Fettsäuren und die Hühner dürfen sich ihr Futter selbst suchen. Bio-Eier erkennst du nicht nur an der Verpackung, sondern auch durch den roten Stempel auf dem Ei. Wenn die erste Zahl eine „0“ ist, handelt es sich um ein Bio-Ei aus ökologischer Erzeugung.

Wie war das noch mal mit dem Ei und dem Cholesterin?

Du kennst sicherlich die weit verbreiteten Meinungen: „Du sollst nicht mehr als zwei Eier pro Woche essen!", „In Eiern steckt viel Cholesterin!", „Eier erhöhen den Cholesterinspiegel!" oder „Eier erhöhen das Risiko für einen Herzinfarkt und Schlaganfall!". Das sind Mythen, die es zu begraben gilt. Kardiologen sind sich mittlerweile einig, dass der Konsum von Eiern unbedenklich ist, sofern du keine koronare Herzerkrankung oder Gefäß-Arteriosklerose hast. Schuld an schlechten Blutwerten ist weniger das Cholesterin in Lebensmitteln, sondern vielmehr Transfette und zu viele gesättigte Fettsäuren. Eier enthalten keine Transfette und nur einen sehr geringen Anteil an gesättigten Fettsäuren. Abgesehen davon gibt es Mechanismen im Körper, die verhindern, dass wir zu viel des bösen Cholesterins aufnehmen. Der Körper drosselt sofort seine eigene Cholesterin-Produktion, wenn der Darm eine größere Cholesterinaufnahme aus der Nahrung meldet. Zum anderen ist die Aufnahme über den Darm begrenzt. Liefert das Eierfrühstück zu viel Cholesterin, scheidet der Körper das Überflüssige einfach wieder aus. Es ist als gesunder Mensch deshalb quasi unmöglich, Cholesterin über die Nahrung zu überdosieren. Das heißt im Klartext: Selbst wenn du als gesunder Mensch jeden Tag zwei, drei Eier isst, hast du kein höheres Herzinfarkt- oder Schlaganfall-Risiko als Menschen, die gar keine Eier essen.

Eine Handvoll Nüsse oder Trockenfrüchte

Praktisch sind die fertigen Nussmischungen, die es in jedem Supermarkt gibt. Sie bestehen meist aus einer Mischung von Walnusskernen, Haselnusskernen, Cashewkernen und blanchierten Mandeln. Achte darauf, dass die Nüsse in jedem Fall „naturbelassen" sind. Das heißt sie sind ungesalzen und ungeröstet. Besser noch du greifst zu Bio-Nüssen. Damit stellst du sicher, dass auf chemisch-synthetische Pflanzenschutzmittel und auf den Einsatz von Begasungs- oder Bleichmitteln verzichtet wurde. Nüsse enthalten einen hohen Anteil an mehrfach ungesättigten Fettsäuren – also genau die, von denen du besonders viel zu dir nehmen solltest. Eine Walnuss beispielsweise, die beste Nuss überhaupt, hat einen Anteil von 74 % mehrfach ungesättigter Fettsäuren. Darüber hinaus enthalten Nüsse wertvolle Omega-3-Fettsäuren, die entzündungshemmend sind und den Cholesterinspiegel senken. Durch die Fette hast du zudem ein längeres Sättigungsgefühl. Hinzu kommt ein hoher Eiweiß- und Ballaststoffanteil. Nüsse sind gesund, aber auch energie- und kalorienreich. Deshalb solltest du als Snack nur eine Handvoll (ca. 30 g) davon essen.

Ein Shake „to go" mit Molkeproteinpulver und Instant-Haferflocken

Für deinen Shake „to go" benötigst du einen Shaker, also einen verschließbaren Trinkbecher aus Plastik, der am Boden ein oder zwei Fächer zum Heranschrauben hat. In dem einen Fach kannst du wertvolles Molkeproteinpulver (engl. „Whey Protein") transportieren. In dem anderen Fach kannst du z. B. Instant-Haferflocken, also Haferflocken, die sich in Flüssigkeit innerhalb von Sekunden auflösen, mitnehmen. Mit dieser Kombination deckst du zum einen durch das Molkeprotein deinen Eiweißbedarf. Zum anderen bekommst du mit den Haferflocken gesunde, langkettige Kohlenhydrate (mit weniger als 1,2 % Zucker) und Mineralstoffe. Im Gegensatz zu anderen Proteinen wird das Molkeprotein sehr schnell in die Muskelzellen aufgenommen. Es ist damit nicht nur ein super Nahrungsergänzungsmittel nach dem Sport, um deinen Eiweißbedarf zu decken, sondern auch ein toller Snack für zwischendurch.

Wenn du bereit für deinen Shake bist, fülle etwas Wasser oder für mehr Geschmack Milch in den Becher. Kippe zuerst die sich auflösenden Haferflocken in die Flüssigkeit und danach das Proteinpulver (pro Portion jeweils max. 30 g bzw. 2-3 gehäufte EL). Verschließe den Becher sicher (möglichst mit Drehverschluss) und schüttle das Ganze ein paar Mal kräftig durch. Gute Shaker haben auch ein kleines Sieb integriert, sodass du alles gut durchmischen kannst. Da die Haferflocken einen neutralen Geschmack haben, ist es empfehlenswert, das Molkeproteinpulver in deiner Lieblingsgeschmacksrichtung zu kaufen. Sonst schmeckt der Mix etwas fade. Instant-Haferflocken gibt es z. B. von der Firma „Kölln" und kosten nur 1,50 Euro pro 250-g-Packung.

Ein Grüner Smoothie

Der Grüne Smoothie beinhaltet drei Hauptkomponenten. Er ist eine Mischung aus grünen Blättern, Obst und Wasser. Er enthält alle wichtigen Vitalstoffe, die der Körper braucht und ist damit sehr gesund und lecker. Der Grüne Smoothie ist nicht nur eine tolle Zwischenmahlzeit, sondern schützt dich auch vor Erkrankungen und steigert dein Wohlbefinden. Du kannst den Smoothie entweder morgens vor dem Weg zur Arbeit zubereiten (dauert nur 5 min) oder schon am Vorabend. Denn der Smoothie hält sich im Kühlschrank ohne Probleme 2-3 Tage. Du brauchst dafür einen guten Standmixer. Als erstes gibst du grüne Blätter bzw. Pflanzengrün in den Behälter, wie Spinatblätter (auch tiefgekühlt), Rucola, Feldsalat, Kohlrabiblätter, Radieschenblätter oder andere Salatblätter. Diese verfügen über eine extrem hohe Nährstoffdichte. Und anschließend kommen die Früchte hinzu (natürlich alles gründlich mit warmen Wasser abgewaschen).

Für einen Grünen-Smoothie-Anfänger ist eine Mischung aus 50 % Früchten, 50 % Pflanzengrün und Wasser gut geeignet. Damit stellst du sicher, dass der Smoothie süß genug ist. Dein mittelfristiges Ziel sollte es jedoch sein, den Anteil der Früchte zu reduzieren und den des Pflanzengrüns zu erhöhen. Das Obst wählst du frei nach Schnauze. So ist jeder Smoothie einmalig und schmeckt jedes Mal etwas anders. Deiner Kreativität sind keine Grenzen gesetzt. Der Grüne Smoothie ist sehr ballaststoffreich und kann dich so eine ganze Weile satt halten. Neben den drei Hauptkomponenten (Obst, grüne Blätter, Wasser) kannst du den Smoothie mit Lein- oder Chiasamen bzw. ein Schuss Lein- oder hochwertigem Olivenöl pimpen, um wertvolle Fette hinzuzufügen. Auch eine Avocado (mit Kern) eignet sich gut als Fettspender. Nach dem Zubereiten trinkst du am besten ein Glas sofort, füllst dir eine kleine Flasche für die Arbeit ab und stellst den Rest in den Kühlschrank.

Eine Rolle Harzer Käse

Zugegeben, Harzer Käse ist nicht jedermanns Sache: Er stinkt und klebt an den Fingern. Dennoch ist er mit 30 % Eiweißanteil, 0,7 % Fett, 0 % Kohlenhydraten und nur 126 kcal pro 100 g ein hochwertiges Lebensmittel und ein hervorragender Sattmacher für zwischendurch. Dazu kommen wertvolles Kalzium und Vitamin B. Harzer Käse ist ein mit Gelb- oder Rotschmierekulturen gereifter Sauermilchkäse aus Kuhmilch. Aufgrund seiner rollenförmigen Verpackung wird er auch als „Harzer Roller“ bezeichnet und seine ursprüngliche Herkunft, wie der Name vermuten lässt, ist aus dem Harz. Je nachdem, wann du ihn isst bzw. je nach Reifegrad hat er einen anderen Geschmack von mild bis pikant-würzig. Wenn du den Käse kaufst, ist er noch nicht durchgereift. Beim Aufschneiden siehst du in der Mitte den weißen und körnigen Kern aus Magerquark. Den Reifegrad erkennst du auch am Mindesthaltbarkeitsdatum, welches beim Kauf meist noch mindestens vier Wochen entfernt ist. Die Idealreife ist bei einer Reifezeit von 2-4 Wochen. Es gibt kleine 10 cm lange Plastikboxen, die wie maßgeschneidert sind für eine Rolle Harzer Käse. Damit kannst du ihn wunderbar von A nach B transportieren.

Ein Becher körniger Frischkäse

Körniger Frischkäse, oder auch Hüttenkäse (engl. „Cottage Cheese“) genannt, befindet sich in Supermärkten in runden Bechern à 200 g. Ihn gibt es in den Varianten Bio, Magerstufe mit 0,8 % Fett, laktosefrei und normal. Kennzeichnend für den körnigen Frischkäse ist ein hoher Proteingehalt (12 %) sowie ein geringer Fett- und Kohlenhydratanteil. In der normalen Variante sind es ca. 4,3 % Fett, davon wiederum nur 1,7 % gesättigte Fettsäuren. 100 g Hüttenkäse hat nur 102 kcal, wovon die Hälfte auf das Eiweiß entfällt. Wenn du einen Becher gelöffelt hast, bist du erst mal pappsatt. Sollte dir der ursprüngliche, natürliche Geschmack des Frischkäses nicht zusagen, kannst du ihn auch entweder süß (z. B. mit einem Löffel Honig) oder herzhaft (mit Gewürzen) genießen. Außerdem eignet er sich hervorragend als Dip für dein mitgebrachtes Gemüse.

Eine Dose Fisch

Dosenfisch ist ein praktischer Snack für unterwegs, auf der Arbeit und auf Reisen oder als Beilage zu Brot. Er ist reich an Omega-3-Fettsäuren und Proteinen. Ob Heringsfilets in Tomaten-Creme, Pfeffer-Makrelen-Filets in Rapsöl, Sardinen in Sonnenblumenöl mit Zitrone, Scomber-Mix (mit Gemüse) oder Thunfisch – es gibt viele Varianten, die lecker schmecken, wenn du Fischliebhaber bist. Eine Dose Fisch ersetzt natürlich kein frisches Wildlachsfilet aus dem Fischladen, aber für den schnellen Hunger zwischendurch ist es eine gute Alternative. Von Vorteil ist, dass die Konserve lange haltbar ist und nicht gekühlt werden muss. Der Konsum einer Dose Fisch kann auch manchmal zur Sauerei werden, wenn einem beim Aufziehen des Deckels die Tomatensoße entgegenspritzt. Öffne deshalb die Dose am besten nur zu drei Viertel.

Ein Riegel

Mit einem Riegel als Snack für zwischendurch ist kein Mars, Snickers, Twix, Bounty & Co. gemeint. Denn diese bestehen aus Zucker und Fett pur, lassen deinen Insulinspiegel nach oben schießen und genauso schnell wieder herunterfallen. Mehr als eine kurzfristige geistige Befriedigung wirst du daraus nicht ziehen können. Auch die meisten Fitness- und Sportriegel sind mehr eine Süßigkeit, als dass sie dir wichtige Nährstoffe liefern. Wenn schon, dann sollten es hochwertige Proteinriegel sein, die einen hohen Eiweißanteil haben (> 30 %), aber wenig Zucker und Fett. Merke dir als Faustregel: Weniger als 5 % Zucker sowie weniger als 10 % Fett zeichnen einen guten Schokoriegel aus. In Drogeriemärkten wie DM oder Rossmann ist diese Kombination selten zu finden. Kaufe deshalb lieber eine Box im Internet. Die Marken Weider®, Multipower® und PowerBar® haben gute Riegel im Sortiment. Auch wenn die Dinger lecker sind, solltest du dich ab jetzt nicht nur von Riegeln zwischendurch ernähren. Einer am Tag reicht.

Eine Tüte Trockenfleisch

Trocken- oder Dörrfleisch ist rohes Fleisch, welches mit Kräutern und Gewürzen verfeinert mehrere Wochen lang an der Luft getrocknet wird. Durch den Wasserentzug wird das Fleisch haltbar gemacht. Das im Handel bekannteste ist sicherlich „Beef Jerky", aber mittlerweile gibt es viele andere Sorten und Hersteller von Trockenfleisch. Es ist recht teuer und enthält leider oft zusätzlich Zucker, z. B. wenn du die Geschmacksrichtungen „Teriyaki" oder „Sweet & Hot" wählst. In jedem Fall ist Trockenfleisch immer reich an Protein. Wie bei den Schokoriegeln solltest du beim Kauf darauf achten, dass der Zuckeranteil möglichst gering ist. Eine Tüte Trockenfleisch ist aber zehnmal besser als ein Weizenbrötchen mit Salami.

[Die 10 besten Snacks für zwischendurch und unterwegs]

1. Ein Stück Obst oder Gemüse
2. Ein hart gekochtes Ei
3. Eine Handvoll Nüsse oder Trockenfrüchte
4. Ein Shake „to go" mit Molkeproteinpulver und Instant-Haferflocken
5. Ein Grüner Smoothie
6. Eine Rolle Harzer Käse
7. Ein Becher körniger Frischkäse
8. Eine Dose Fisch
9. Ein Proteinriegel
10. Ein Tüte Trockenfleisch

Essen in der Kantine

Die Kantine an deiner Arbeitsstelle, die Uni-Mensa oder die Cafeteria in der Schule sind nicht empfehlenswert, was das angebotene Essen betrifft. Es ist weder gesund noch zielführend. Trotzdem ist die Kantine eine wichtige Anlaufstelle. Sie hat viele Vorteile. Du bist viele Stunden auf der Arbeit oder an der Uni und freust dich schon richtig auf die Mittagspause mit deinen Kollegen oder Kommilitonen, mit denen du quatschen kannst. Sie ist fester Bestandteil deiner Tagesroutine.

Die Kantine macht es dir leicht: Du gehst hin, suchst dir dein Favoritenessen aus, genießt es und musst anschließend nicht abwaschen. Die Kantine ist praktisch, nicht zu teuer, kann lecker sein und du musst dich um nichts kümmern. Das ist bequem. Aber die Kehrseite der Medaille ist das Angebot in der Kantine. Und das Angebot richtet sich bekanntlich nach der Nachfrage. Hast du eine Ahnung, was wir Deutschen auf der Arbeit am liebsten essen?

[Die 10 beliebtesten Kantinenessen am Arbeitsplatz]

1. Currywurst mit Pommes
2. Alaska-Seelachs auf Ratatouille-Gemüse mit Kräuterkartoffeln
3. Spaghetti Bolognese
4. Köttbullar mit Pommes
5. Jägerschnitzel mit Röstkartoffeln
6. Cappelletti-Pesto-Pfanne (vegetarisch)
7. Bami Goreng
8. Lasagne Bolognese
9. Hähnchengyros
10. Steinofenpizza

Schon seit 25 Jahren führt die Currywurst das Ranking an. Zudem ist nur ein vegetarisches Gericht darunter. In neun von zehn Essen ist also Fleisch eine der Hauptkomponenten. Alle Essen haben zudem eine sehr hohe Energiedichte (lies: viele Kalorien). Beispielsweise sind Jägerschnitzel (panierte Jagdwurst mit Tomaten- oder Pilzsahnesoße) Kalorienbomben, genauso wie Pommes, Pizza, Lasagne und Hackfleischbällchen. Auch eine Portion Nudeln ohne Soße besitzt allein 400-500 kcal. Im Falle des Kantinenessens sind das die Spaghetti, Cappelletti (mit Mozzarella und Tomaten gefüllte Teigtaschen) und Bami Goreng. Nudeln bzw. Teigwaren liefern nur kurzfristig Energie. Sie treiben wie Zucker den Blutzuckerspiegel in die Höhe. Der Sättigungseffekt hält nicht lange vor. Außerdem sind sie nicht sehr nahrhaft (keine Vitamine). Ganz zu schweigen vom krankmachenden Weizen, aus dem Teigwaren bestehen. Denn die meisten Nudeln werden aus Hartweizengrieß hergestellt.

Das zweite Problem am Kantinenessen ist, dass vieles aus der Fritteuse kommt: Pommes Frites, Currywurst, Hackfleischbällchen, … Das Frittierfett besteht aus Transfetten. Die gesundheitsschädliche Wirkung dessen habe ich im vorherigen Kapitel beschrieben. Nach der Kantine hat man oft das Gefühl, erschlagen und müde zu sein. Zu viel Fleisch, zu viel Frittiertes, Paniertes und Überbackenes und zu wenig Gemüse und Rohkost fördern das „Kantinen-Koma“, das massive Absacken der Konzentration nach dem Essen.

Egal, ob die Kantine tolle Essen anbietet oder nicht, ob es schmeckt oder nicht, ob es teuer ist oder nicht: Kantinen sind für die Masse da. Es landen viele versteckte Fette und Zucker auf dem Teller, weil Massenessen einfach und unaufwendig, der Masse schmecken und praktisch in der Herstellung und Aufbewahrung sein muss. Es darf nicht schnell schlecht werden. In Kantinen wird viel mit Geschmacksverstärkern, Süßungsmitteln, fetten Soßenbindern, Aromen und Konservierungsstoffen gearbeitet. Soßen, Eintöpfe und Beilagen sind zucker- und fetthaltiger als du denkst.

Selbst wenn ein vermeintlich mageres Stück Hühnchen oder Seelachs in der Kantine zubereitet wird, wird es mit sehr viel Fett angebraten – oft mit billigem Pflanzenfett, welches über die Kochfläche geschüttet wird, weil es schnell gehen muss. Alles wird hektisch und schnell zubereitet – das Gegenteil von einem Sternerestaurant oder die Küche zu Hause. In Soßen und Dressings ist viel Zucker, was deine günstige Kalorienbilanz zunichtemacht. Das Beste wäre, du gehst gar nicht in die Kantine und bereitest dein Essen zu Hause selbst vor und nimmst es mit. Wenn du das nicht willst oder kannst, dann sind die folgenden Tipps vielleicht hilfreich für dich.

Was du essen kannst, wenn du in die Kantine gehst:

Lass die Komponenten auf dem Teller anders gewichten. In der Regel gibt es die drei Komponenten Fleisch bzw. Fisch, Kohlenhydrate (Kartoffeln, Reis, Pommes Frites, Nudeln) und irgendeine Form von Gemüse. Erster Tipp: Das Gemüse sollte der größte Berg auf deinem Teller sein.

Zweiter Tipp: Lass die Soße weg bzw. lass dir nur ein bisschen Soße an den Tellerrand geben, damit du sie selbst dosieren kannst. Nicht selten sieht man die nette Kantinenfrau mit einer großen Kelle, wie sie das Essen wie ein Tsunami mit der Soße überschwemmt. Flatsch! Das gilt es zu vermeiden. Denn allein ein Esslöffel Soße hat ca. 100 kcal. Du kannst dir vorstellen, dass auf dem Teller nicht nur ein Esslöffel landet. Lass die Soße lieber weg oder gehe sehr sparsam damit um, damit du viele schlechte Kalorien sparst.

Meide außerdem Paniertes und Frittiertes wegen der Transfette. Dazu zählen Pommes, Kroketten, panierte Schnitzel, Frühlingsrollen usw. – also alle Dinge, die eine Knusperhülle haben. Auch Hackbällchen werden in Kantinen leider frittiert statt gebraten.

Trinke, bevor du in die Kantine gehst, ein großes Glas Wasser. Damit hast du schon etwas im Magen, sodass du Heißhungerattacken oder übersteigerten Appetit in der Kantine vermeidest.

Iss dich an Salat und Gemüse satt. Toll ist es, wenn deine Kantine oder Uni-Mensa eine Salattheke hat. Sei mit dem Dressing sparsam. Am besten du nimmst einen Schuss Olivenöl und Essig statt Salatdressing.

Wenn du auf eine Nachspeise bestehst, iss lieber ein Stück Obst oder trinke einen Espresso/Cappuccino anstelle von Milchreis, Pudding, Götterspeise und Kuchen.

Mahlzeiten vorbereiten & Vorkochen

Vorkochen bzw. Mahlzeiten vorbereiten (engl. „Meal prep“) ist das i-Tüpfelchen für deine gesunde Ernährung im Alltag. Es bedeutet, dass du absolute Kontrolle über deine Ernährung behältst. Nur wenn du dein Essen selbst zubereitest, weißt du, was du auf deinem Teller hast, wie viel davon und wie es zubereitet wurde. Denn der einzige Mensch, dem du zu 100 % vertrauen kannst, bist du selbst. Nicht dein eigenes Essen zu essen, ist immer ein Kompromiss.

Dein Ziel erreichst du, was auch immer es ist, mit dem Vorkochen schneller, genauer und ohne Umwege. Wenn du beispielsweise abnehmen möchtest, achtest du vermutlich auf eine zuckerarme, magere und fettarme Kost. Im Restaurant bestellst du deshalb guten Gewissens einen grünen Salat mit Hähnchenbruststreifen. Was du in dem Moment nicht weißt: Die Hähnchenbrust wurde vielleicht extrem fettig angebraten und der Salat in viel zucker- und fetthaltigem Dressing ertränkt und liefert dadurch schon 700-800 kcal. Du kannst nur hoffen, dass das nicht immer so der Fall ist. Wenn du stattdessen den Salat selbst zubereitet hättest, wüsstest du, wie viel und welches Öl du zum Anbraten der Hähnchenbrust und welches Dressing du nimmst. Wenn überhaupt Dressing …

Je ehrgeiziger dein Ziel und je präziser du es umsetzen willst, desto wichtiger wird das Vorkochen für dich. Die Kontrolle über deine Ernährung zu behalten, ist maßgeblich für dein Ziel entscheidend. Egal, ob bei Fettreduktion und/oder Muskelaufbau. Du musst wissen, was du tust, wenn du konkrete Ziele erreichen willst. Bring Struktur in deine Ernährung! Vorkochen bedeutet auch, dass du zu jeder Zeit, bei jeder Gelegenheit dein Essen „griffbereit" hast. Schau am Wochenende in deinen Terminkalender für die kommende Woche. Egal wie stressig deine Woche sein wird, wie beschäftigt du bist, du kannst immer dein perfektes Essen am Start haben, dadurch, dass du vorgekocht hast.

3 Empfehlungen fürs Vorkochen:

1. Beschränke dich auf wenige Zutaten! Du sparst damit Zeit und Aufwand. Statt bei einer Gemüsepfanne mit Reis fünf verschiedene Gemüsesorten zu braten, beschränke dich auf 1-2.

2. Kombiniere einfache Lebensmittel! Eine super Kombination ist Gemüse mit einer guten Eiweißquelle, z. B. Gemüse (gerne auch Tiefkühlgemüse) mit körnigem Frischkäse, Linsen, Tofu, Erbsen, Fisch oder Fleisch. Dazu etwas Fett (Oliven-, Lein- oder Kokosöl) und eine Sättigungsbeilage (Vollkornreis, Kartoffeln, Süßkartoffeln, Linsen oder Vollkornbrot).

3. Koche größere Mengen vor! Was du nicht mitnimmst, kannst du in einer Plastikbox im Kühlschrank aufbewahren und in den nächsten Tagen essen.

Eine Tüte Vollkornreis kannst du wunderbar für mehrere Tage in einem großen Topf vorkochen. Den Reis kombinierst du dann an einem Tag mit Gemüse, an einem anderen Tag mit Hühnchen, am nächsten Tag mit Ei, Thunfisch oder Bohnen. Gewürze bringen ebenfalls Abwechslung in dein Essen. Zwei Zutaten reichen oft schon aus! Hier sind ein paar Beispiele:

Mahlzeiten mit nur 2 Zutaten

- Reis mit Mischgemüse (TK-Gemüse)
- Kartoffeln mit Quark
- Steak mit Süßkartoffel(stampf)
- Grüne Bohnen mit Thunfisch
- Ei mit Putenstreifen
- Vollkornbrot mit Avocadocreme
- Skyr-Joghurt mit Beeren
- Quark mit Studentenfutter

Wenn du vorgekocht bzw. deine Mahlzeiten für unterwegs vorbereitet hast, hast du immer etwas zu essen parat, egal wie dein Alltag aussieht. Trotz des „Aufwands“ des Zubereitens im Vorhinein sparst du im Berufsalltag im Endeffekt Zeit. Du musst mittags nirgendwo zum Essen hingehen, geschweige denn irgendwo unter Zeitdruck essen. Außerdem sparst du das Geld für die Kantine oder das Restaurant. Abgesehen davon musst du dir auf der Arbeit keine Gedanken mehr machen, was und wo du isst. Denn du bist routiniert. Dein eigenes Essen schmeckt auch besser – denn schließlich bist du dein eigener Chefkoch – und es macht auch nicht so müde, wie das Essen, was du in der Kantine oder unterwegs am Bahnhof bekommst.

Transport, Behälter, Kühlung & Aufwärmen

Ich empfehle dir, immer eine Gabel und einen Löffel in der Tasche dabei zu haben. So bist du nicht von äußeren Begebenheiten abhängig, z. B. Besteck auf der Arbeit. Für Flugreisen nimmst du am besten Plastikbesteck mit, damit du durch die Sicherheitskontrolle kommst. Im Internet gibt es für unter 20 Euro sogenannte *Meal Prep Container Sets* zu kaufen. Das sind auslaufsichere Plastikboxen mit mehreren Fächern, die sowohl im Kühlschrank gekühlt als auch in der Mikrowelle erhitzt werden können. Diese eignen sich sehr gut zum Aufbewahren und für den Transport des vorgekochten Essens. Handelsübliche Tupperboxen tun es natürlich auch. Es gibt auch spezielle Behälter für Salate oder sogar Müsli-Becher „to go“. Letztere haben ein Extrafach für die Flüssigkeit sowie ein Kühlelement. Bei gewöhnlichen Plastikboxen bzw. Frischhaltedosen solltest du in jedem Fall darauf achten, dass sie nicht auslaufen können. Der Deckel sollte einen Klickverschluss und am Rand eine Gummierung haben.

Unterwegs ist es natürlich schwierig, dein Essen zu kühlen. In verschließbaren Plastikboxen ist es aber auch okay, dein Essen ungekühlt für einen halben Tag aufzubewahren, ohne dass es gleich schlecht wird. Bestimmte Komponenten, die du separat mitnimmst, kannst du auch später hinzufügen, z. B. ein Dressing, eine Soße oder eine Dose Thunfisch. So bleibt dein Essen frisch und wird nicht matschig.

Im Idealfall hast du die Möglichkeit, dein Essen auf der Arbeit aufzuwärmen. Gibt es keine Mikrowelle vor Ort, überlege, was du auch kalt gerne isst. Avocadocreme, Salat, rohes Gemüse, Eier, Obst, Kartoffeln, Vollkornbrot … Alternativ kannst du eine halbe Mahlzeit mit zur Arbeit nehmen und eine warme Komponente in der Kantine dazukaufen. Wenn auch das keine Option ist, versuche dich mit Snacks auf der Arbeit über

Wasser zu halten und dann gemütlich zu Hause warm zu essen. Sich sein Essen selbst vorzubereiten, bedeutet übrigens nicht, dass du gut kochen können musst. Reis oder Kartoffeln kochen kann jeder. Tiefgekühltes Gemüse in einem Topf erhitzen auch. Selbst wenn du nur ein Stück Obst oder ein geschmiertes Käsebrot mit zur Arbeit nimmst, hast du dir schon Gedanken gemacht und gehörst zu den „Essensvorbereitern".

Trinken im Alltag

Viele Menschen haben das Problem, nicht genug zu trinken. Damit du nicht auch dazugehörst, bekommst du im Folgenden ein paar wertvolle Tipps. Trinke direkt nach dem Aufstehen ein großes Glas stilles Wasser. Es kann gerne auch warmes Wasser sein. Dein Körper braucht das, nachdem er mehrere Stunden über Nacht nicht mit Flüssigkeit versorgt wurde. Es regt auch deinen Stoffwechsel an. Egal wo du bist, solltest du immer eine Wasserflasche dabeihaben. Verlasse deshalb nie das Haus ohne Wasser. Zur Erinnerung kannst du dir auch einen Haftnotizzettel innen an die Wohnungstür kleben auf dem steht: „Hast du dein Wasser dabei?" Wenn du dann an deinem Arbeitsplatz bist, stelle das Wasser so hin, dass du es siehst – das heißt auf den Schreibtisch. Wenn du mit dem Auto unterwegs bist, stelle es in den Trinkbehälter der Mittelkonsole. Du kennst den Spruch: „Aus den Augen, aus dem Sinn". Wenn du dein Wasser siehst, dann greifst du automatisch zu. Es gibt fürs Smartphone auch Trink-Apps, die dich regelmäßig daran erinnern, etwas zu trinken. Du bekommst dann eine Push-Benachrichtigung, je nachdem, welches Trinkintervall du eingestellt hast. Wasser ohne Kohlensäure ist übrigens besser als Sprudelwasser. Denn du trinkst erfahrungsgemäß mehr, wenn das Wasser still ist. Trinke außerdem möglichst aus einem Glas. Auch dann trinkst du mehr als aus einer Flasche. Gewöhne dir an, vor dem Essen ein volles Glas zu trinken. Dann ist dein Magen schon ein bisschen gefüllt, wodurch du deinen Heißhunger stillst und insgesamt etwas weniger isst.

Wichtigste Regel bei Getränken: keine Kalorien trinken! Dies ist der einfachste Weg, deine Ernährung zu verbessern. Du sparst Kalorien, wenn du Softdrinks, Fruchtsäfte, Sportgetränke und Alkohol durch Wasser oder ungesüßten Tee ersetzt. Wusstest du, dass in einem Liter Cola 36 Stück Würfelzucker enthalten sind? Mach auch einen weiten Bogen um scheinbar gesunde „Vitaminwasser“, die ebenfalls erhebliche Mengen an Zucker und Kalorien enthalten. Koffein sollte dir nicht als tägliche Energiespritze dienen. Ein schwarzer Kaffee (ohne Zucker und Milch, aber dafür mit Kokosfett oder Butter) kann hingegen in Maßen getrunken werden, da er auch eine antioxidative Wirkung hat.

Wenn du kein Fan von purem Wasser bist, kannst du es geschmacklich „aufpimpen“. Gehörst du zu den Menschen, denen stilles Wasser zu langweilig ist oder denen es nicht schmeckt und du deshalb wenig davon trinkst? Mit kleinen Tricks kannst du stilles Wasser spannend machen: Du kannst zum Beispiel den Saft einer Limette ins Wasser tropfen, Minz-Blätter in die Flasche tun sowie frische Kräuter, Beeren oder anderes Obst. Wenn dir das zu aufwendig ist, spricht auch nichts gegen einen kleinen Schluck Fruchtsaft. Aber Vorsicht, nicht zu viel davon! Denn Fruchtsäfte enthalten viele Kalorien. Maximal ein Drittel Fruchtsaft im Wasser darf es sein.

[Trink-Tipps auf einem Blick]

» Trinke Wasser oder ungesüßten Kräutertee (verzichte auf zuckerhaltige Getränke).

» Bevorzuge stilles Wasser statt Sprudelwasser.

» Trinke direkt nach dem Aufstehen ein Glas Wasser.

» Hab immer eine Flasche Wasser unterwegs dabei.

» Positioniere am Arbeitsplatz dein Wasser so, dass du es siehst.

» Trinke vor dem Essen ein Glas Wasser.

» Nutze eine Trink-App als Erinnerungsfunktion.

4.3 Knackige Po-Rezepte

mit nur 3 Zutaten

Frühstücksideen

Isst du morgens lieber süß oder herzhaft? Nimmst du dir Zeit fürs Frühstück oder hast du es eilig? Oder kannst du morgens gar nichts essen? Es ist nicht schlimm, wenn du morgens nichts runterkriegst. Hör auf deinen Körper. Wenn du keinen Hunger hast, musst du nichts essen. Entscheidender als das Wann ist das Was deiner Ernährung. Nichtsdestotrotz ist es von Vorteil, wenn du morgens eine gute Grundlage für den Tag schaffst. Du musst nicht viel essen. Wichtiger als die Menge ist die Zusammensetzung deines Essens aus Kohlenhydraten, Fetten, Eiweißen, Vitaminen und Mineralstoffen. Alle Komponenten sind idealerweise enthalten, damit du Power hast und leistungsfähig durch den Tag gehen kannst. Du sollst fit, vital und voller Energie sein. Nahrungsmittel wie Obst, Gemüse und ballaststoffreiche Vollkornprodukte haben wenige Kalorien bei viel Volumen. Du bleibst länger satt und energiegeladen. Deshalb sind sie gut zum Frühstück geeignet. Im Folgenden findest du ein paar Frühstücksideen, die gesund, lecker und schnell zubereitet sind. Alle Mengenangaben beziehen sich auf ein Frühstück für eine Person.

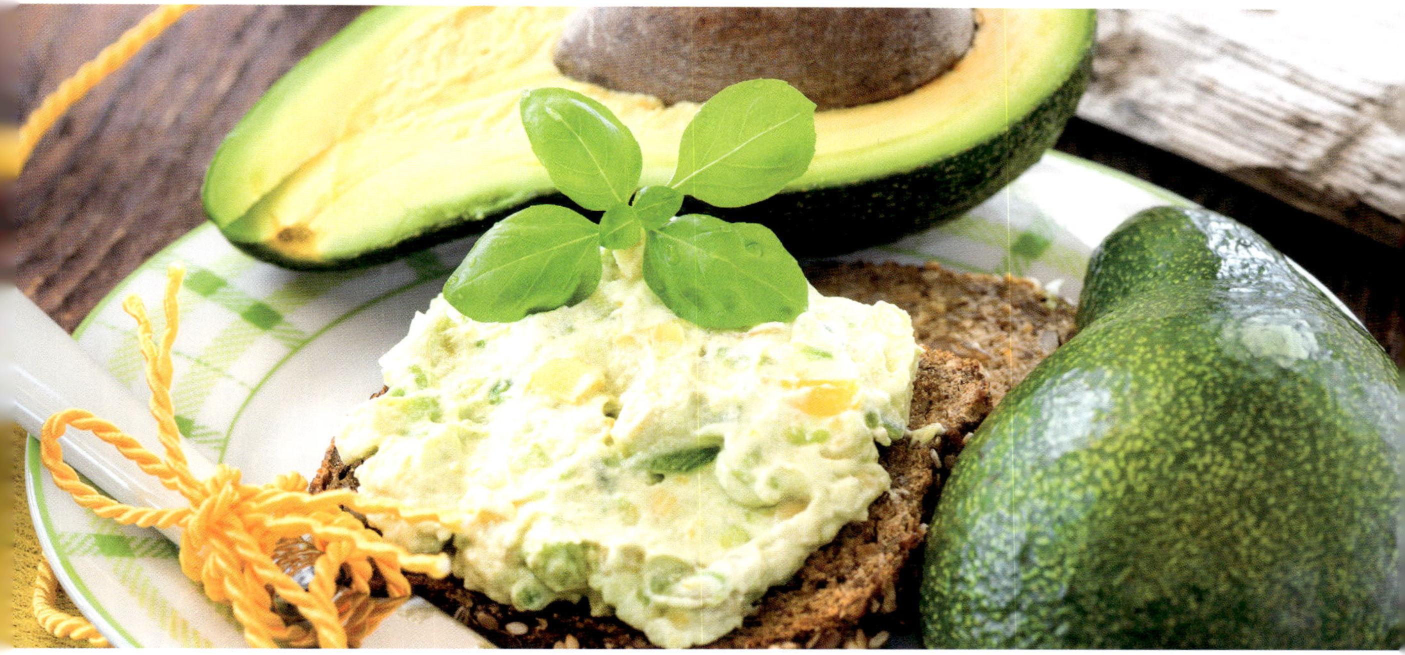

Avocado-Vollkornbrot

Zutaten:

» 2 Scheiben Vollkornbrot (Roggen oder Dinkel)
» ½ Avocado
» 1 Prise Salz & Pfeffer

Zubereitung:

Avocado halbieren, mit einem Esslöffel ausschälen und auf einem Teller mit einer Gabel zerquetschen. Mit Salz und Pfeffer würzen und verrühren. Die Creme aufs Brot schmieren und genießen. Die restliche Avocado-Creme mit ein paar Tropfen Zitrone für später im Kühlschrank lagern.

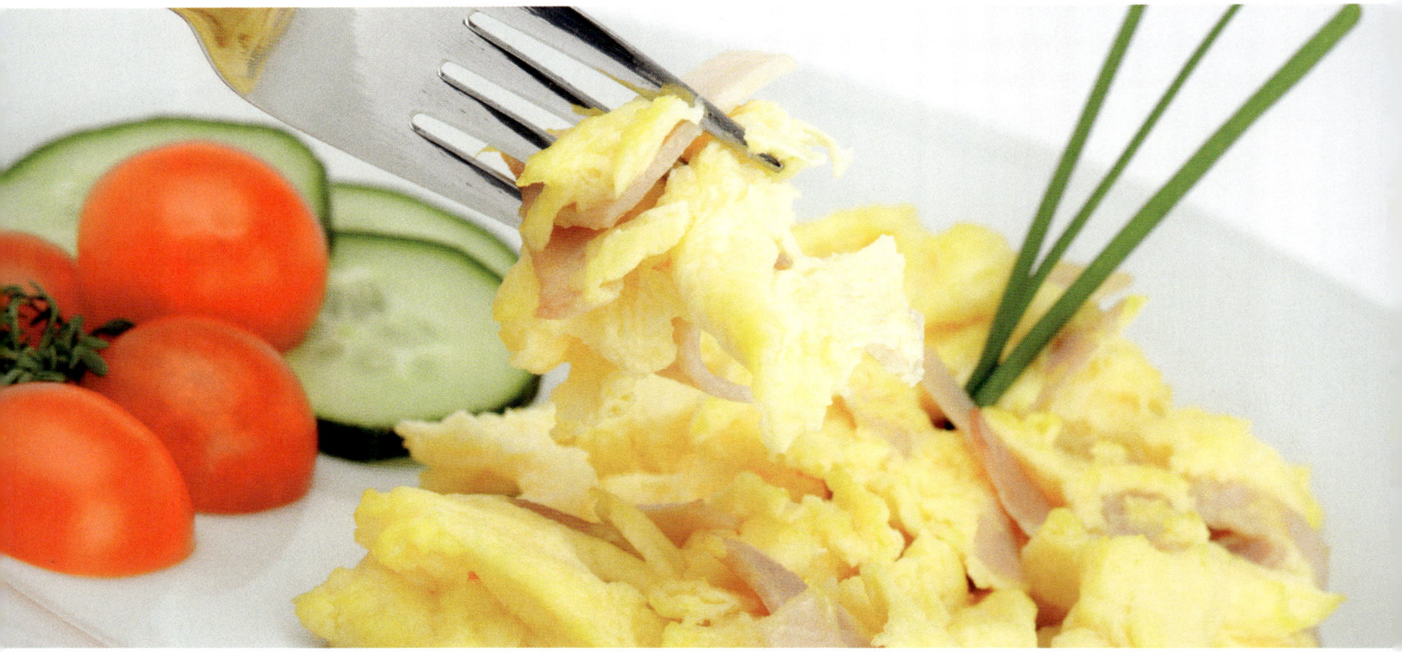

Salud-Rührei

Zutaten:

» 3 Eier
» 50 g Lachsschinken oder Putenbrust
» 100 g körniger Frischkäse und/oder Avocado

Zubereitung:

Den Lachsschinken bzw. die Putenbrust in kleine Stücke schneiden und in einer Pfanne anbraten. Drei Eier hinzugeben und verrühren bis das Ei stockt. Einen halben Becher körnigen Frischkäse oder alternativ eine halbe Avocado auf einen Teller geben. Eier daneben anrichten. Durch das würzige Fleisch ist es nicht notwendig, die Eier extra zu salzen.

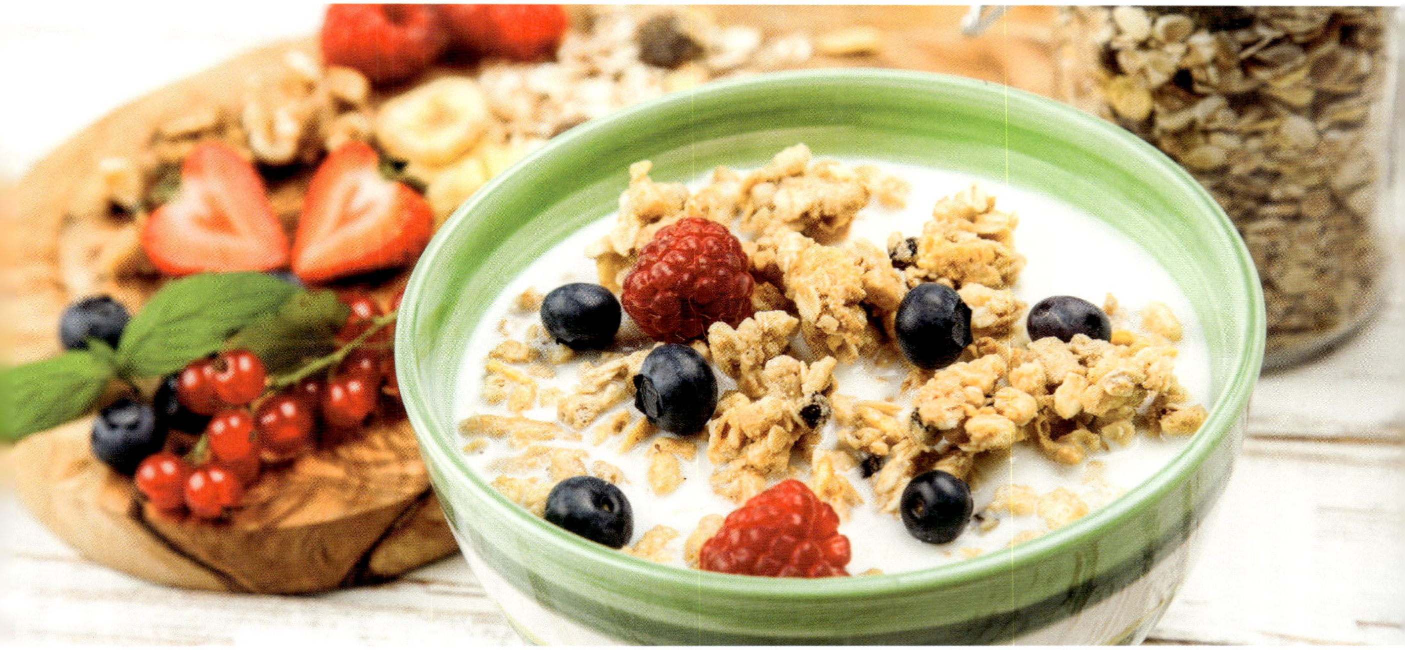

Beeren-Müsli

Zutaten:

» ½ Schale Müsli (unter 5 % Zucker)

» 50 g Beeren

» 100 ml Hafer-, Mandel- oder Sojamilch (alternativ Naturjoghurt oder Skyr)

Zubereitung:

Alles vermischen und genießen! Achte beim Kauf des Müslis auf den Zuckeranteil. Es sollte nicht mehr als 5 % enthalten sein. Ansonsten kannst du auch einfach nur Haferflocken nehmen. Bei den Beeren hast du die freie Wahl zwischen Erdbeeren, Himbeeren, Brombeeren, Johannisbeeren oder Blaubeeren – je nachdem, ob du es lieber süß oder sauer magst. Wenn diese tiefgekühlt sind, solltest du sie am Abend vorher auftauen. Anstelle von Milch eignet sich auch Naturjoghurt oder Skyr.

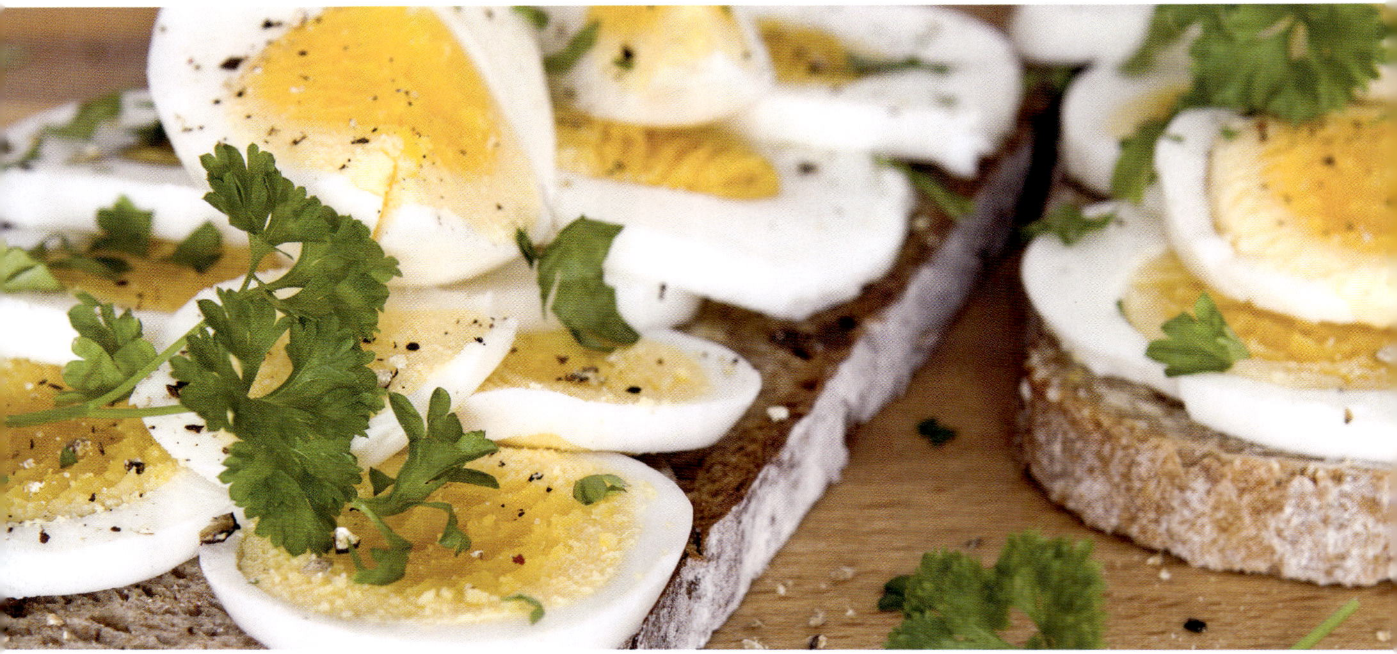

Tamago-Brot

Zutaten:

- 2 Scheiben Vollkornbrot (Roggen oder Dinkel)
- 1 hart gekochtes Ei
- 1 Prise Schnittlauch oder Salz

Zubereitung:

Das Ei mindestens 7 min kochen, mit kaltem Wasser abschrecken und in Scheiben schneiden. Mit einem Eierschneider geht das besonders gut. Beide Scheiben Brot mit etwas Butter beschmieren, das Ei darauf verteilen und mit etwas Schnittlauch oder Salz würzen.

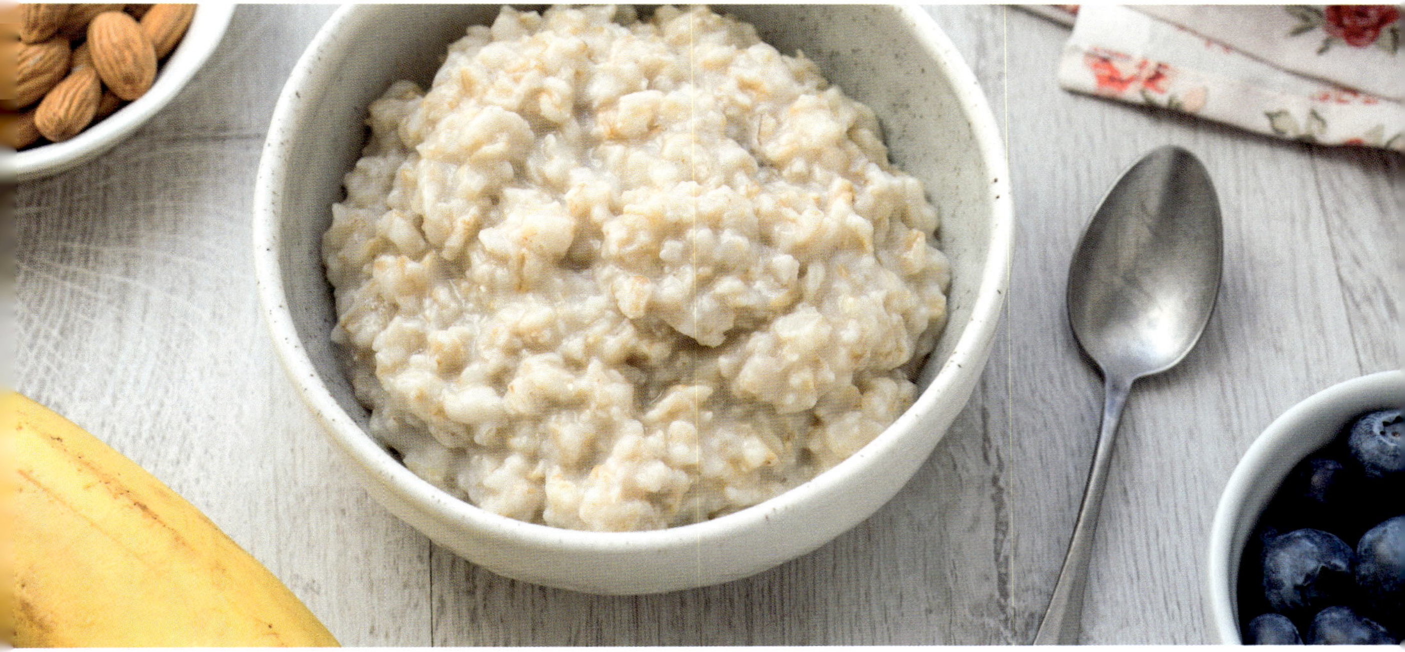

Haferbrei

Zutaten:

- 40 g Haferflocken
- 200 ml Wasser oder Milch
- 1 Prise Salz

Zubereitung:

Alle Zutaten unter Rühren zum Kochen bringen, 2-3 min köcheln lassen, bis eine cremige Konsistenz entsteht. Geschmacklich pimpen kannst du den Brei wahlweise mit etwas Zimt, Agavendicksaft oder Obst.

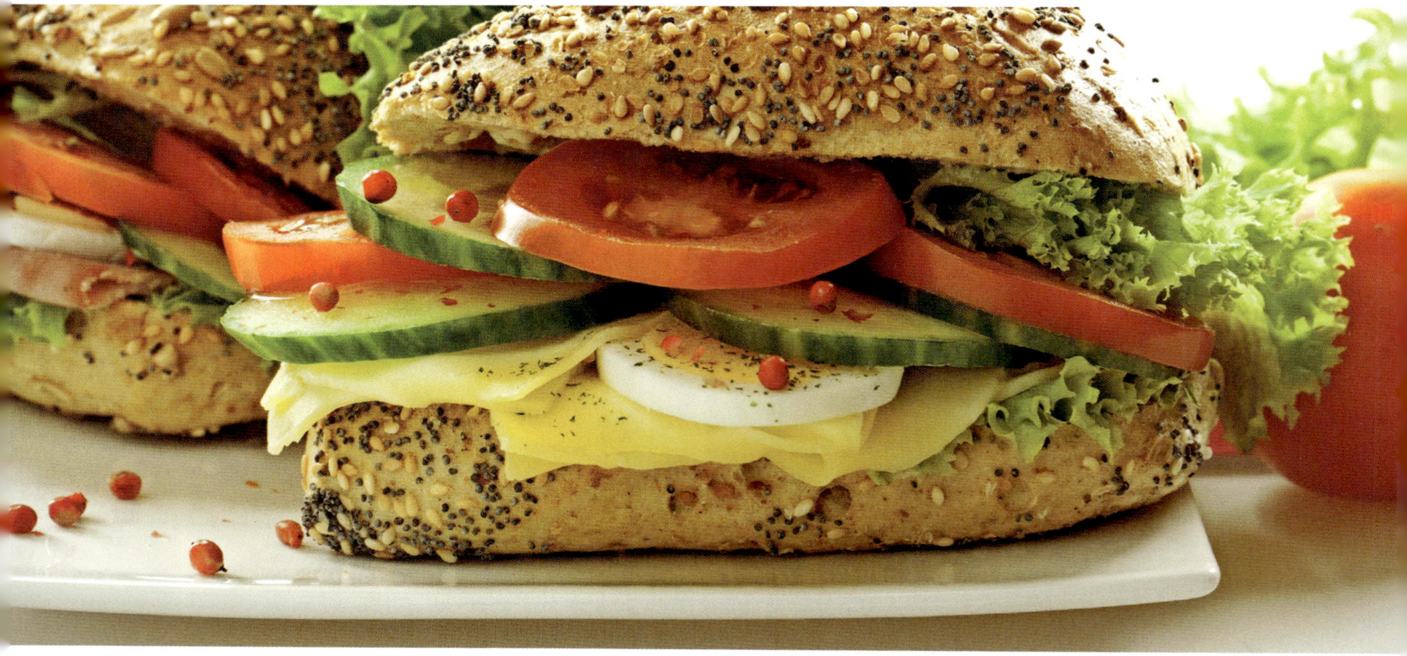

Frühstücksburger

Zutaten:

- 1 Vollkornbrötchen
- 1 Ei
- 1 Scheibe Kochschinken und/oder Käse (z. B. Cheddar)

Zubereitung:

Die Scheibe Kochschinken in einer Pfanne von beiden Seiten kurz anbraten bis sie sich leicht wellt und auf einen Teller beiseitestellen. In derselben Pfanne das Ei in einer runden Eiform aufschlagen, das Eigelb aufstechen und braten. Das Ei mit einem Messer vom Ring lösen, den Ring abnehmen, das Ei in der Pfanne wenden und noch eine Minute fertiggaren. Das Brötchen aufschneiden. Auf die untere Hälfte erst den Käse, dann den Schinken und oben das Ei drauflegen. Mit der Brötchenoberseite das Ganze abdecken.

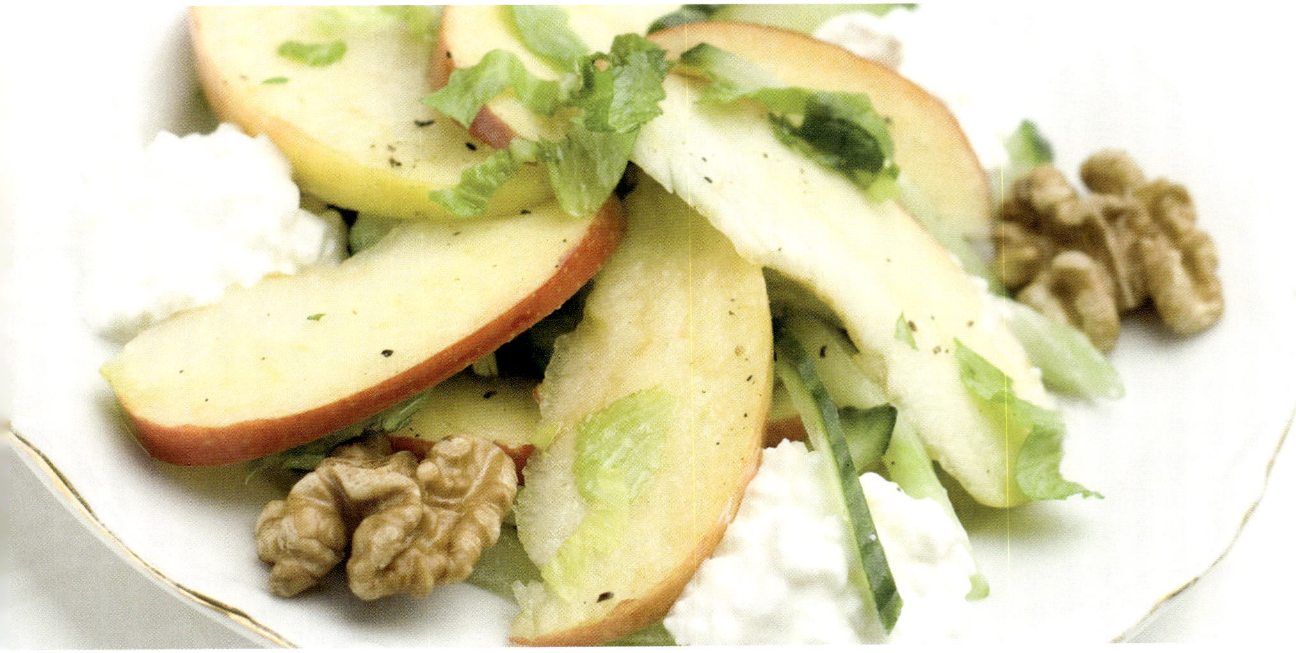

AFW-Snack

Zutaten:

- ½ Apfel
- 1 Becher körniger Frischkäse
- 3 Walnüsse

Zubereitung:

Den Apfel waschen, halbieren, entkernen und in mundgerechte Stückchen schneiden. Sechs halbe Walnüsse aus einer Fertignussmischung nehmen und diese wiederum halbieren (geviertelte Walnüsse). Äpfel- und Walnussstücke mit dem Frischkäse vermengen.

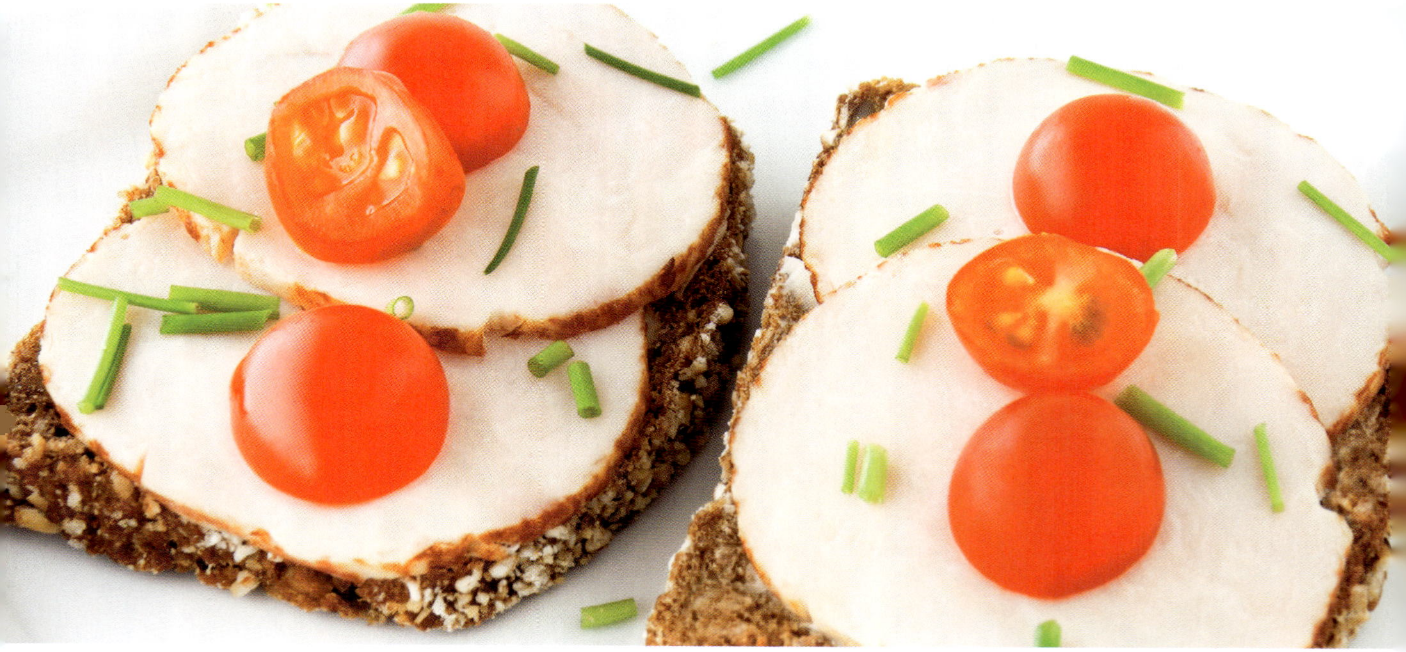

Vollkornbrot con Carne

Zutaten:

- 2 Scheiben Vollkornbrot (Roggen oder Dinkel)
- 2 Scheiben Putenbrust oder Kochschinken
- 2 Messerspitzen Butter

Zubereitung:

Das Vollkornbrot mit einer dünnen Schicht Butter beschmieren und den Aufschnitt drauflegen. Als vegetarische Variante („sin Carne“) mit Schnittkäse oder körnigem Frischkäse belegen.

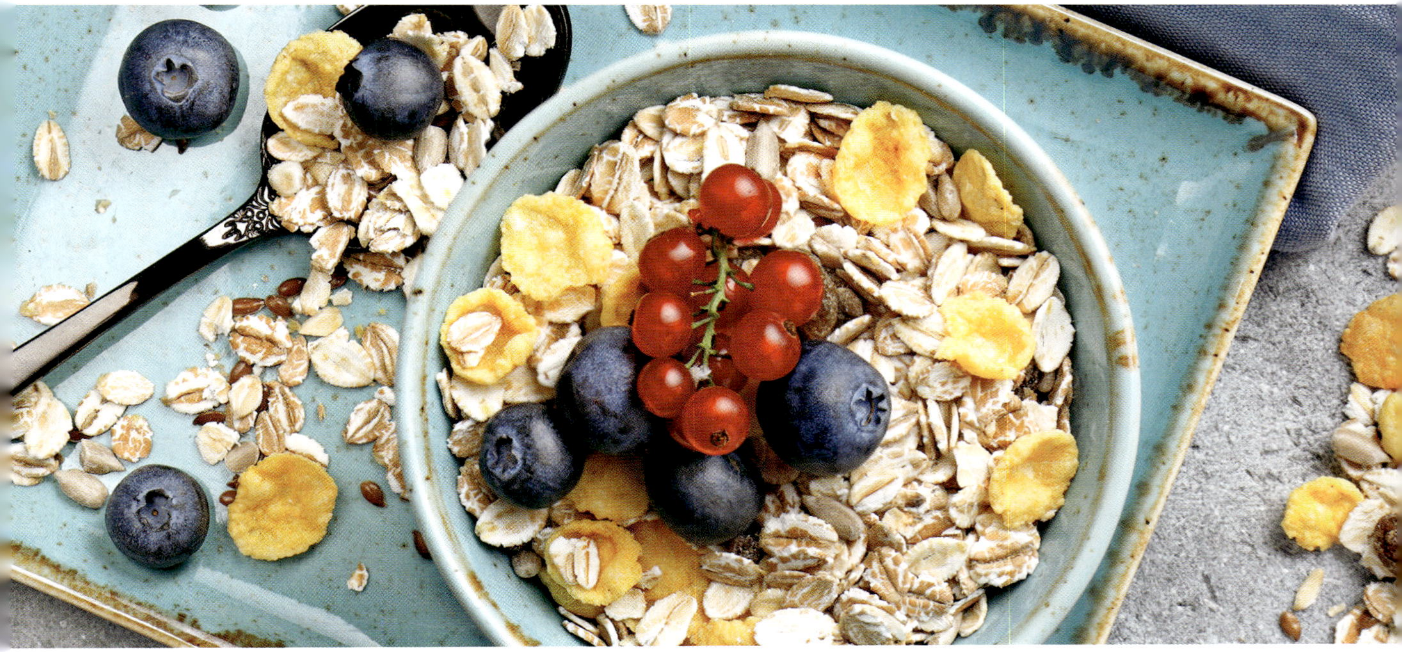

Haferflocken mit Früchten und Extra-Protein

Zutaten:

- 40 g Haferflocken
- 2 EL Obst
- 1 EL Molkeproteinpulver (Whey)

Zubereitung:

Die Haferflocken in eine Schale geben und mit kochendem Wasser oder warmer Milch übergießen. 1, 2 min ziehen lassen. Eiweißpulver (z. B. mit Vanillegeschmack) untermischen. Obst hineinschneiden. Als zusätzliche gesunde Fettquelle kannst du noch ein paar geschrotete Leinsamen oder Chiasamen drüberstreuen.

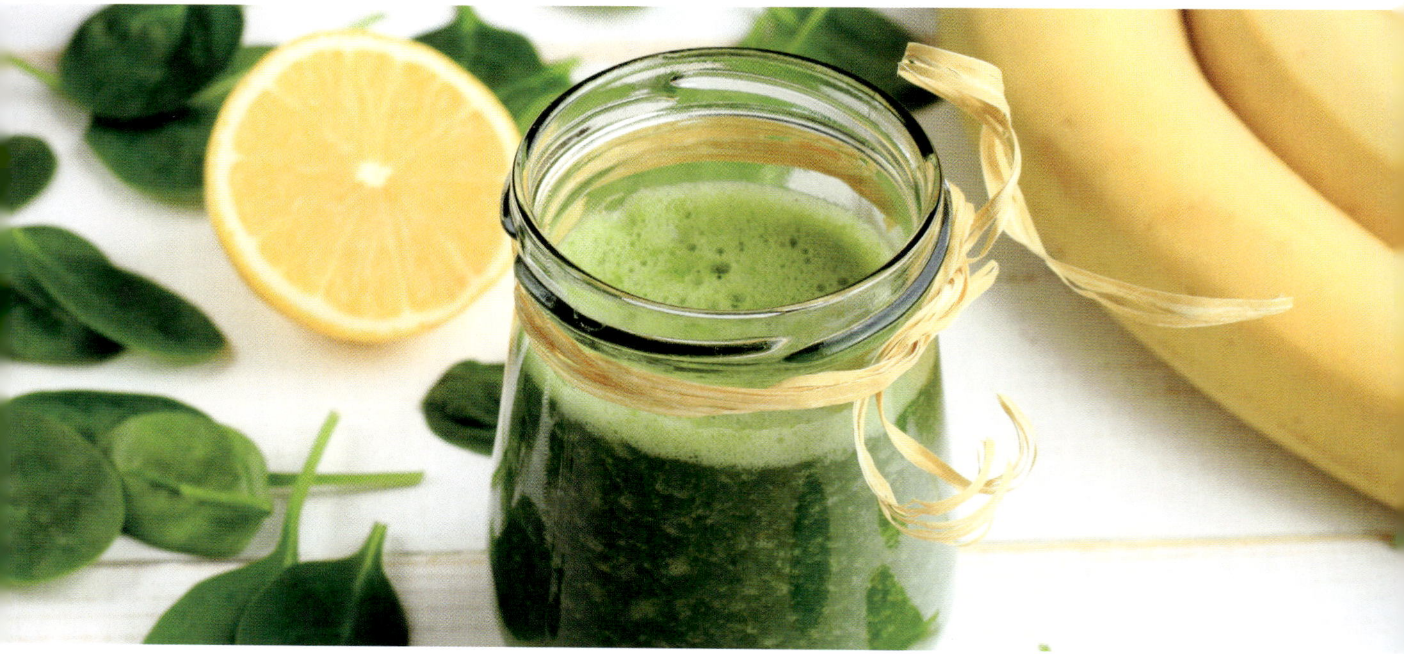

Grüner Smoothie

Zutaten:

- 100 g Blattspinat
- 1 Banane
- ½ Mango

Zubereitung:

Alle Zutaten in einen Standmixer geben, ½ l Wasser hinzuschütten und 1½ min auf höchster Stufe mixen. Beim Obst kannst du frei nach Schnauze variieren. Anstelle des Blattspinats eignen sich auch Feldsalat, Rucola, Grünkohl oder Kohlrabiblätter – je grüner desto besser. Ergänzend kannst du auch Chiasamen oder geschrotete Leinsamen hinzufügen.

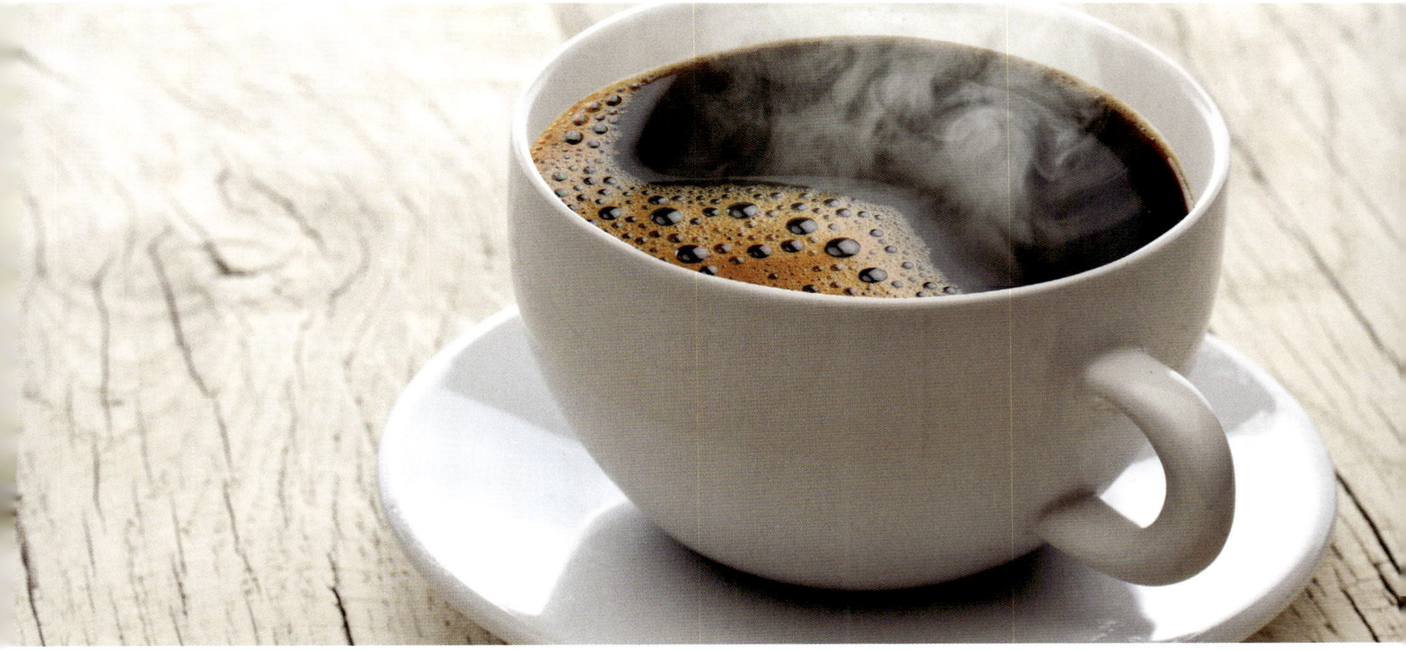

Kugelsicherer Kaffee (für Nicht-Frühstücker)

Zutaten:

- 1 Tasse schwarzer Kaffee
- 1 TL Kokosfett/-öl oder Butter

Zubereitung:

Das Kokosfett bzw. die Butter (oder beides) im heißen Kaffee verrühren bis es komplett aufgelöst ist. Dieser Kaffee ist ideal, wenn du wenig Zeit hast oder nicht so gerne frühstückst. Das Fett hält dich einige Stunden satt, sodass du erst zur Mittagszeit wieder Hunger hast. Der Kaffee kann dich auch beim Abnehmen unterstützen, sollte aber keine Dauerlösung sein.

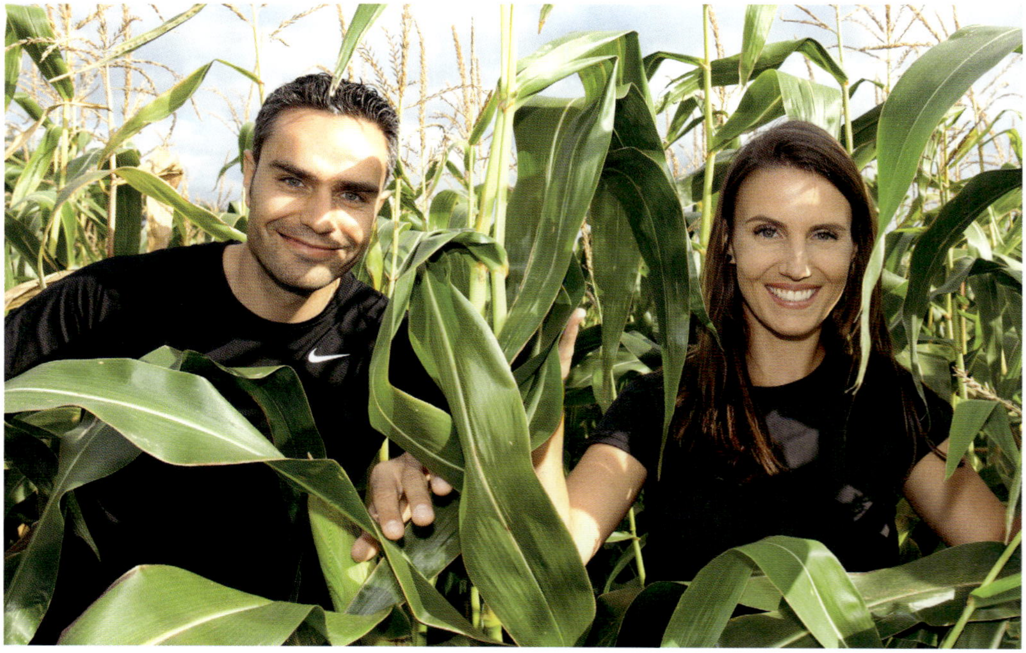

HAUPTMAHLZEITEN ZUM MITTAG ODER ABEND

Erwarte jetzt keine Weltneuheiten. Alle Rezepte gibt es schon irgendwo. Wichtiger als deren Finesse mit exquisiten Geschmacksnoten ist deren Praktikabilität im Alltag. Deshalb findest du hier Klassiker mit bekannten Grundnahrungsmitteln, die du auch als untalentierter Hobby-Koch ganz einfach, schnell und ohne außergewöhnliche Zutaten zubereiten kannst. Du sparst Zeit und Aufwand und ernährst dich trotzdem gesund. Genau richtig auf dem Weg zum Knackarsch. Auch bei den folgenden Rezepten sind alle Mengenangaben für eine Person gedacht. Ich habe die Gerichte in vegetarisch, Fisch/Meeresfrüchte und Fleisch/Geflügel unterteilt.

a) Vegetarisch

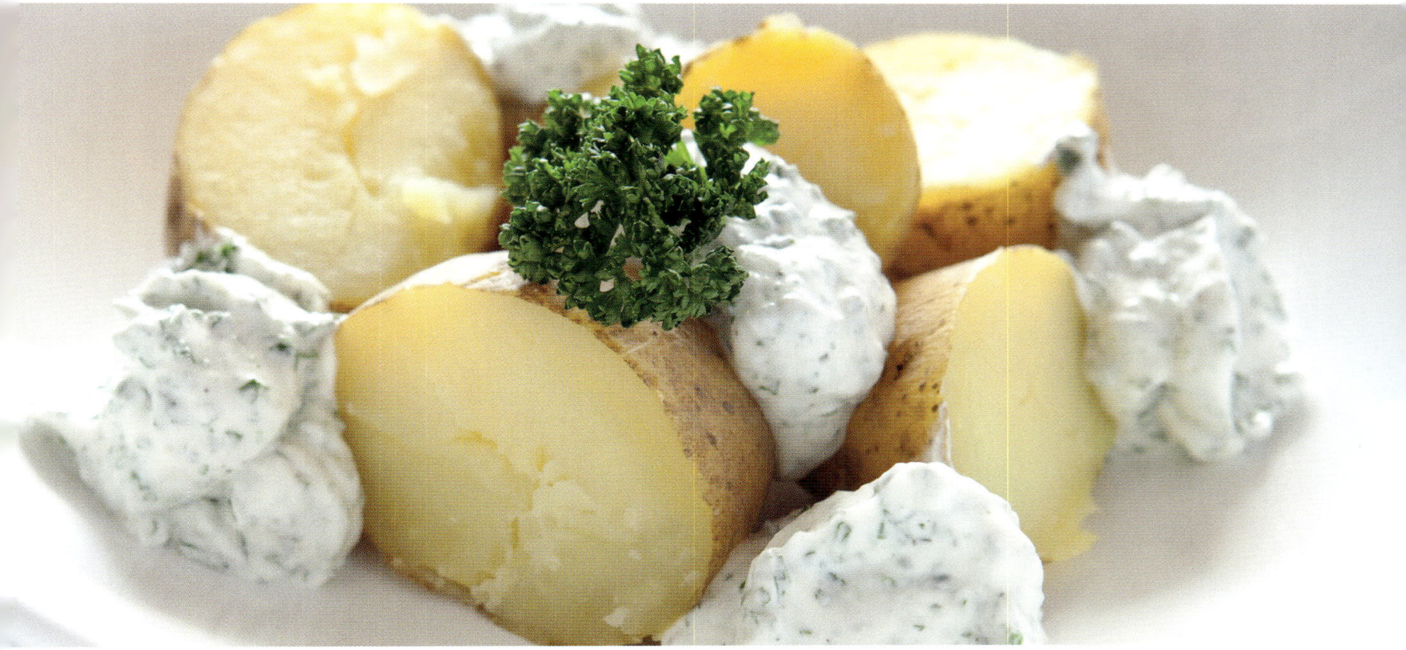

Pellkartoffeln mit Quark und Leinöl

Zutaten:

- 4 Kartoffeln
- 1 Becher Quark
- Leinöl

Zubereitung:

½ l Wasser im Wasserkocher zum Kochen bringen. Währenddessen die Kartoffeln waschen und in einen Topf mit etwas Salz geben. Kochendes Wasser hinzuschütten und auf dem Herd weiterköcheln lassen. Den Quark in eine Schüssel geben und mit Kräutern würzen. Alternativ eignet sich auch fertiger Kräuter- oder Frühlingsquark. Den Quark und etwas Leinöl auf einen Teller geben und zusammen mit den Kartoffeln (mit oder ohne Schale) genießen.

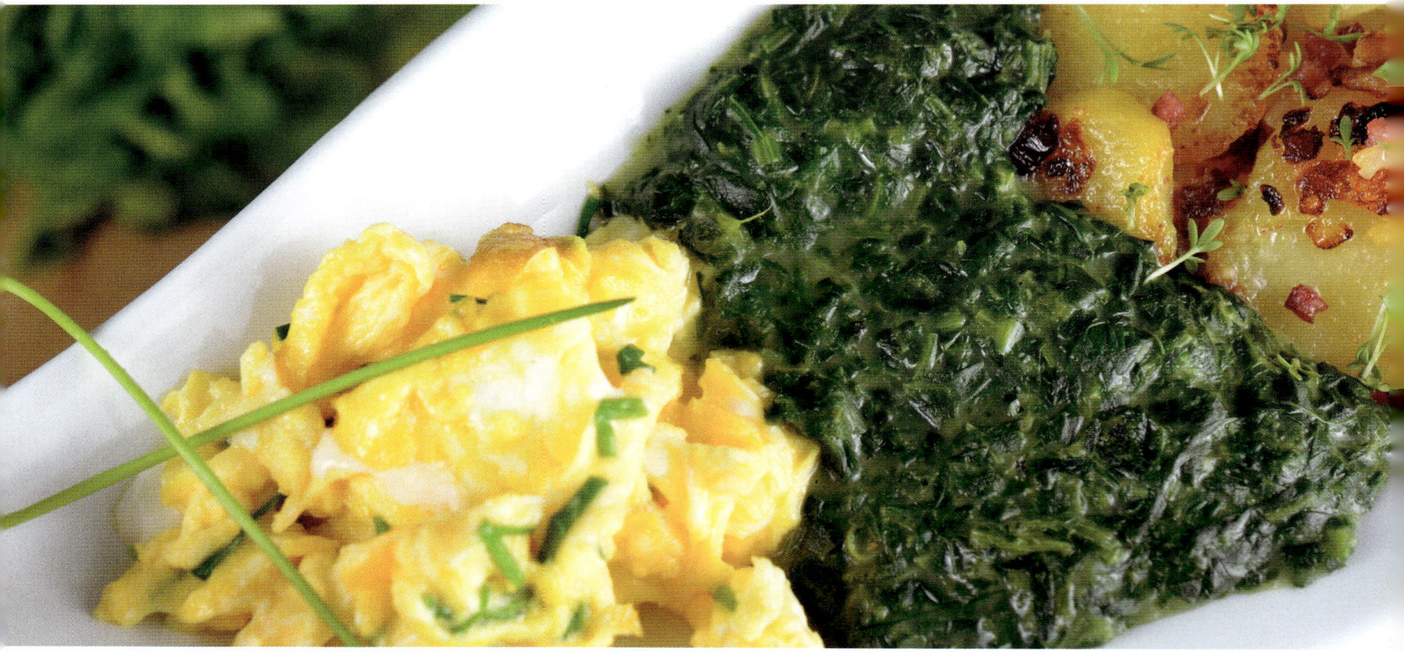

Rührei mit Spinat und Salzkartoffeln

Zutaten:

- 3 Eier
- 200 g Rahmspinat
- 4 Kartoffeln

Zubereitung:

½ l Wasser im Wasserkocher zum Kochen bringen. Währenddessen die Kartoffeln schälen und in einen Topf mit etwas Salz geben. Kochendes Wasser hinzuschütten und auf dem Herd weiterköcheln lassen. Den Rahmspinat unaufgetaut in einen Topf geben. Den Spinat zugedeckt bei mittlerer Hitze zum Kochen bringen und für 2 min weiter köcheln lassen. Dabei mehrmals umrühren. Die Eier in eine gefettete Pfanne aufschlagen und rühren bis sie stocken. Den Spinat, die Rühreier und die Kartoffeln nebeneinander auf einem Teller anrichten. Bei Bedarf mit etwas Salz würzen.

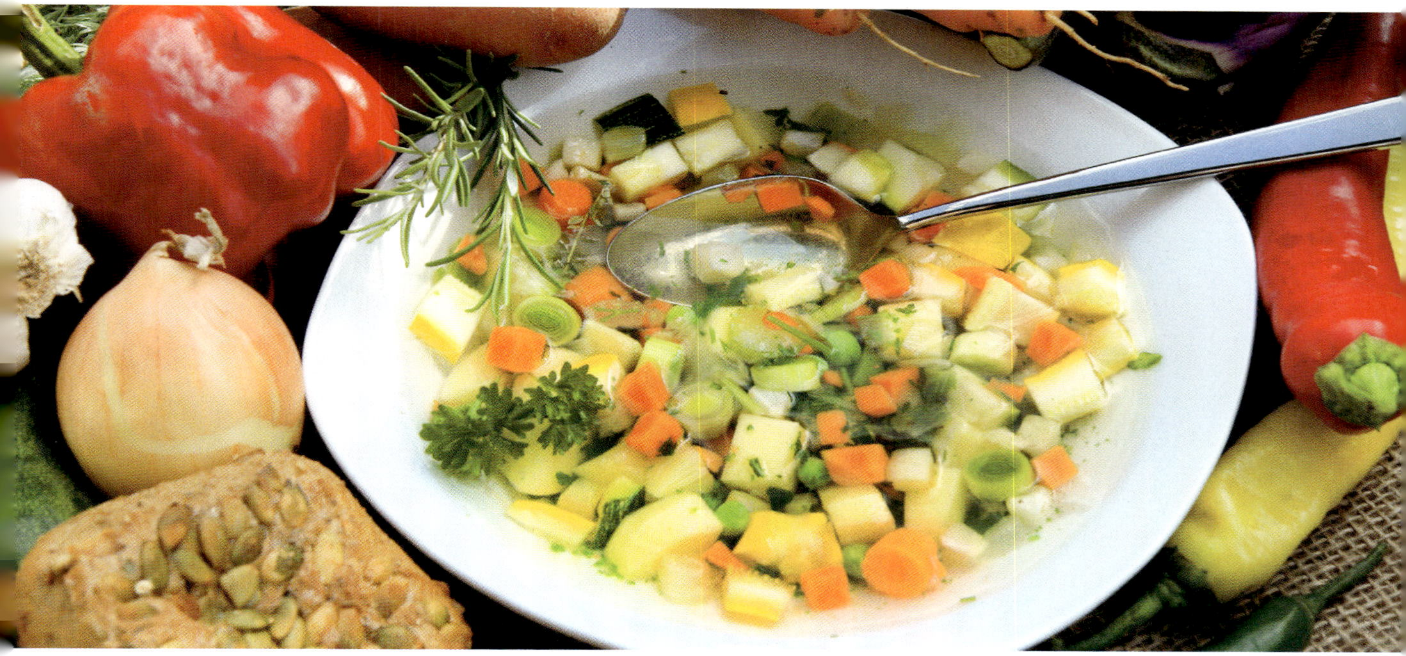

Gemüseeintopf

Zutaten:

- 1 Packung/Tüte TK-Suppengemüse
- 2 EL Gemüsebrühe
- 1 EL TK-Kräuter

Zubereitung:

1½ l Wasser im Wasserkocher kochen. Suppengemüse in einen großen Topf geben. Gemüsebrühe nach Mengenanweisung auf der Packung auf das Gemüse streuen. Kochendes Wasser hinzugeben und die Suppe ein paar Minuten köcheln lassen bis das Gemüse gar ist. Am Ende bei Bedarf mit frischen oder tiefgekühlten Kräutern verfeinern.

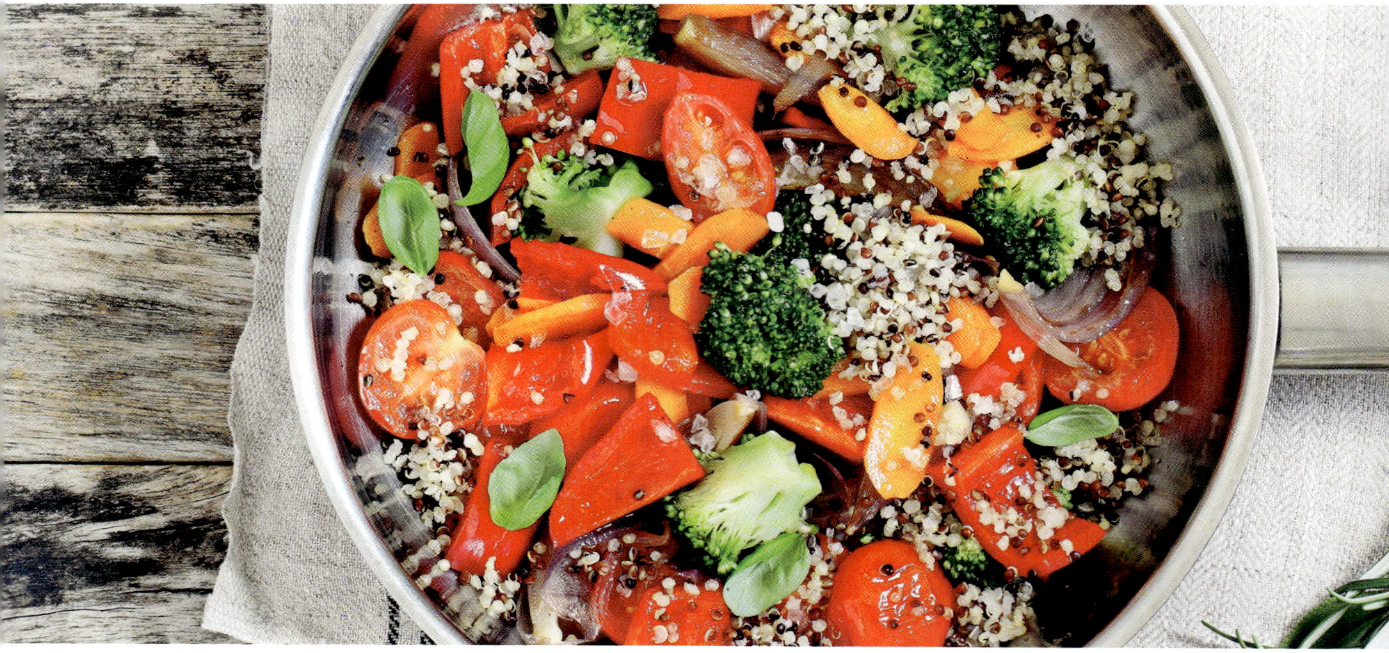

Gemüsepfanne

Zutaten:

- 3 Stück Gemüse nach Wahl: z. B. 1 Zucchini, 1 rote Paprika und 1 Aubergine
- 100 g Quinoa
- 1 Klecks Naturjoghurt

Grundsätzlich darf alles in die Gemüsepfanne, was schmeckt. Die große Vielfalt an frischem, tiefgefrorenem oder auch konserviertem Gemüse bietet unendlich viele Kombinationsmöglichkeiten. Gerade außerhalb der jeweiligen Saison ist tiefgefrorenes Gemüse die bessere Wahl, da es in der Regel mehr Vitamine enthält als das weitgereiste Importgemüse. Außerdem ist Tiefkühlgemüse, wie z. B. Erbsen, Kohlrabi, Möhren, Pilze oder Lauch, meist schon fix und fertig vorbereitet und kann sofort in die Pfanne gegeben werden, was eiligen Köchen einen kleinen Zeitvorteil verschafft.

Zubereitung:

200 ml Wasser im Wasserkocher zum Kochen bringen. Die Quinoa-Körner in einem dünnmaschigen Sieb mit kaltem Wasser kurz abspülen (wegen Bitterstoffen in der Schale), abtropfen lassen und in einen kleinen Topf geben. 1 TL Gemüsebrühe hinzugeben. Das kochende Wasser drüberschütten und ca. 15 min auf dem Herd bei geringer Hitze köcheln lassen bis die Quinoa weiß und fluffig ist. Das Gemüse mit warmen Wasser abwaschen, in mundgerechte Stücke schneiden und in einer Pfanne mit Kokosfett anbraten. 3 EL Wasser hinzugeben und das Gemüse bei reduzierter Hitze garen (ideal mit Deckel). Die fertige Quinoa unter das Gemüse mischen und nach Belieben würzen. Die Gemüsepfanne zusammen mit einem Klecks Naturjoghurt genießen.

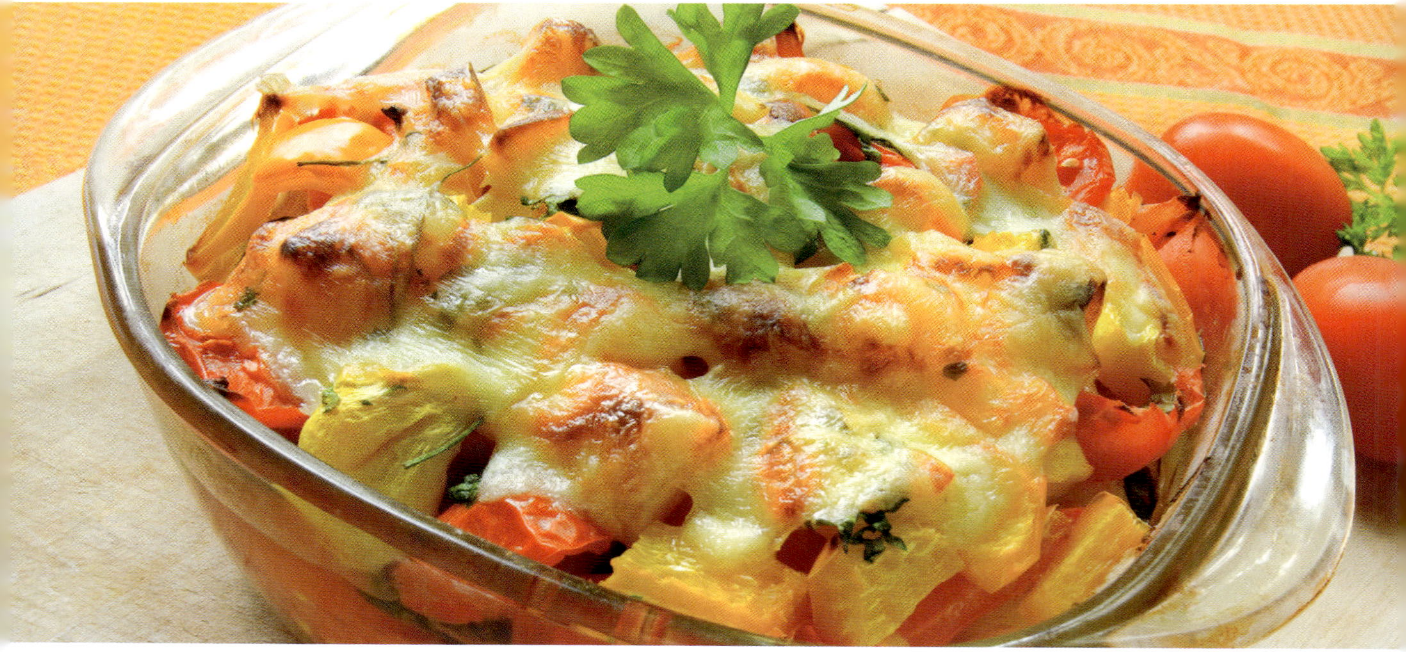

Gemüseauflauf

Zutaten:

- 3 Stück Gemüse nach Wahl (z. B. Restgemüse aus dem Kühlschrank)
- ½ Tüte geriebener Gratin-Käse
- 1 EL Gemüsebrühe

Zubereitung:

Backofen vorheizen (200° Umluft). Währenddessen das Gemüse waschen oder ggf. schälen. In mundgerechte Stücke teilen. 100 ml Wasser im Wasserkocher kochen. In eine Auflaufform 1 EL Gemüsebrühe streuen, das kochende Wasser drüberschütten und verrühren. Das Gemüse hinzufügen. Den Käse auf dem Gemüse gleichmäßig verteilen und ab in den Ofen damit. Mit Gabel oder Messer zwischendurch testen, ob das Gemüse schon gar ist. Spätestens wenn der Käse knackig braun ist, sollte der Auflauf fertig sein.

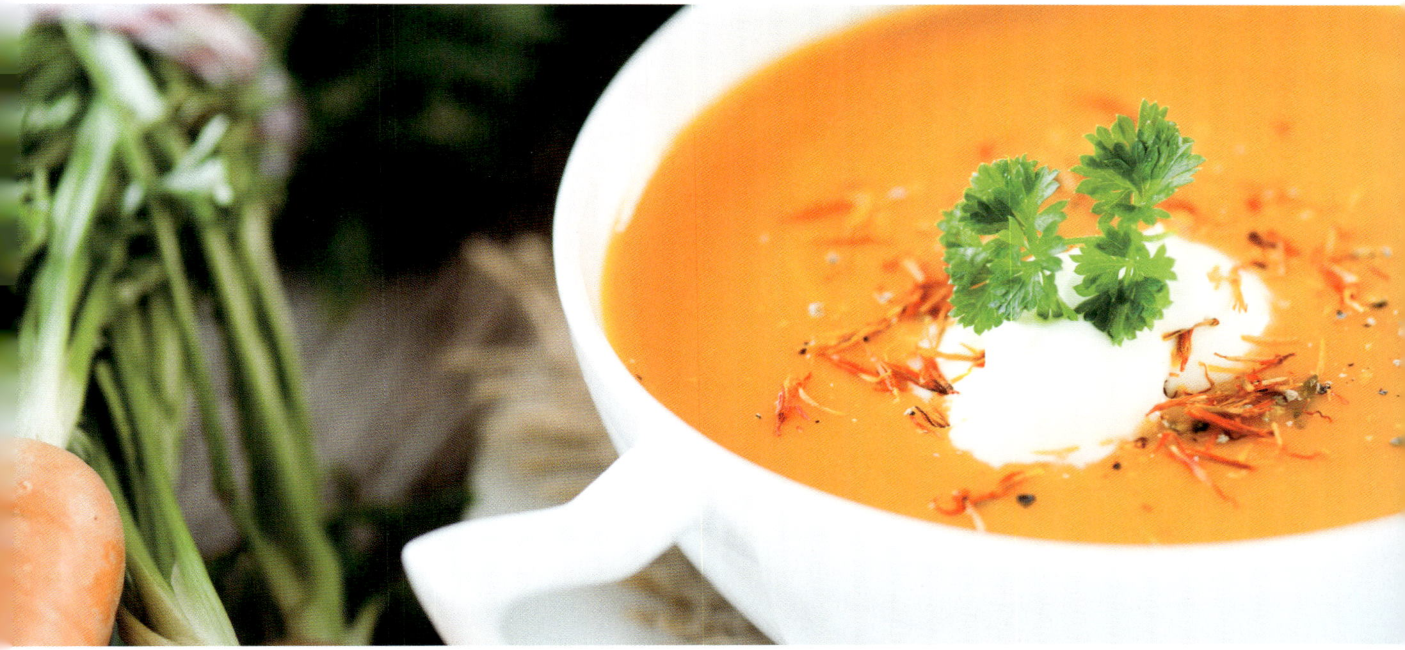

Möhrensuppe

Zutaten:

- 1 Packung Möhren (500 g)
- 1 daumengroßes Stück Ingwer
- 1 Schuss Orangensaft

Zubereitung:

1 l Wasser im Wasserkocher kochen. Währenddessen Möhren schälen oder zumindest im warmen Wasser gut abwaschen. Das dunkle Ende abschneiden. Die Möhren halbieren und in einen großen Topf geben. Das Wasser hinzuschütten. 1 EL Gemüsebrühe hinzugeben. Die Möhren garen. Je nachdem wie flüssig du die Suppe am Ende haben möchtest, schüttest du etwas Kochwasser ab. Ein paar kleine Stücken Ingwer sowie einen Schuss Orangensaft in die Suppe hinzugeben. Alles mit einem Pürierstab breiig pürieren bis die gewünschte Konsistenz erreicht ist. Am Ende mit Pfeffer und Salz abschmecken.

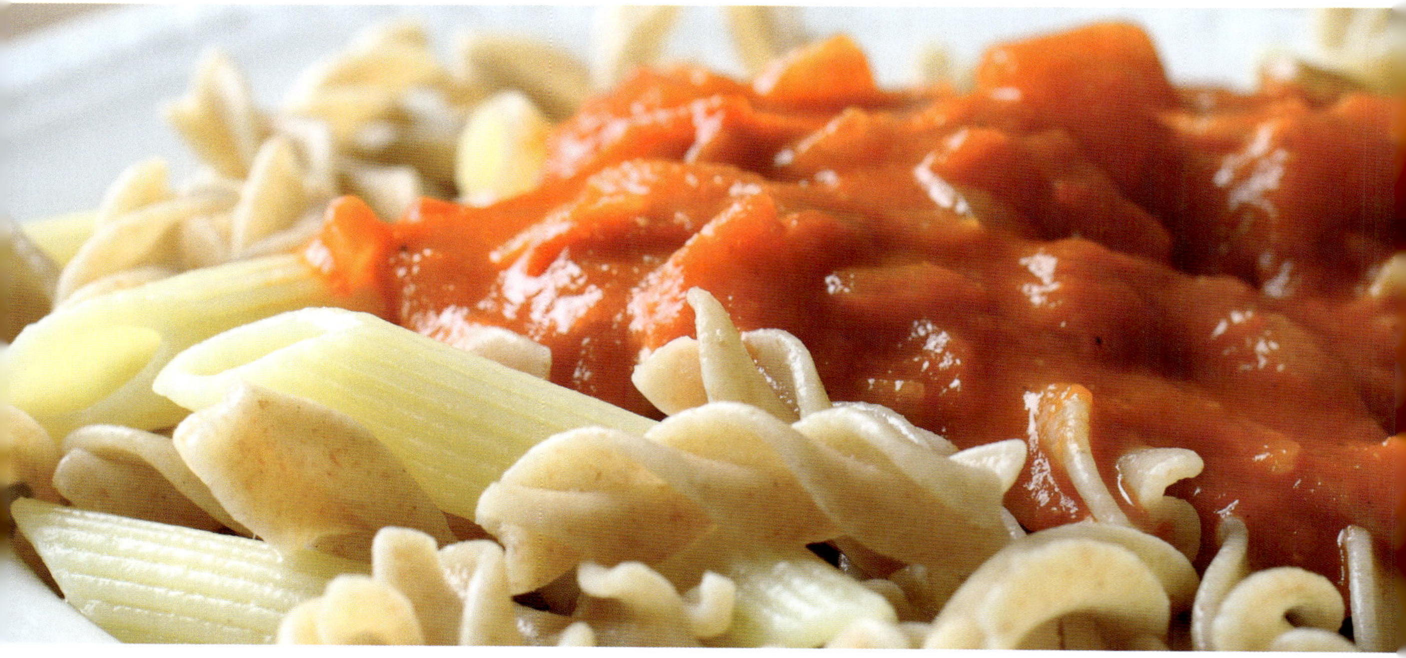

Vollkornnudeln mit Tomatensoße

Zutaten:

- 100 g Vollkornnudeln
- 200 g gehackte Pizzatomaten
- 100 g Cherrytomaten

Zubereitung:

1½ l Wasser im Wasserkocher kochen und in einen großen Topf mit etwas Salz schütten. Nudeln hinzufügen und gar kochen. Die Pizzatomaten in einem kleinen Topf auf dem Herd erwärmen. Die Cherrytomaten waschen, vierteln und in den Topf geben. Die Tomatensoße mit italienischen Kräutern oder Oregano, Salz, Pfeffer und einem Schuss Olivenöl würzen. Geriebener Parmesan ist das i-Tüpfelchen auf dem Nudelgericht.

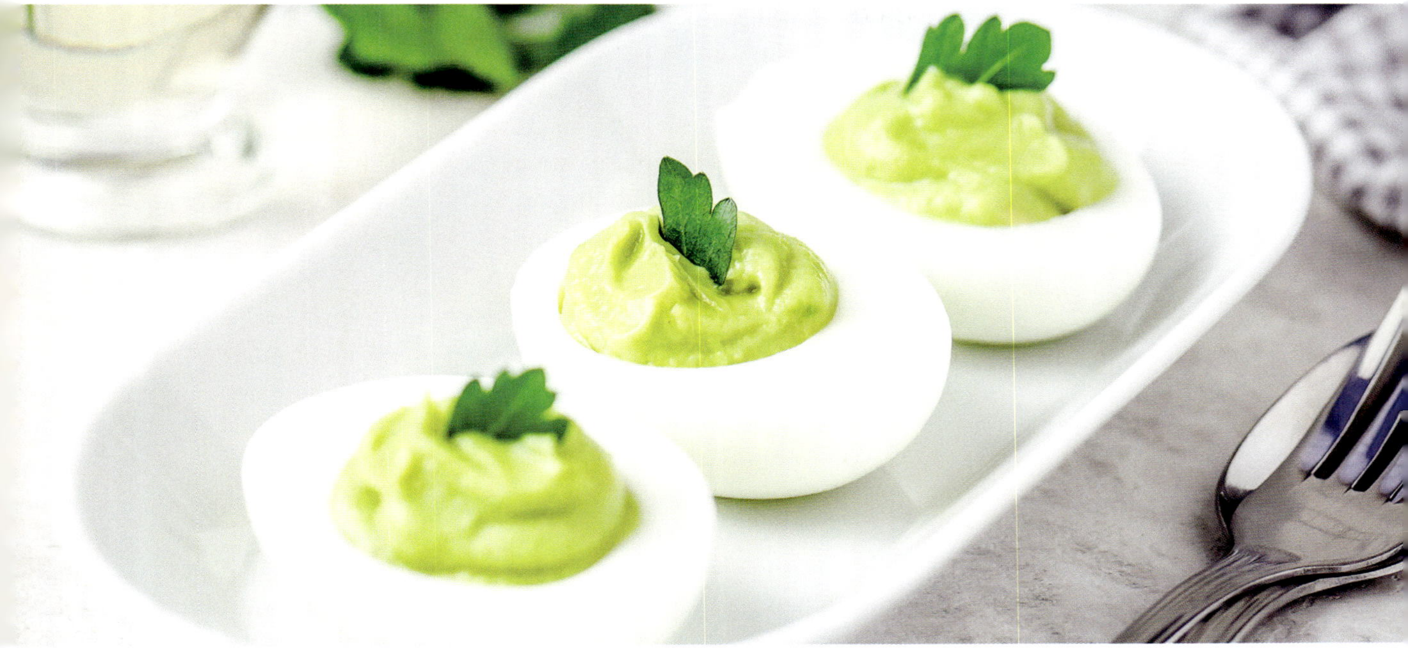

Knackarsch-Ei

Zutaten:

- 2 Eier
- 1 Avocado
- 1 TL Olivenöl

Zubereitung:

Die Eier hart kochen (ca. 10 min), mit kaltem Wasser abschrecken und schälen. Die Avocado halbieren, mit einem Esslöffel die Hälften ausschälen. Die Avocado in eine Schüssel geben und mit einer Gabel zerdrücken. Die Eier halbieren, das Eigelb auslöffeln und in die Schüssel mit der Avocado geben. Olivenöl, Salz und Pfeffer hinzuschütten. Alles mit einem Schneebesen verrühren bis eine cremige Masse entsteht. Diese in die ausgehölten Eihälften füllen.

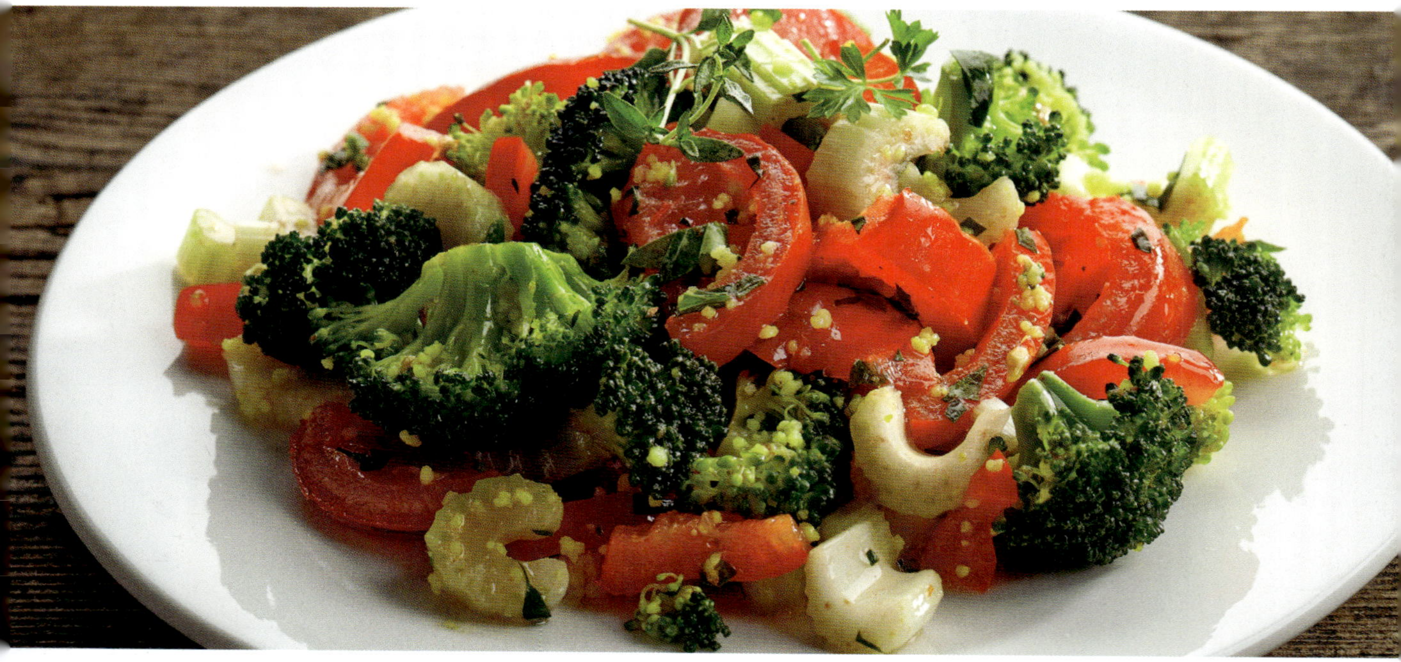

Brokkoli-Salat

Zutaten:

- 300 g Brokkoli
- 1 rote Paprika
- 1 Birne

Zubereitung:

Tiefgekühlten oder frischen Brokkoli in einem kleinen Topf mit etwas Wasser bissfest kochen. Die Paprika und Birne waschen und klein schneiden. Die Brokkoli-Röschen abtropfen und mit der Paprika und Birne vermengen. Die Salatmischung mit Pinien- oder Sonnenblumenkernen, etwas Olivenöl und Balsamicoessig verfeinern.

b) Fisch/Meeresfrüchte

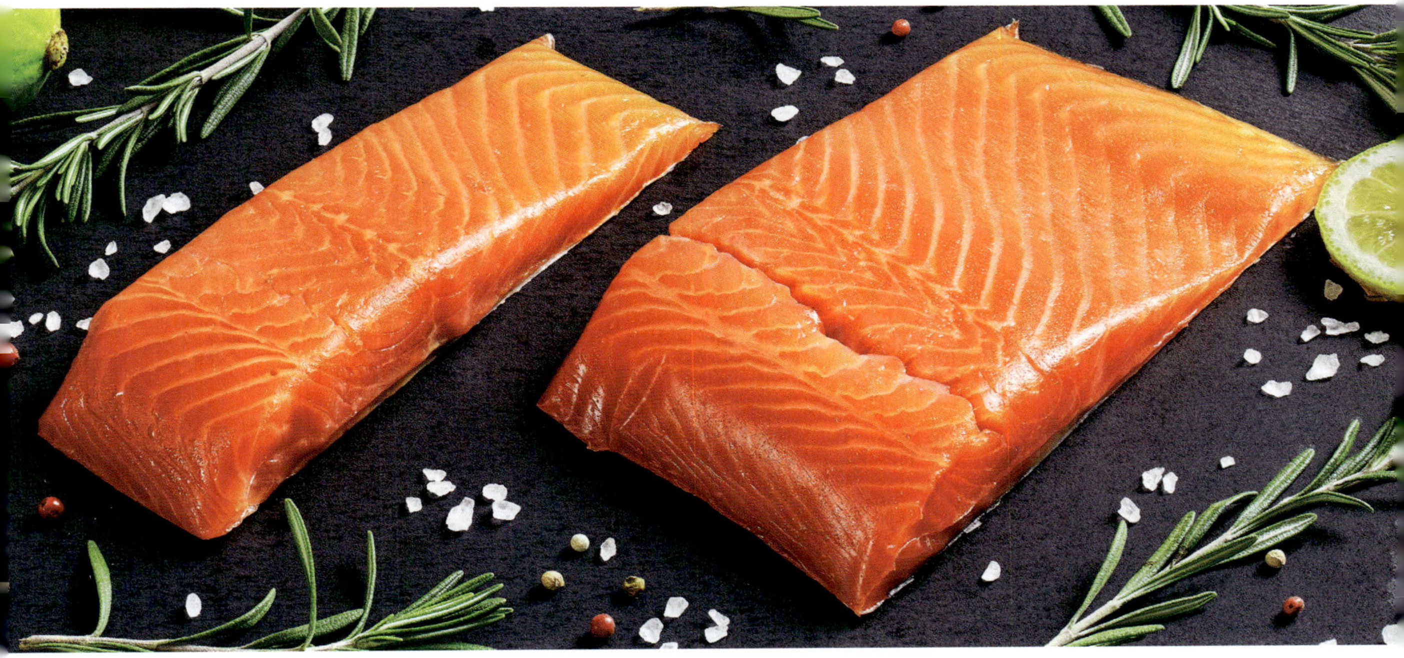

Wildlachs mit Linsen und Aubergine

Zutaten:

- 1 Wildlachsfilet (TK)
- 60 g Linsen
- 1 Aubergine

Zubereitung:

Ca. 150 ml Wasser im Wasserkocher zum Kochen bringen. Währenddessen die Linsen unter fließendem Wasser kurz waschen und anschließend in einem kleinen Topf nach Packungsanweisung kochen. Die Aubergine waschen und würfeln. In zwei kleine Pfannen 1 TL Kokosöl geben und auf dem Herd erhitzen. In die eine Pfanne das tiefgekühlte Lachsfilet legen, in die andere Pfanne die Auberginen-Würfel. Parallel garen. Nach Bedarf würzen. Auf den Lachs gerne ein paar Tropfen Zitrone oder Zitronen-Pfeffer träufeln.

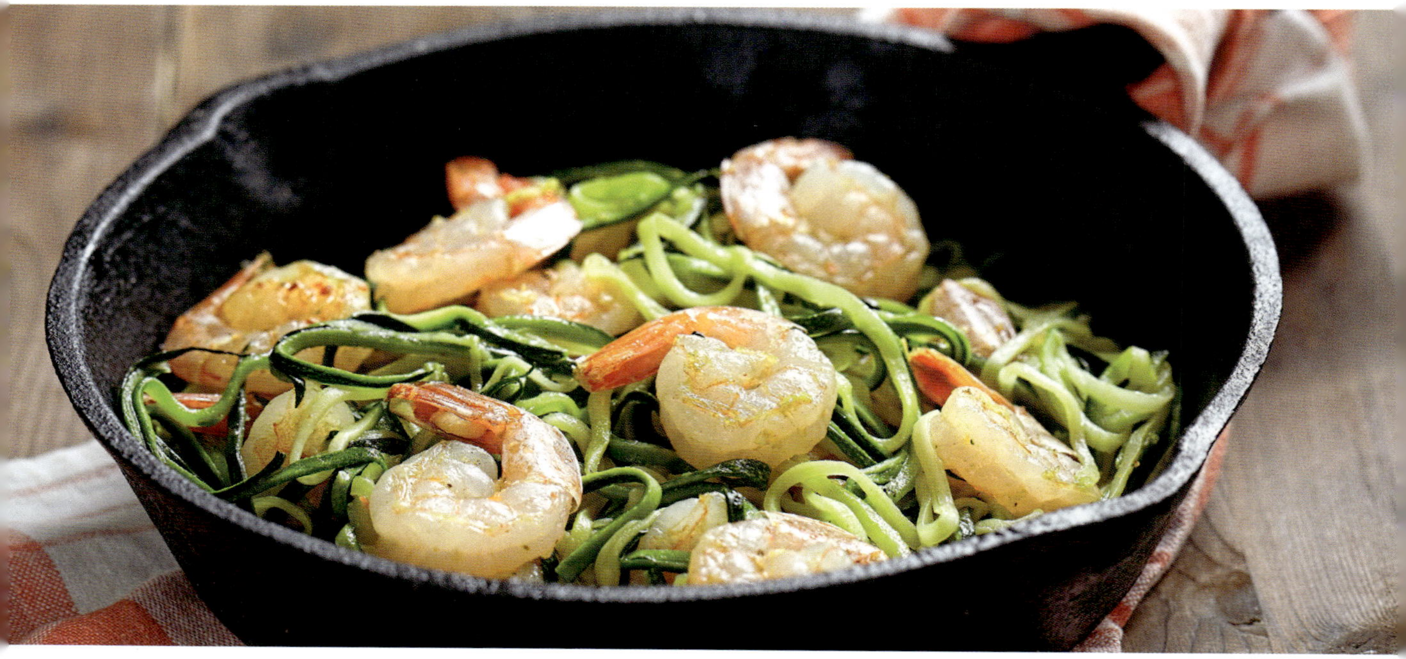

Zucchini-Spaghetti mit Garnelen und Tomaten

Zutaten:

- 2 Zucchini
- 1 Packung Garnelen (idealerweise fertig gewürzt)
- 5 Cherrytomaten

Zubereitung:

Zucchini durch einen Spiralschneider drehen, sodass „Spaghetti" herauskommen. Die Zucchini-Spaghetti in einer großen Pfanne mit etwas Kokosöl braten. Parallel die Garnelen in einer anderen Pfanne garen. Die Cherrytomaten waschen, vierteln und unter die Zucchini mischen. Gegarte Garnelen in die große Pfanne hinzugeben. Alles durchmischen. Mit Salz, Pfeffer und etwas Zitrone würzen.

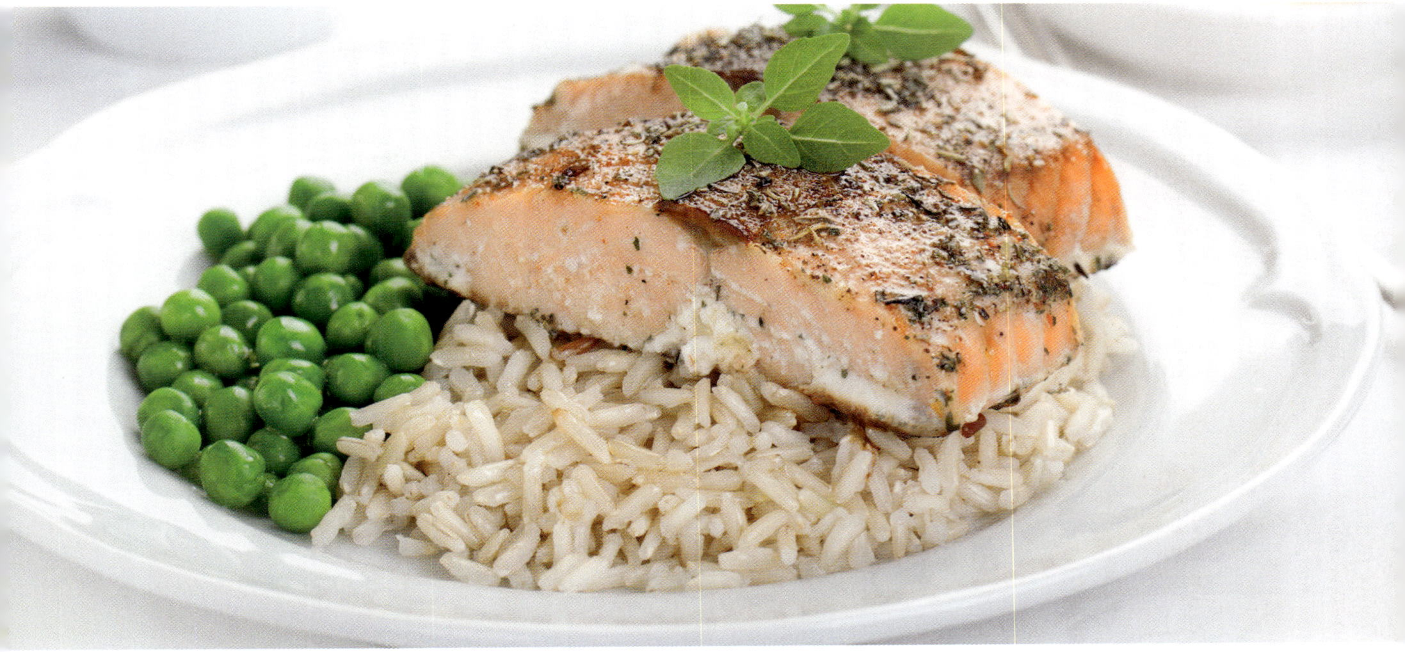

Alaska-Seelachs mit Reis und Erbsen

Zutaten:

» 200 g Alaska-Seelachs
» 200 g Erbsen (aus der Konserve oder tiefgekühlt)
» 100 g Vollkorn-Reis

Zubereitung:

¼ l Wasser im Wasserkocher erhitzen. Den Reis in einen kleinen Topf geben, das kochende Wasser drüberschütten und mit etwas Salz abgedeckt auf niedriger Stufe köcheln lassen. Seelachs in einer Pfanne mit Kokosöl von beiden Seiten goldbraun braten. Gleichzeitig die Erbsen in einem weiteren Topf erhitzen. Den Fisch mit Pfeffer, Zitrone und ggf. Dill würzen.

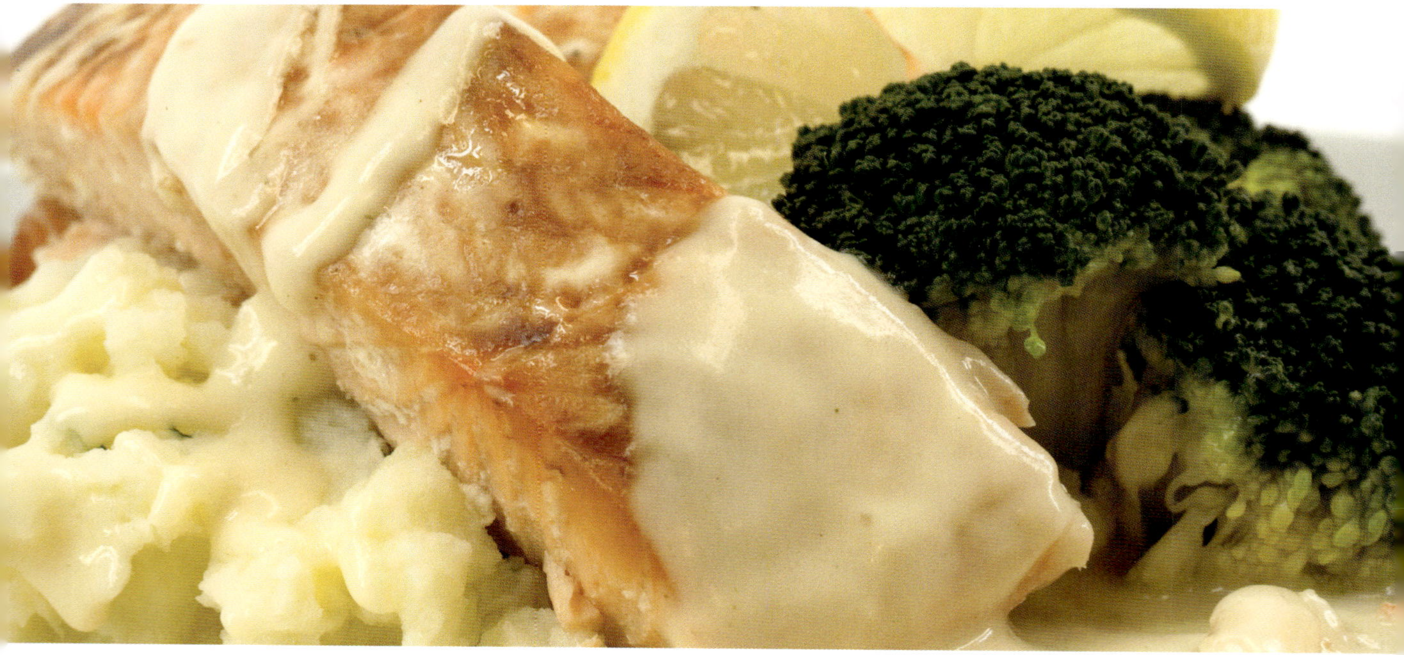

Wildlachs mit Brokkoli und Kartoffelstampf

Zutaten:

» 1 Stück Wildlachs
» 5 Kartoffeln
» 200 g Brokkoli

Zubereitung:

Kartoffeln schälen, klein schneiden und in einen großen Topf geben. Wasser im Wasserkocher erhitzen. Die Kartoffeln mit geschlossenem Deckel weichkochen. Währenddessen das Lachsfilet im Ofen backen oder in der Pfanne braten. Den Brokkoli in einem kleinen Topf mit wenig Wasser garen. Mit einem Kartoffelstampfer die Kartoffeln zermatschen. Ein Stück Butter, etwas Olivenöl, Salz und Pfeffer hinzugeben und verrühren.

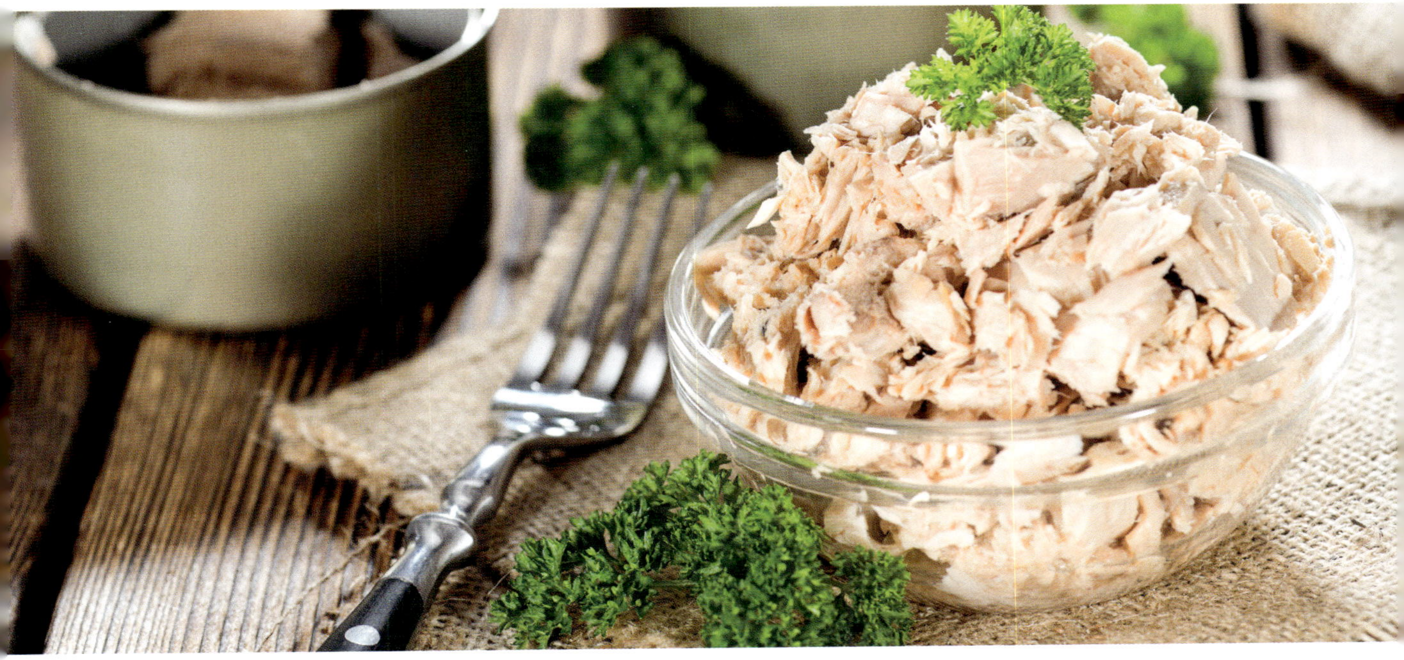

Thunfisch-Turbo

Zutaten:

- 1 Dose Thunfisch
- 100 g Zuckerschoten
- 100 g Tomaten

Zubereitung:

Das Gemüse waschen, klein schneiden und in einer beschichteten Pfanne mit etwas Wasser wenige Minuten köcheln. Auf einem Teller neben dem unerhitzten Thunfisch anrichten. Für eine noch längere Sättigungsgrundlage kannst du das Mahl auch mit Natur-/Wildreis ergänzen.

c) Fleisch/Geflügel

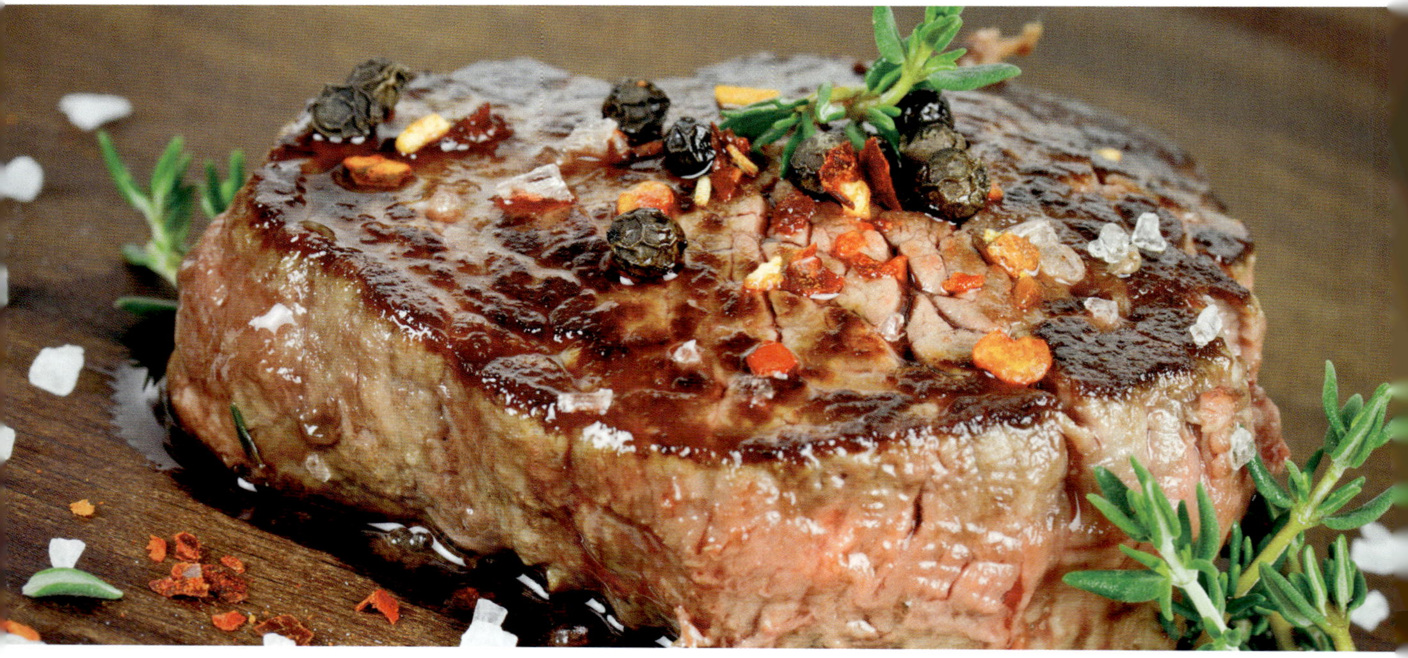

Rindersteak mit Kartoffelstampf und Möhren

Zutaten:

- 1 Stück Rinderfilet
- 5 Kartoffeln
- 200 g Möhren

Zubereitung:

Kartoffeln schälen, würfeln und in einen großen Topf geben. 1 EL Gemüsebrühe hinzufügen. 1½ l Wasser im Wasserkocher erhitzen, über die Kartoffeln schütten und köcheln lassen. Den Backofen auf 200° vorheizen. In einer Pfanne das Rinderfilet von beiden Seiten mit hoher Hitze kurz anbraten (braune Kruste). Anschließend das Steak in Alufolie wickeln und im Backofen garen. Die Möhren schälen, vierteln und in einem Topf mit Butter dünsten. Wenn die Kartoffeln weich sind, das Wasser, bis auf einen kleinen Rest, abgießen. Die Kartoffeln zerstampfen und mit einem Stück Butter und Olivenöl verfeinern. Die Zutaten nach Belieben mit Kräutern, Pfeffer und Salz würzen.

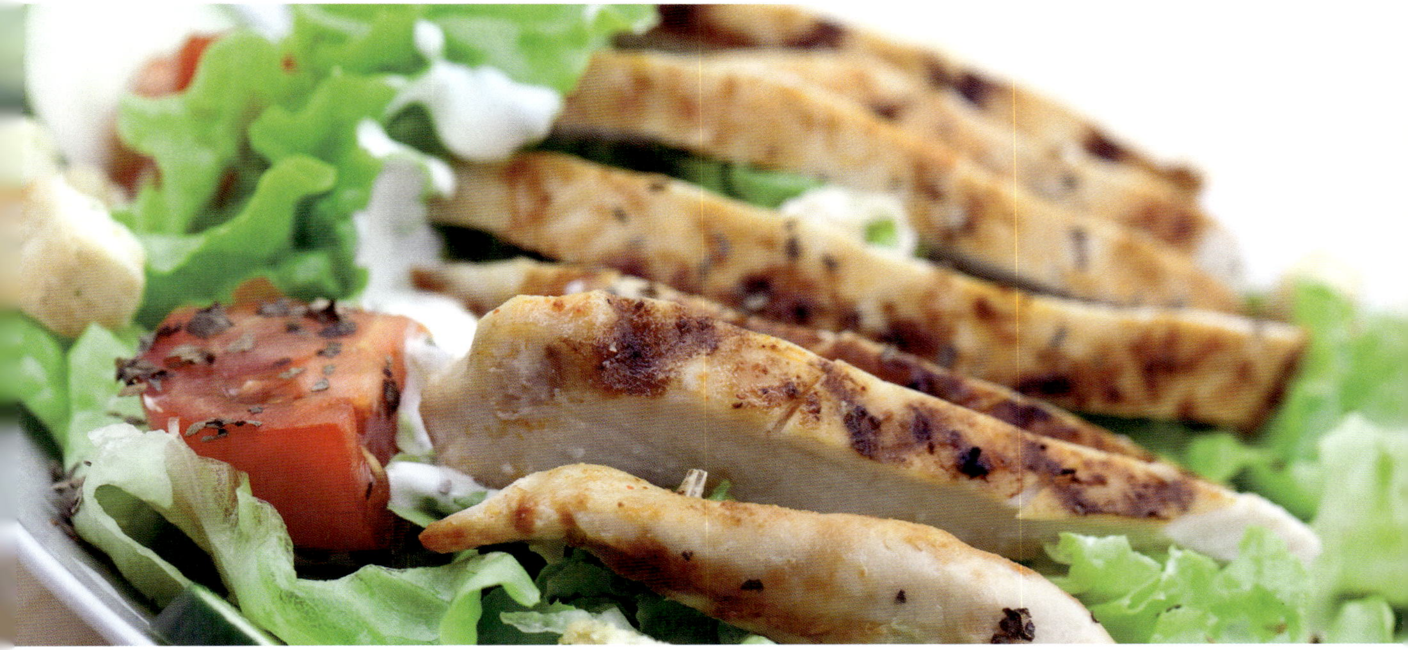

Putenbrust mit grünem Salat

Zutaten:

- 1 Stück Puten- oder Hähnchenbrust
- 1 Romana-Salatkopf
- 50 g Parmesan

Zubereitung:

Das Geflügel mit warmen Wasser waschen und in der Pfanne mit geschlossenem Deckel in Kokosfett goldbraun braten und mit Salz und Pfeffer würzen. Den Salat waschen und zerkleinern. Ein bisschen Limettensaft und Olivenöl über den Salat tropfen und darauf den Parmesan vom Stück reiben.

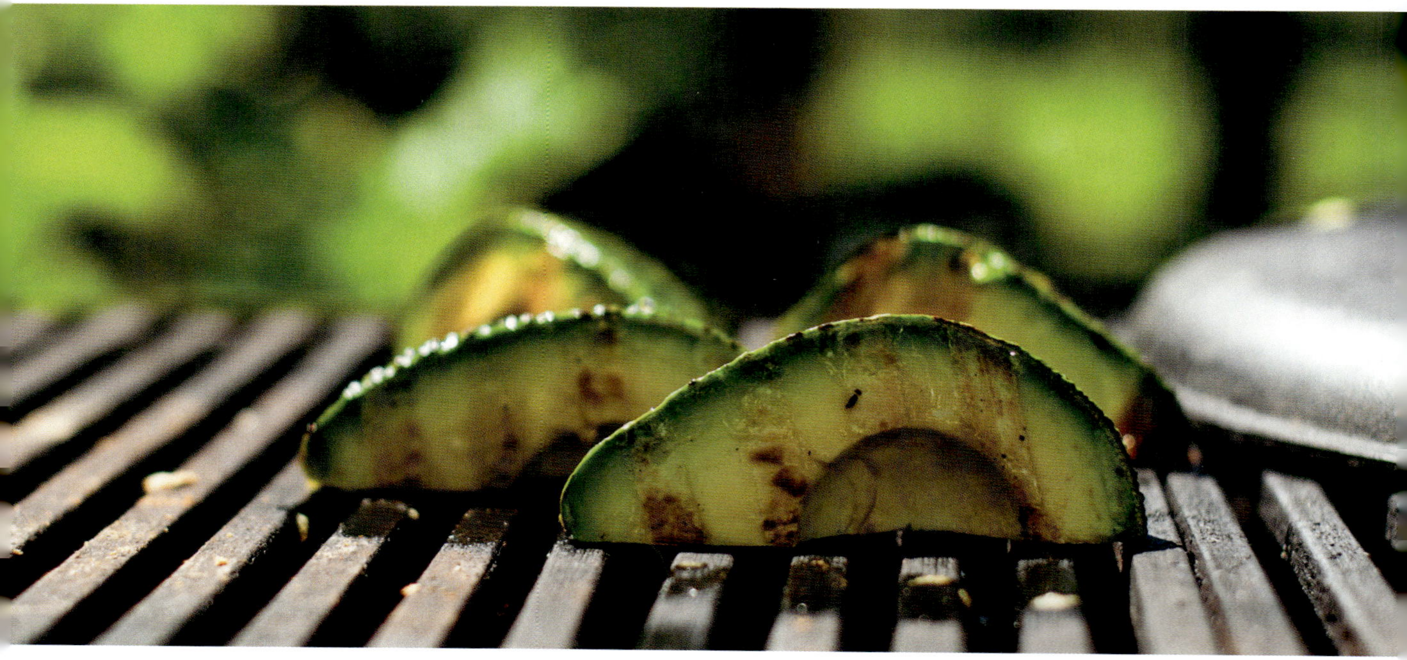

Gegrillte Avocado mit Frischkäse-Schinkenröllchen

Zutaten:

- 1 Avocado
- 3 Scheiben Schinken
- 3 TL Frischkäse

Zubereitung:

Backofen auf 180° vorheizen. Die Avocado halbieren, vom Kern befreien und in der Schale in Streifen schneiden. Anschließend die Avocado mit einem Esslöffel durch Ausschälen von der Schale befreien. Die Avocado-Scheiben auf einem Backblech mit Backpapier und etwas Olivenöl im Ofen ca. 15 min grillen. Mit Salz und Pfeffer würzen. Die Schinkenscheiben mit dem Frischkäse bestreichen und aufrollen. Dekorativ auf den Teller verteilen. Die Avocados aus dem Ofen nehmen und dazu anrichten. Heiß servieren.

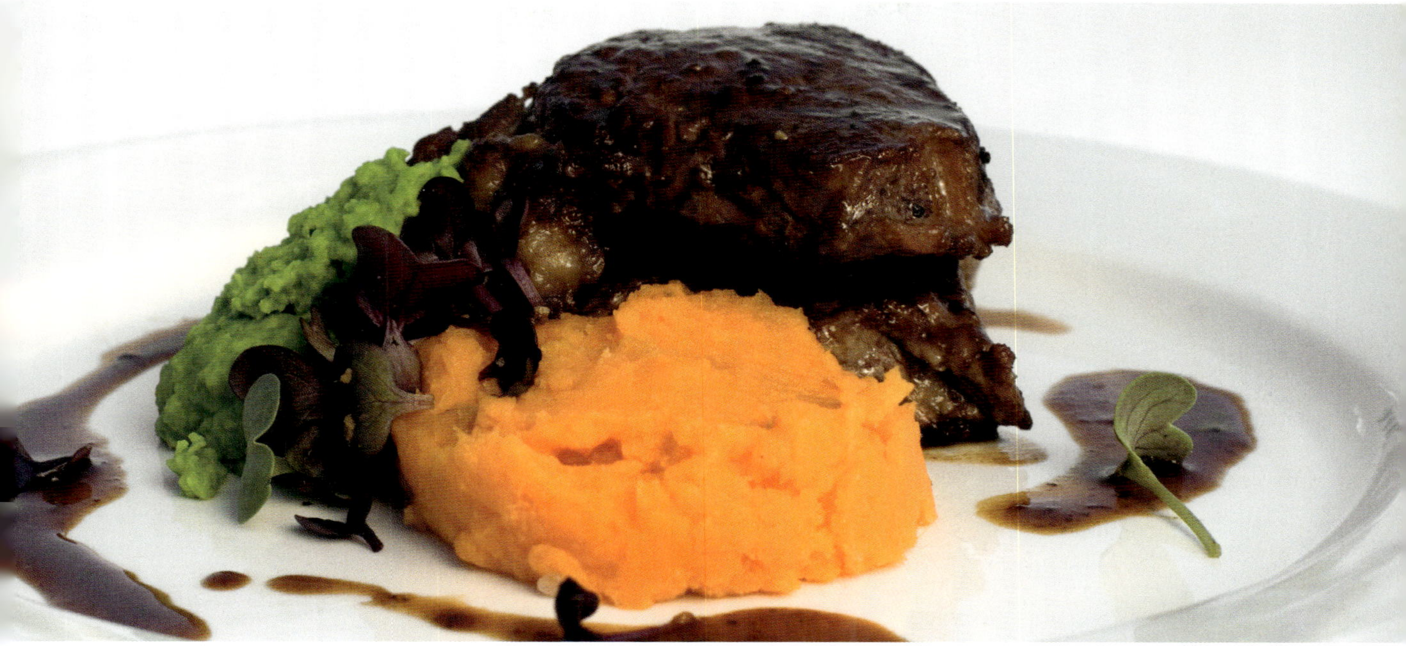

Rindersteak mit Chili-Süßkartoffelstampf

Zutaten:

- 1 Stück Rinderfilet
- 3 Süßkartoffeln
- ½ Chilischote

Zubereitung:

Die Süßkartoffeln schälen und in kleine Stücke schneiden. In einem großen Topf kochen. Währenddessen das Steak kurz von beiden Seiten scharf anbraten, in Alufolie wickeln und im Backofen bei 200° fertiggaren. Das Kartoffelwasser bis auf einen Rest abgießen. Die Kartoffeln mit einem Stampfer oder einen Pürierstab zu Brei verwandeln. Die Chili klein hacken und zum Stampf hinzufügen sowie mit Honig und Salz abschmecken.

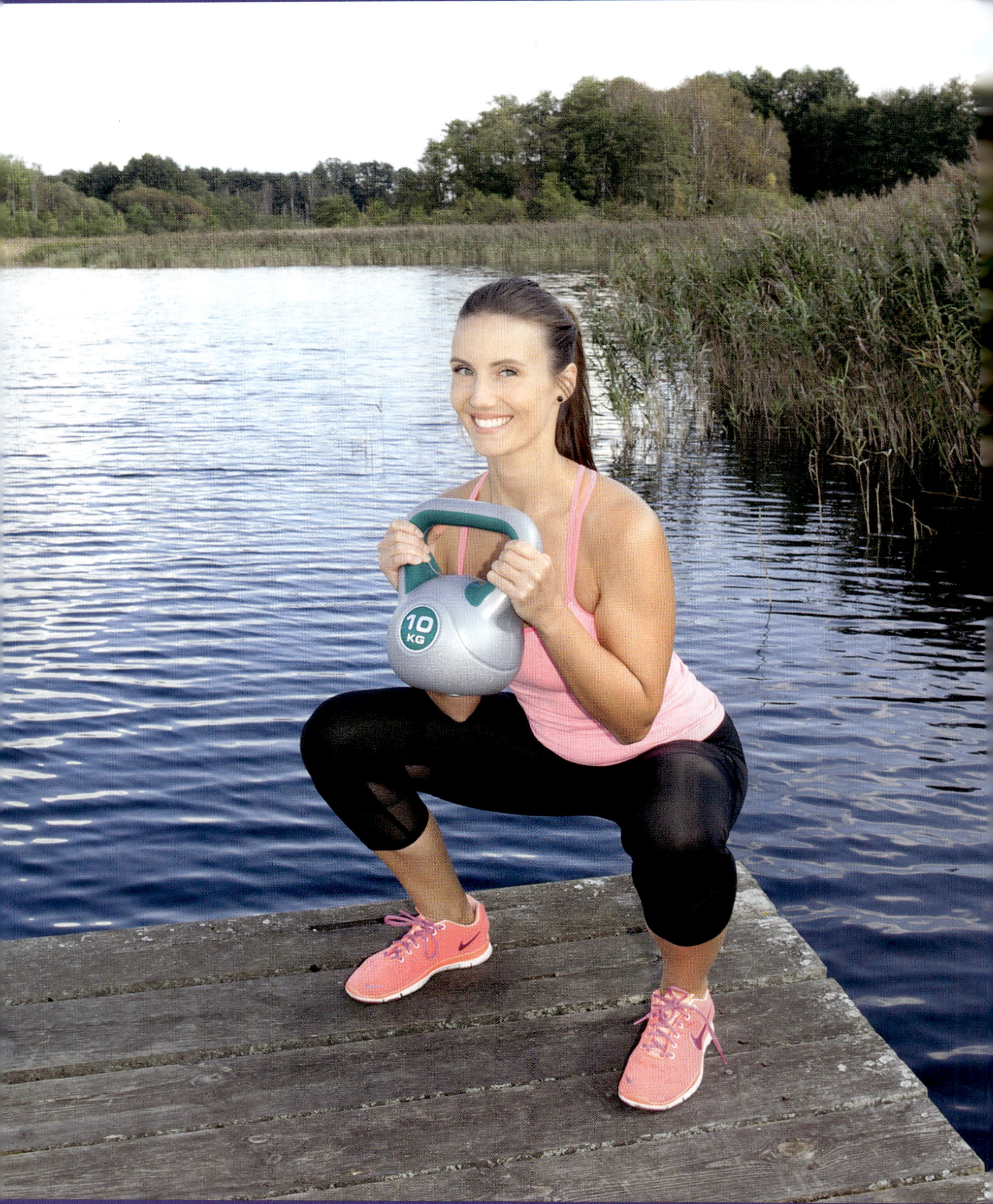
10
KG

5

Po-Übungen

5.1 Aufwärmübungen

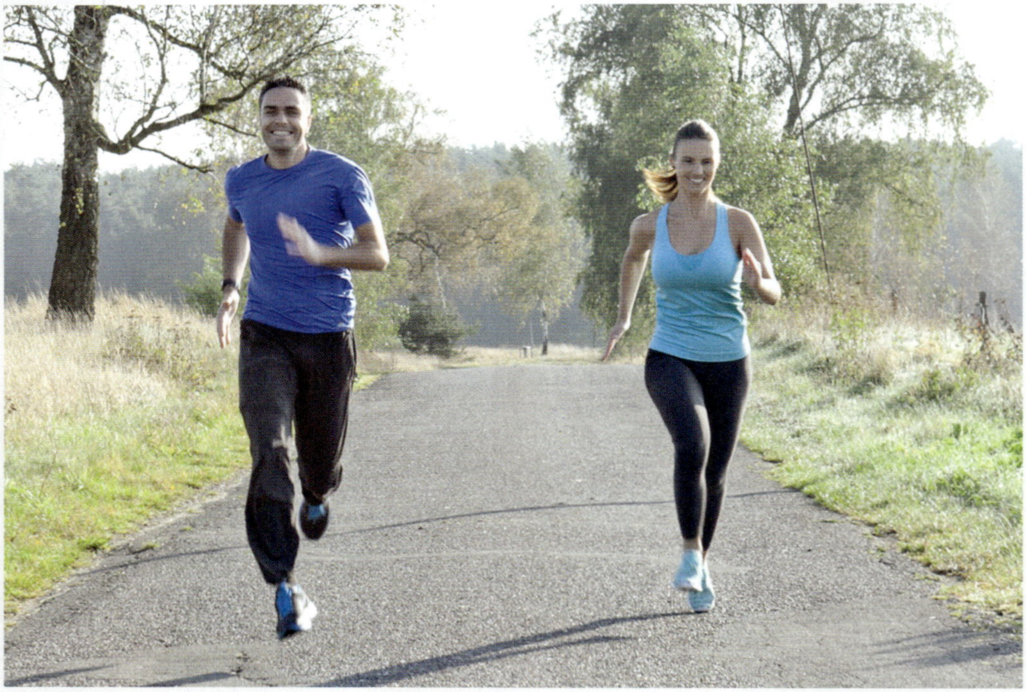

Ein kurzes, knackiges Aufwärmprogramm ist die Grundlage für ein effektives Po-Training. Im Fokus stehen dabei die Mobilisation deiner Gelenke, um bei den Übungen anschließend den kompletten Bewegungsumfang nutzen zu können, sowie lockere Kräftigungs- und Dehnübungen zur Aktivierung der Muskeln, Sehnen und Bänder. Das ist deine optimale Bewegungsvorbereitung!

Kleine Windmühle

Zur Mobilisation des Schultergürtels

1. Lege deine Hände auf die Schultern.
2. Kreise deine Arme vorwärts.

10 x

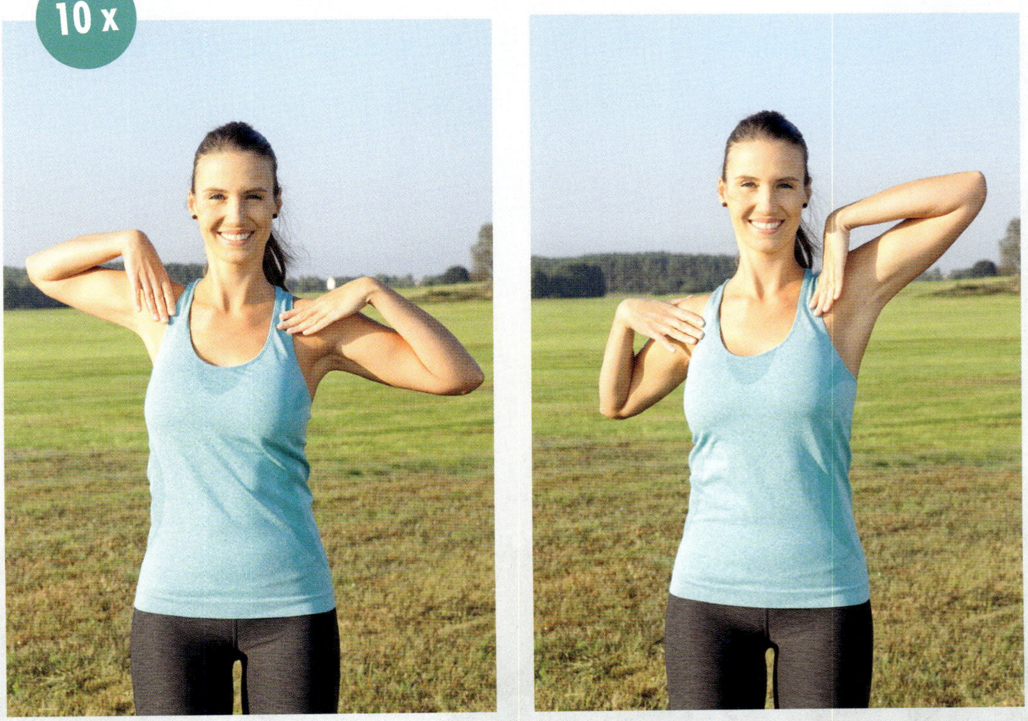

Rumpfseitneigung

Zur Mobilisation der Wirbelsäule

1. Gehe in einen weiten Stand.
2. Neige den Oberkörper zur Seite.
3. Gleichzeitig führst du den Gegenarm nach oben und zur Seite.
4. Anschließend wechselst du zur anderen Seite.

5 x
pro Seite

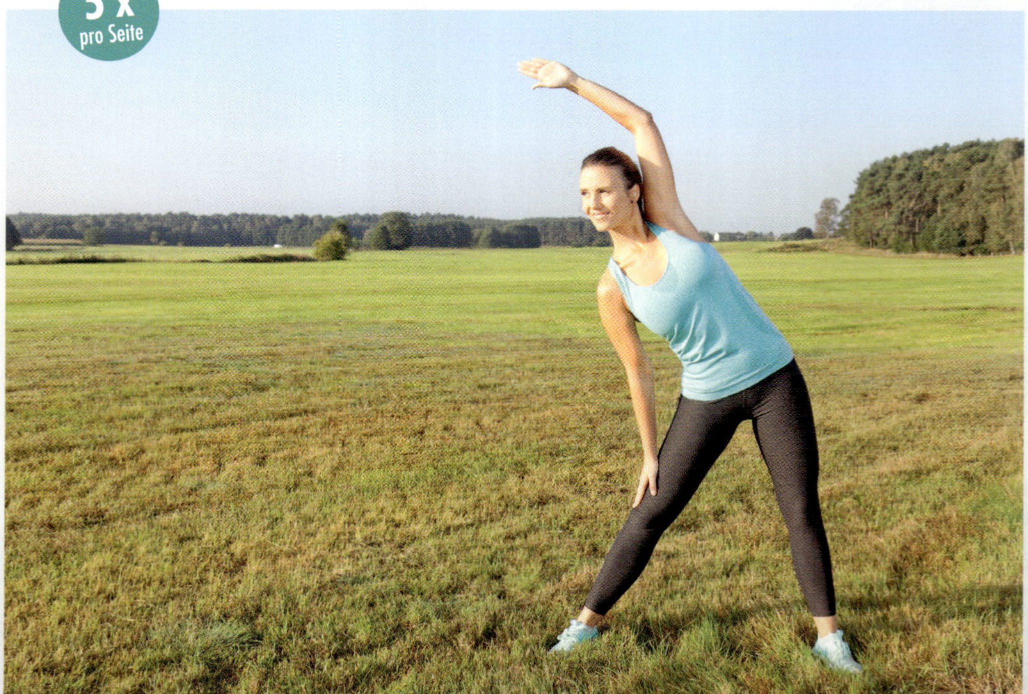

Oberkörperrotation

Zur Mobilisation der Wirbelsäule

1. Lass deine Arme locker neben dem Körper hängen.
2. Rotiere den Oberkörper von rechts nach links und schwinge die Arme locker mit.
3. Halte anschließend die Arme im 90°-Winkel neben dem Körper und rotiere den Oberkörper weiter.

5 x mit hängenden Armen

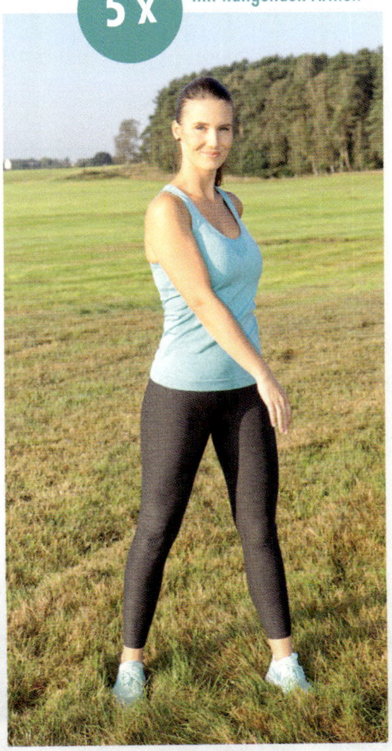

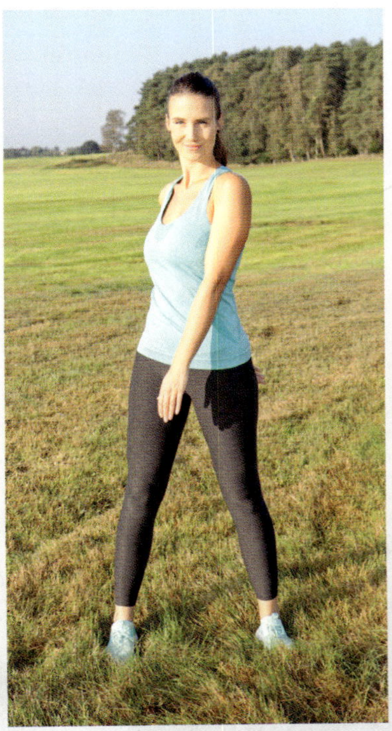

5 x mit angewinkelten Armen

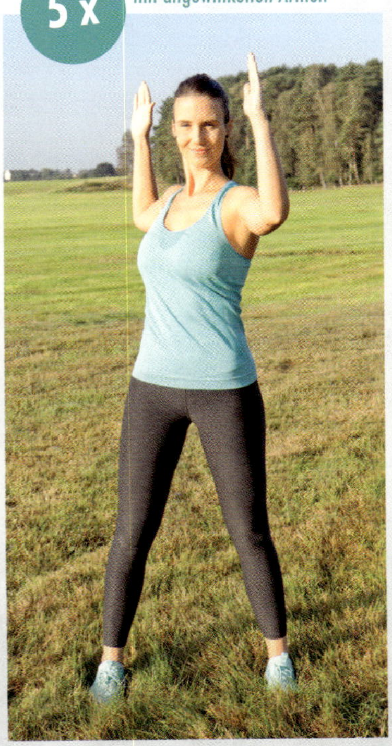

Storchenstand

Zur Mobilisation der Hüfte

1. Stell dich auf ein Bein und hebe das andere Bein bis zur Waagerechten an.
2. Rotiere das angehobene Bein nach außen.
3. Senke es wieder ab.

5 x pro Seite

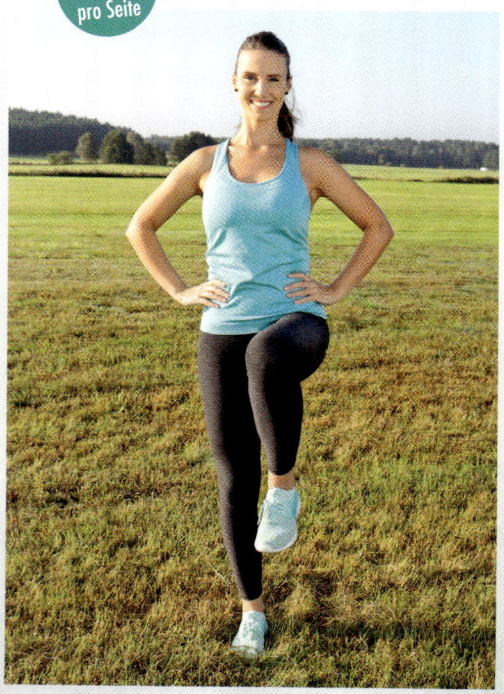

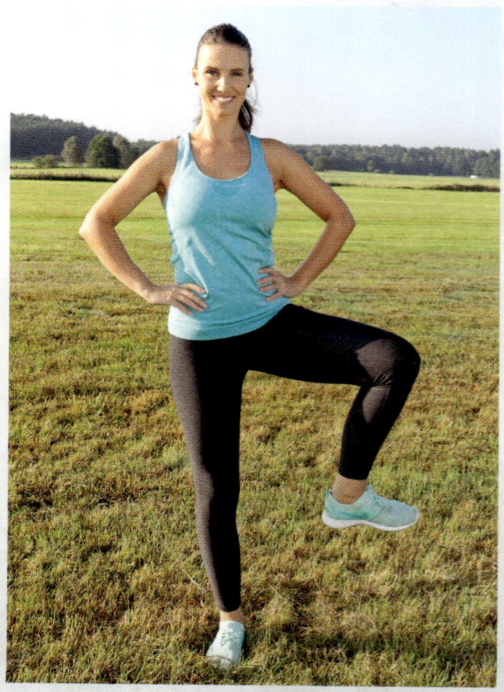

Good Mornings

Zur Aktivierung der Streckerkette

1. Verschränke deine Arme vor der Brust.
2. Neige den Oberkörper mit geradem Rücken nach vorne.
3. Richte dich wieder auf.

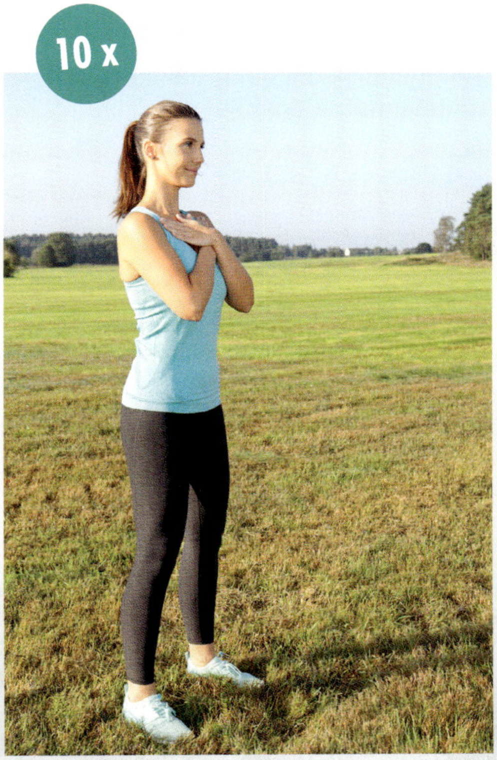

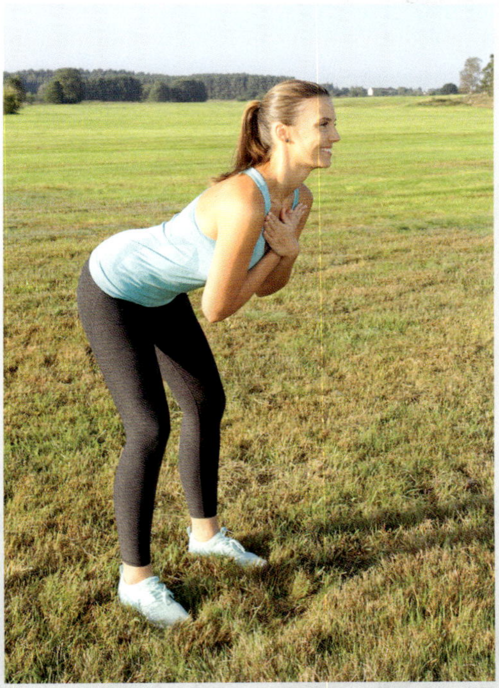

Einbeinstand mit Tipp

Zur Aktivierung der Beinmuskeln

1. Verlagere das Gewicht auf dein Standbein.
2. Spreize dein Spielbein ab und tippe seitlich neben dem Körper mit den Zehenspitzen auf den Boden.
3. Führe das Bein nach hinten und tippe den Boden hinterm Körper an.

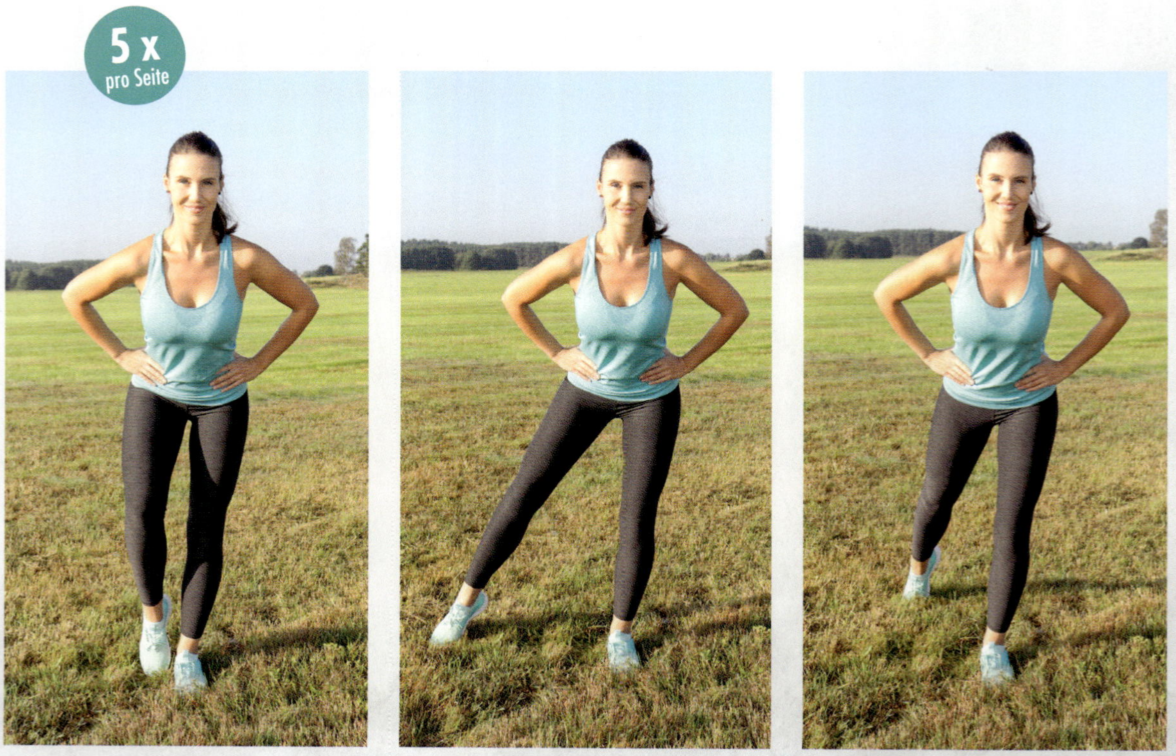

Standwaage

Zur Schulung des Gleichgewichts

1. Beuge das Standbein leicht an.
2. Führe das Spielbein bis zur Waagerechten nach oben.
3. Strecke die Arme seitlich neben dem Körper aus.

15 s pro Seite

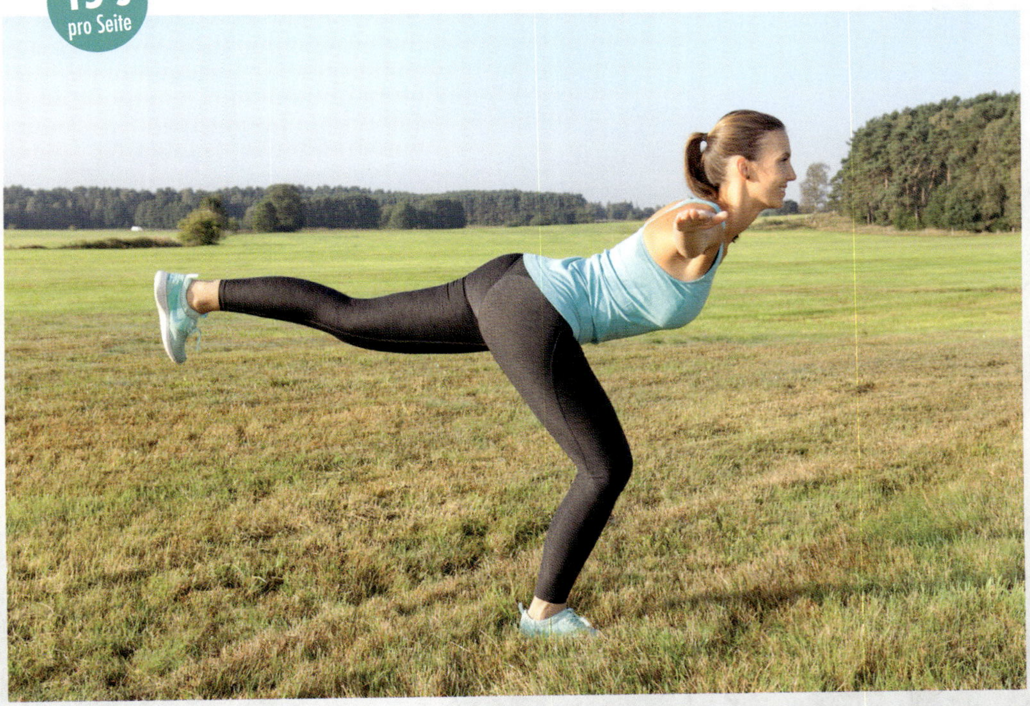

Tiefe Kniebeuge

Zur Mobilisation der Hüfte, Knie und Sprunggelenke

1. Strecke die Arme vor dem Körper aus.
2. Gehe mit geradem Rücken in die tiefe Hocke („Ass to grass!“).
3. Drücke dich über die Fersen wieder nach oben.

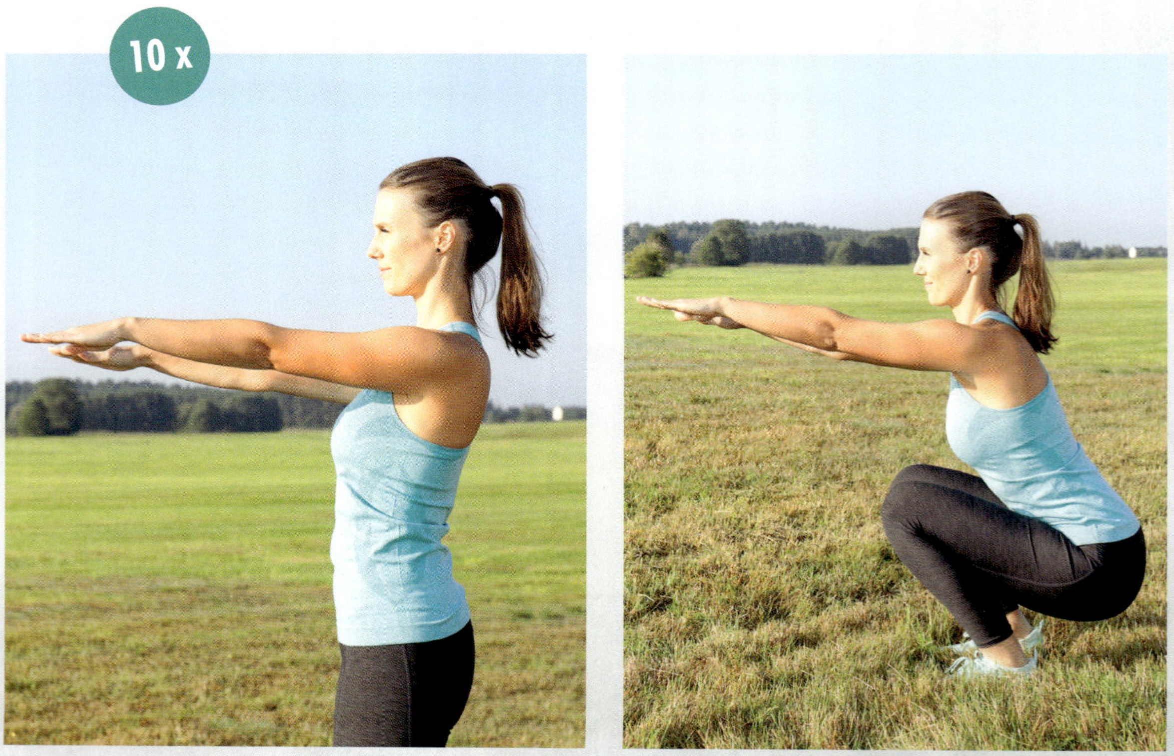

5.2 Po-Krafttraining

Hinweis zu den Hilfsmitteln

Beim „P(r)ogramm" steht das Training mit dem eigenen Körpergewicht im Vordergrund. Um die Intensität der Übungen zu steigern, benötigst du jedoch ab einem gewissen Leistungsniveau ein paar einfache Hilfsmittel. Dazu zählen:

- » zwei gefüllte Wasserflaschen oder Kurzhanteln
- » ein voller Wasserkasten
- » zwei Fußgelenksgewichte
- » zwei Minibands mit unterschiedlichen Widerständen (z. B. gelb und grün)
- » ein Thera-Band® (z. B. grün)
- » ein Gymnastikball
- » eine Kettlebell (Kugelhantel; mind. 10 kg)
- » ein Schlingentrainer

Kniebeuge-Übungen

Wenn du dich bei allen Kniebeuge-Varianten bewusst über die Fersen nach oben drückst, kräftigst du gezielt deinen Po. Wasserflaschen, Wasserkasten, Kettlebell oder Kurzhantel geben dir zusätzliches Gewicht für einen noch größeren Muskelaufbau. Im Folgenden findest du mehrere Intensitätsstufen der Kniebeuge.

Kniebeuge mit zwei Wasserflaschen auf der Schulter (Stufe 1)

1. Platziere zwei Wasserflaschen auf deinen Schultern.
2. Beuge die Knie bis deine Oberschenkel etwa parallel zum Boden sind, indem du deinen Po nach hinten schiebst als würdest du dich auf einen Stuhl setzen. Halte deinen Rücken gerade.

Diese Übung ist Bestandteil des Trainingsplans 1 (Level 1).

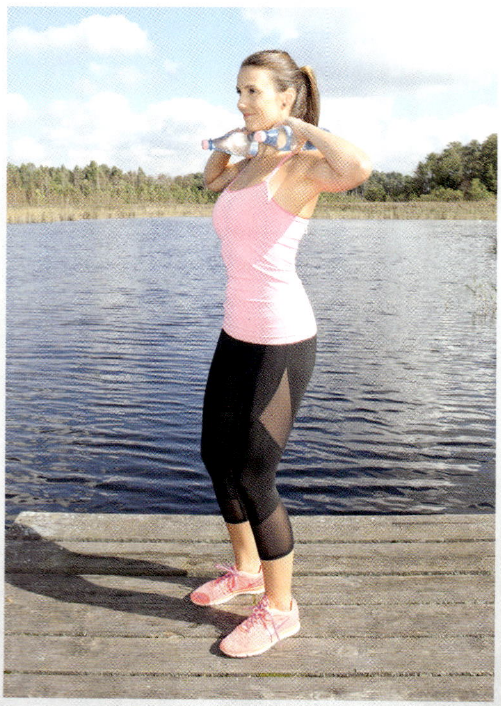

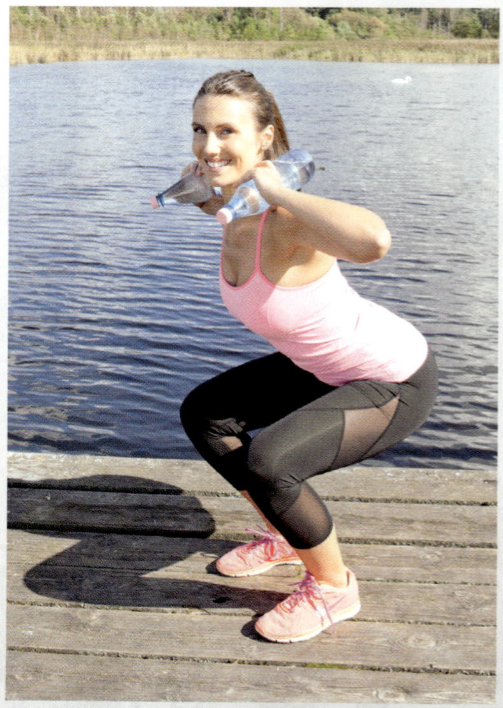

Tiefe Kniebeuge mit dem eigenen Körpergewicht (Stufe 2)

1. Stell die Füße mindestens schulterbreit auseinander. Deine Zehenspitzen können leicht nach außen zeigen.
2. Geh in die tiefe Hockposition (dein Ziel: „Ass to grass!“) und führe dabei deine Arme nach vorne. Halte deinen Rücken gerade und deine Fußsohlen auf dem Boden. Drücke außerdem deine Knie nach außen.

Diese Übung ist Bestandteil des Trainingsplans 2 (Level 1).

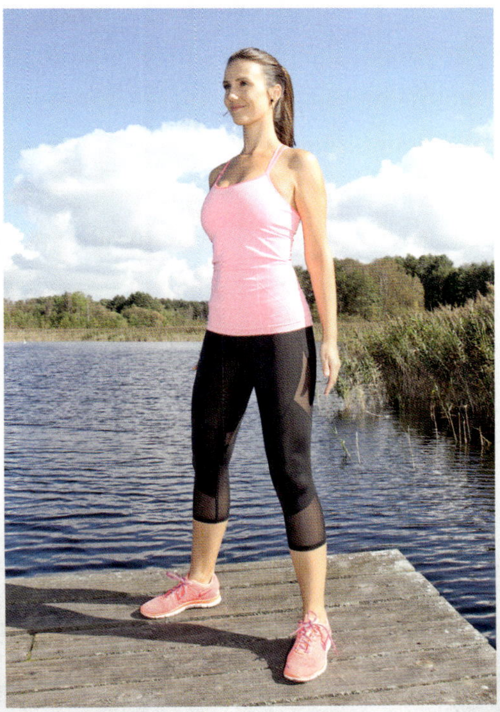

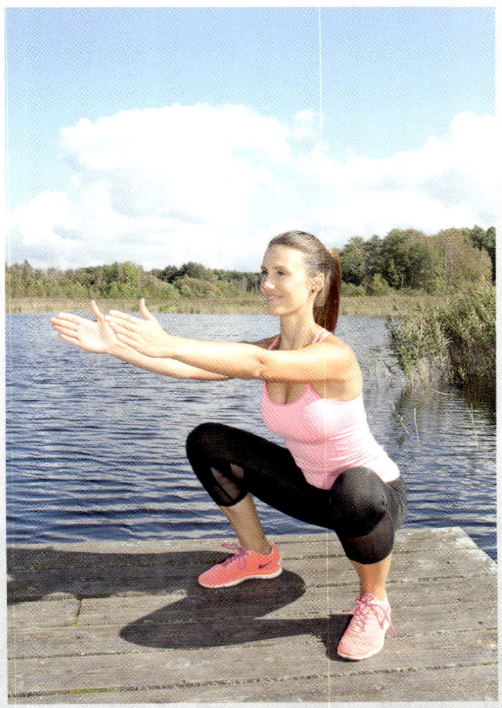

Kniebeuge mit einer Wasserflasche vor dem Körper (Stufe 3)

1. Halte eine Wasserflasche wie einen Kelch vor der Brust.
2. Geh in die tiefe Hockposition. Halte deinen Rücken gerade und deine Fußsohlen auf dem Boden. Drücke außerdem deine Knie nach außen.

Diese Übung ist Bestandteil des Trainingsplans 3 (Level 2).

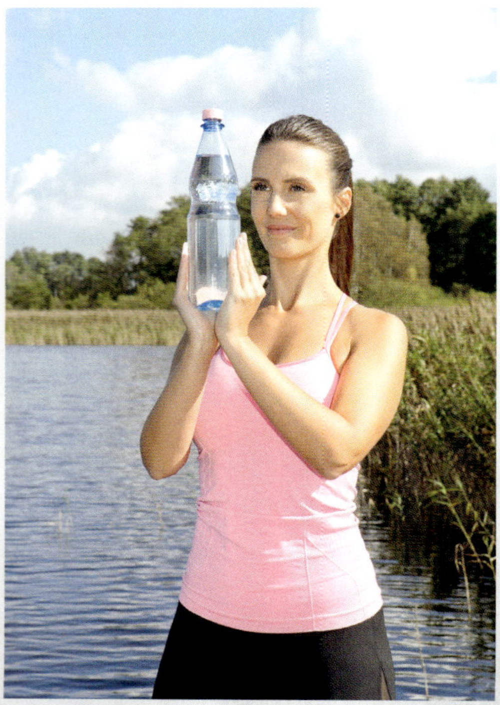

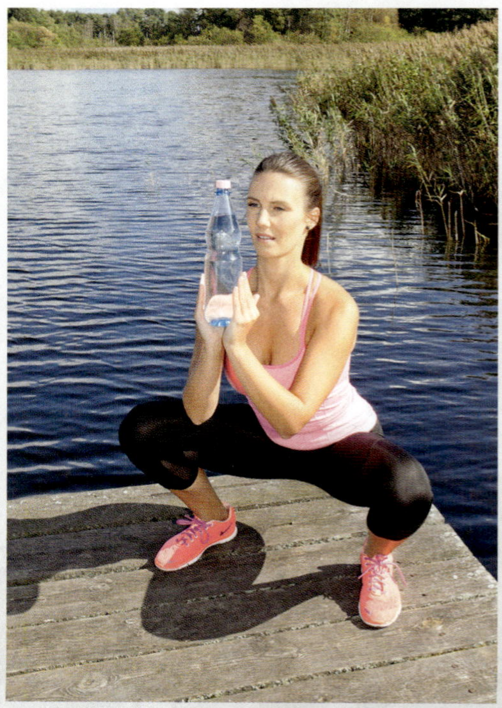

Kniebeuge mit Minibands (Stufe 4)

1. Platziere das Miniband mit dem höheren Widerstand (grün) oberhalb der Knie und das mit dem niedrigeren Widerstand (gelb) oberhalb der Knöchel. Stehe schulterbreit.
2. Gehe in die tiefe Kniebeuge und drücke dabei deine Knie aktiv nach außen.

Diese Übung ist Bestandteil des Trainingsplans 10 (Level 5).

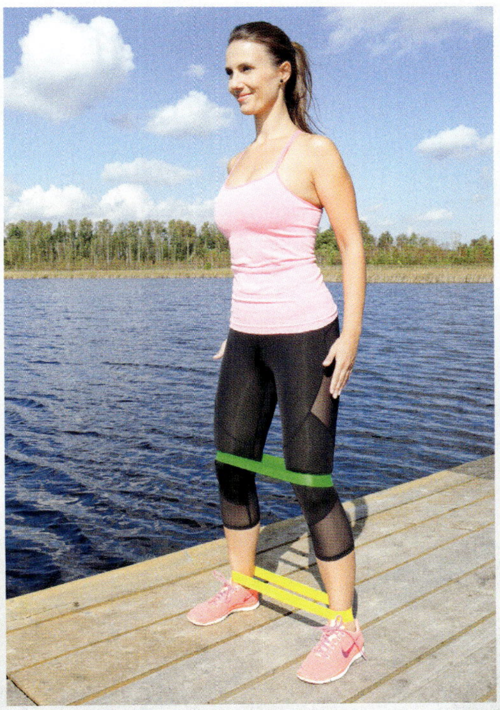

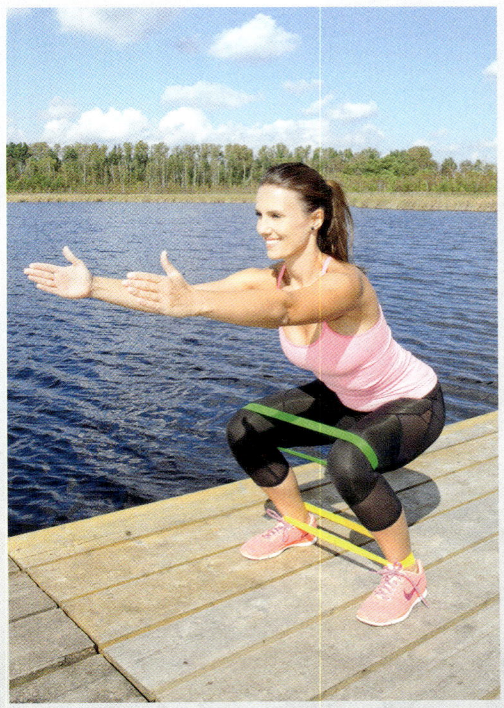

Kniebeuge mit einer Kettlebell (Stufe 5)

1. Halte eine Kettlebell eng vor der Brust – wie herum du das Gewicht hältst, ist egal.
2. Beuge die Knie mindestens bis die Oberschenkel waagerecht sind.

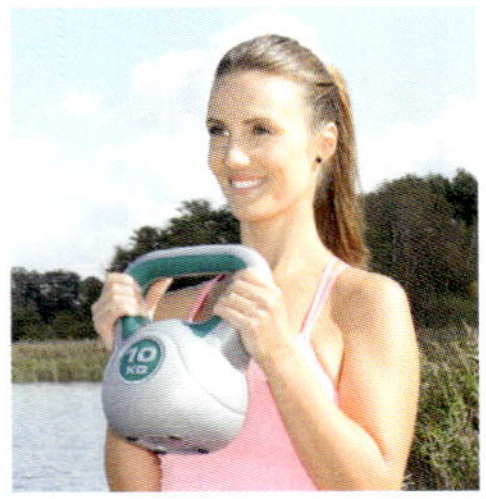
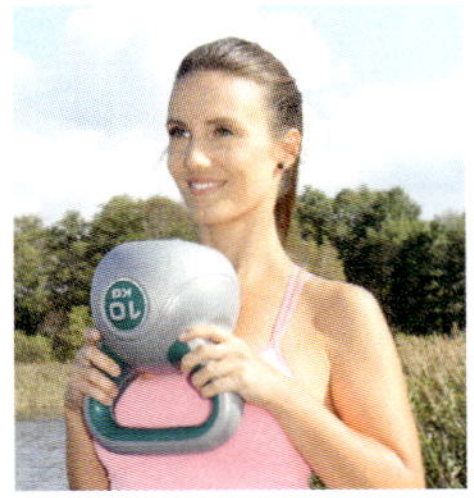

Diese Übung ist Bestandteil des Trainingsplans 12 (Level 6).

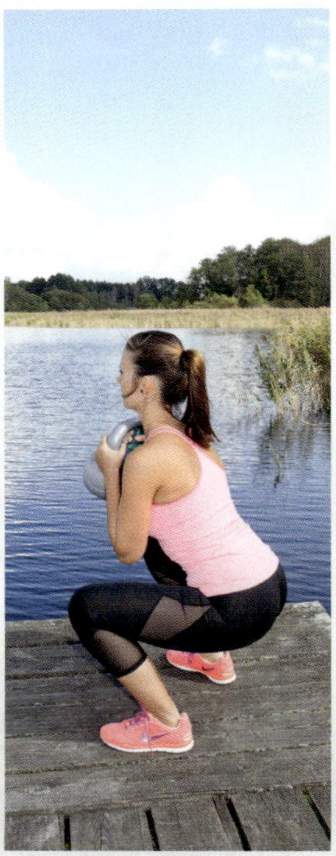
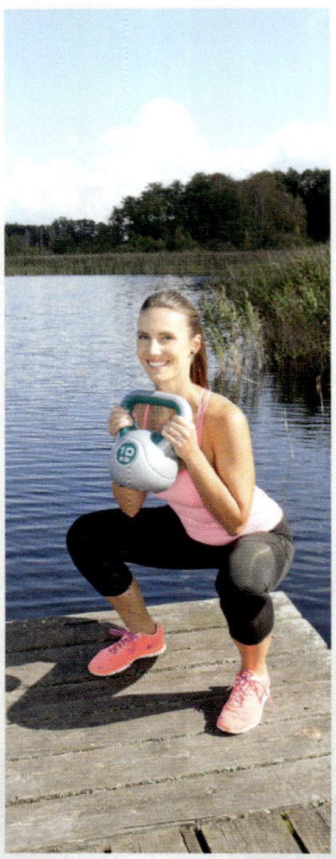

Alternative gefällig?

Anstelle des Haltens der Kettlebell vor der Brust kannst du die Kettlebell auch mit gestreckten Armen zwischen den Beinen halten. Nach dem Aufrichten ziehst du die Kettlebell eng vor dem Körper nach oben bis deine Oberarme waagerecht sind.

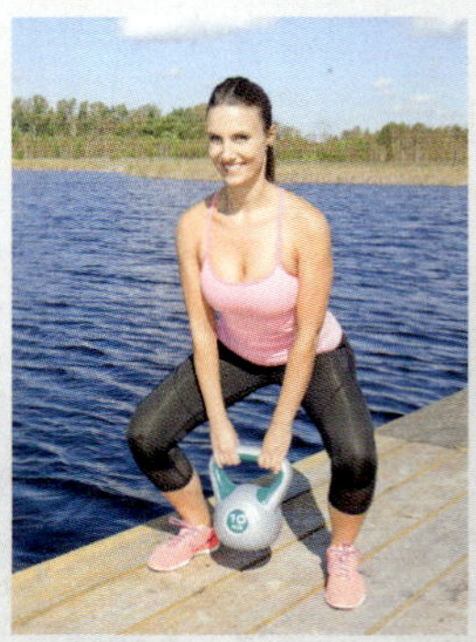
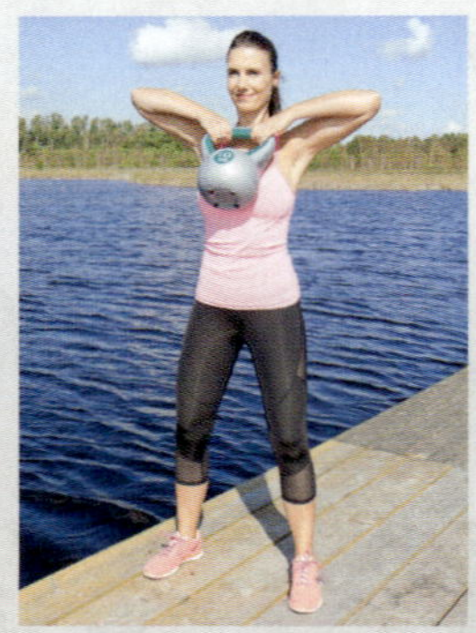

Kniebeuge mit einem Wasserkasten (Stufe 6)

1. Der Wasserkasten ist natürlich am schwersten. Greife ihn an der Seite und halte die Arme gestreckt zwischen den Beinen.
2. Richte dich auf, indem du dich über die Fersen nach oben drückst und die Hüfte nach vorne schiebst.

Diese Übung ist Bestandteil des Trainingsplans 9 (Level 5).

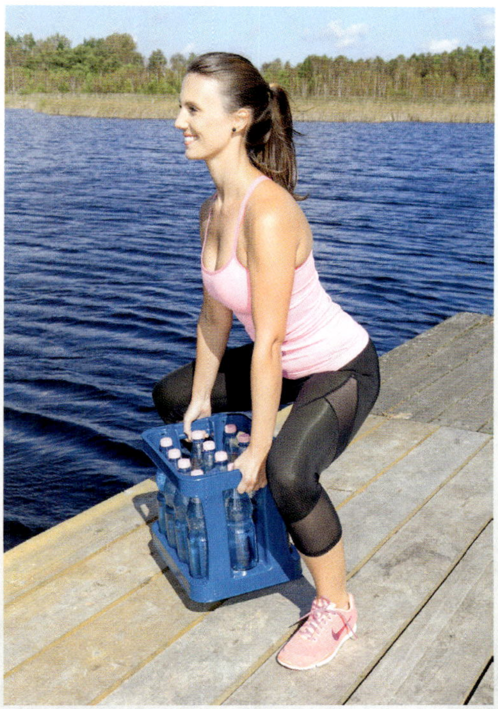

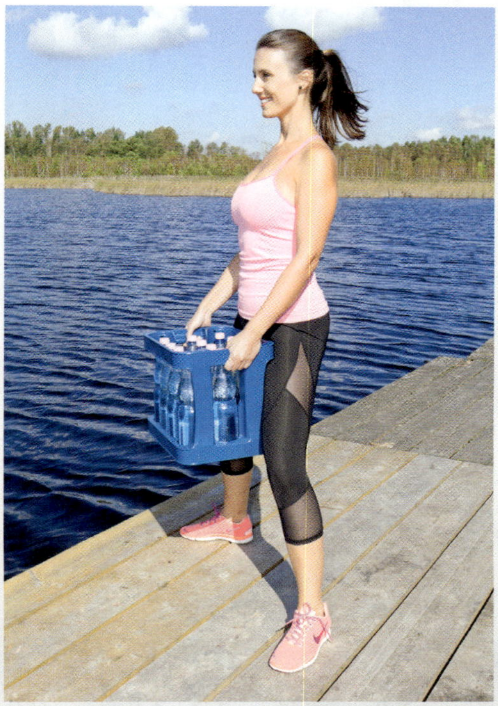

Partner-Kniebeuge mit Gymnastikball (Stufe 7)

1. Jetzt ist Teamwork gefragt. Stell dich Rücken an Rücken mit einem Partner. Dazwischen befindet sich ein Gymnastikball.
2. Geht gleichzeitig in die Knie ohne die Balance zu verlieren. Hier ist eine gute Absprache Voraussetzung.

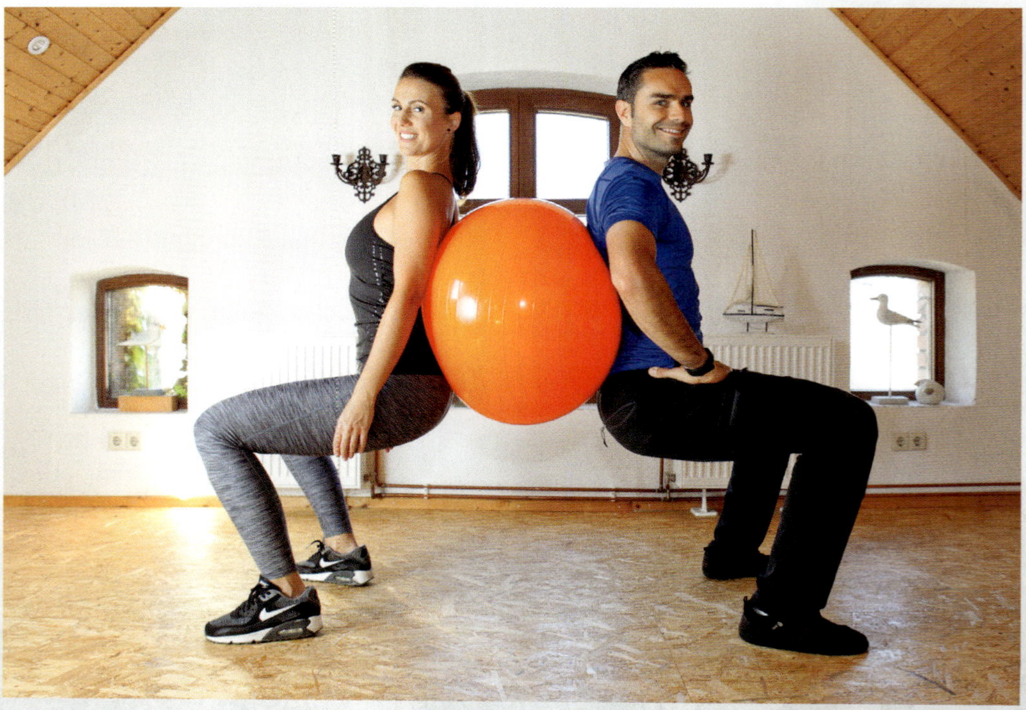

Kniebeuge-Varianten im Ausfallschritt

Kniebeuge im Ausfallschritt

1. Geh in eine große Schrittstellung mit zwei Wasserflaschen in der Hand als zusätzliches Gewicht.
2. Senke das hintere Knie Richtung Boden ab und drücke dich anschließend über die Ferse deines Vorderbeins wieder nach oben. Halte dabei deinen Oberkörper aufrecht. Dein vorderes Bein hat einen rechten Winkel.

Diese Übung ist Bestandteil des Trainingsplans 1 (Level 1).

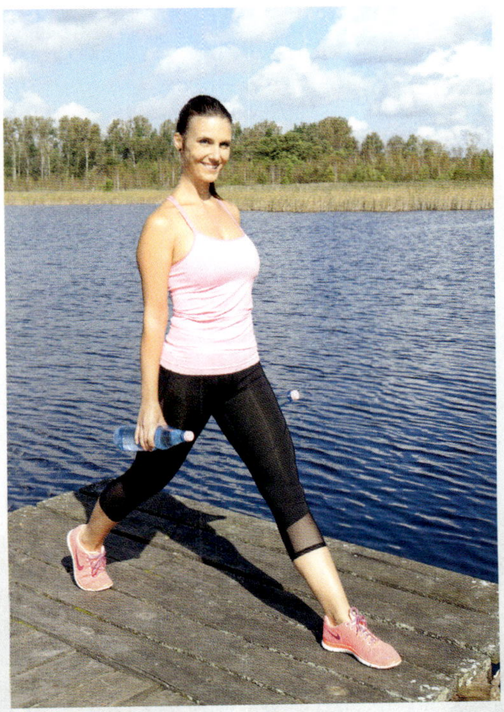

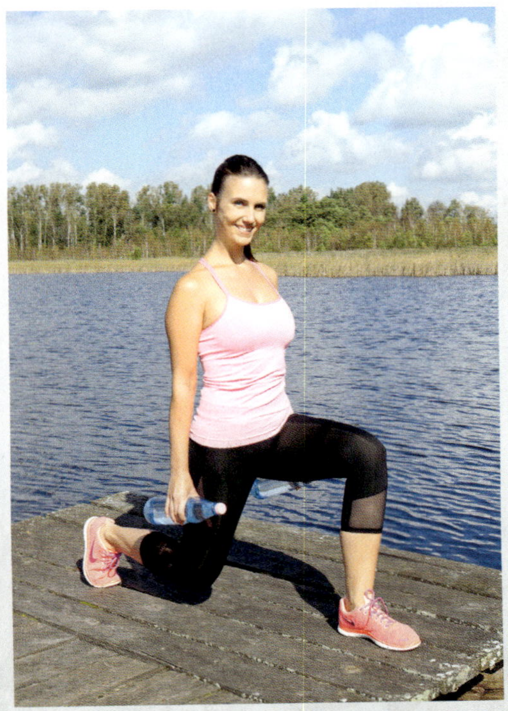

Bulgarische Kniebeuge im Ausfallschritt (hinteres Bein erhöht)

1. Geh in den Ausfallschritt. Setze deinen hinteren Fuß auf ein Step-Brett oder eine ähnliche Erhöhung.

2. Senke das hintere Knie Richtung Boden ab und drücke dich anschließend über die Ferse deines Vorderbeins wieder nach oben. Halte dabei deinen Oberkörper aufrecht. Dein vorderes Bein hat einen rechten Winkel.

Diese Übung ist Bestandteil des Trainingsplans 3 (Level 2).

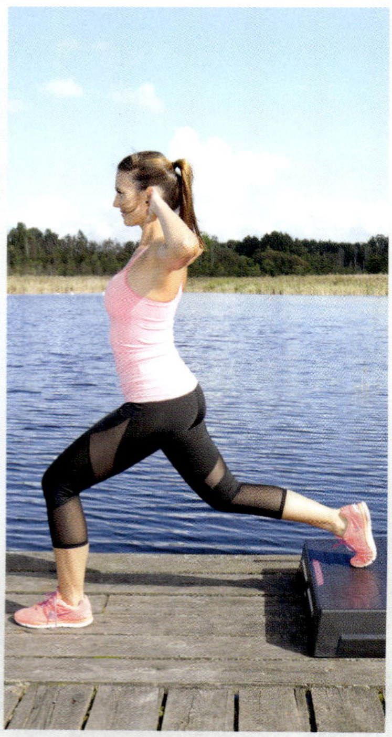

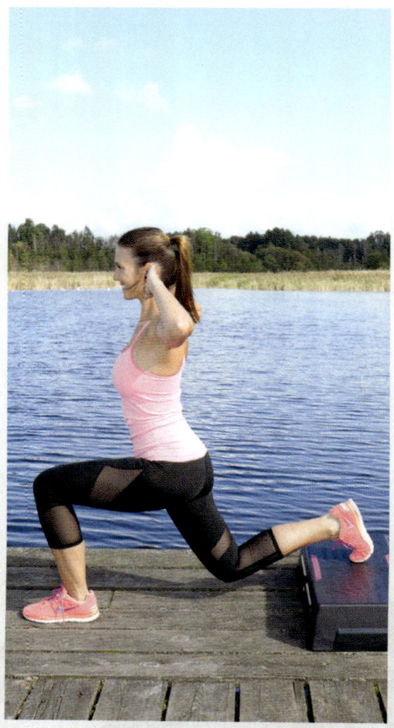

Variante: Führe die Übung mit einem Stuhl aus. Durch die Erhöhung der Auflagefläche bei dem hinteren Bein wird die Übung schwieriger.

Diese Variante ist Bestandteil des Trainingsplans 9 (Level 5).

Überkopf-Kniebeuge im Ausfallschritt mit Thera-Band®

1. Strecke deine Arme über den Kopf mit einem gespannten Thera-Band®.
2. Senke das hintere Knie Richtung Boden ab und drücke dich anschließend über die Ferse deines Vorderbeins wieder nach oben. Halte dabei deinen Oberkörper aufrecht. Dein Brustkorb ist geweitet und dein vorderes Bein hat einen rechten Winkel.

Diese Übung ist Bestandteil des Trainingsplans 7 (Level 4).

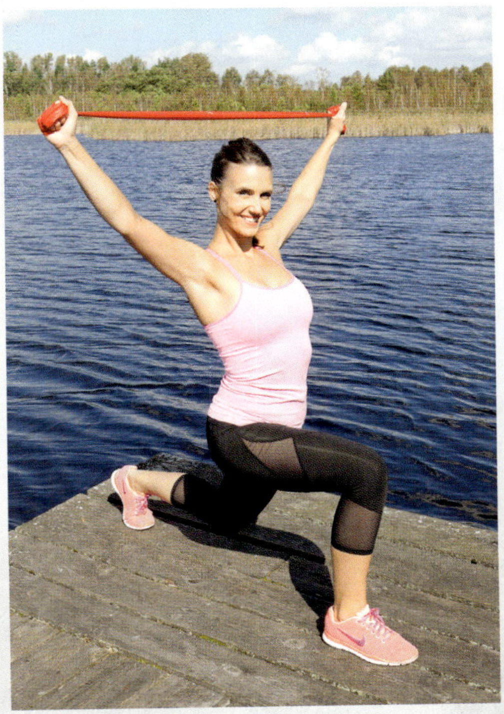

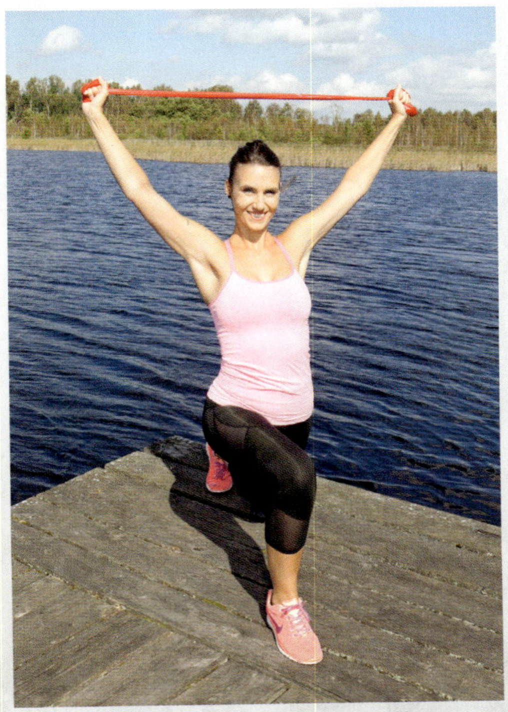

Alternierende Ausfallschritte

1. Fange im aufrechten Stand an. Halte zwei Wasserflaschen als zusätzliches Gewicht in den Händen.
2. Mache einen großen Ausfallschritt mit dem rechten Bein nach vorne.
3. Stoße dich kräftig mit dem vorderen Bein ab und gehe zurück in die Ausgangsposition.
4. Mache einen großen Ausfallschritt mit dem linken Bein nach vorne.
5. Stoße dich kräftig mit dem vorderen Bein ab und gehe zurück in die Ausgangsposition.

Diese Übung ist Bestandteil des Trainingsplans 6 (Level 3).

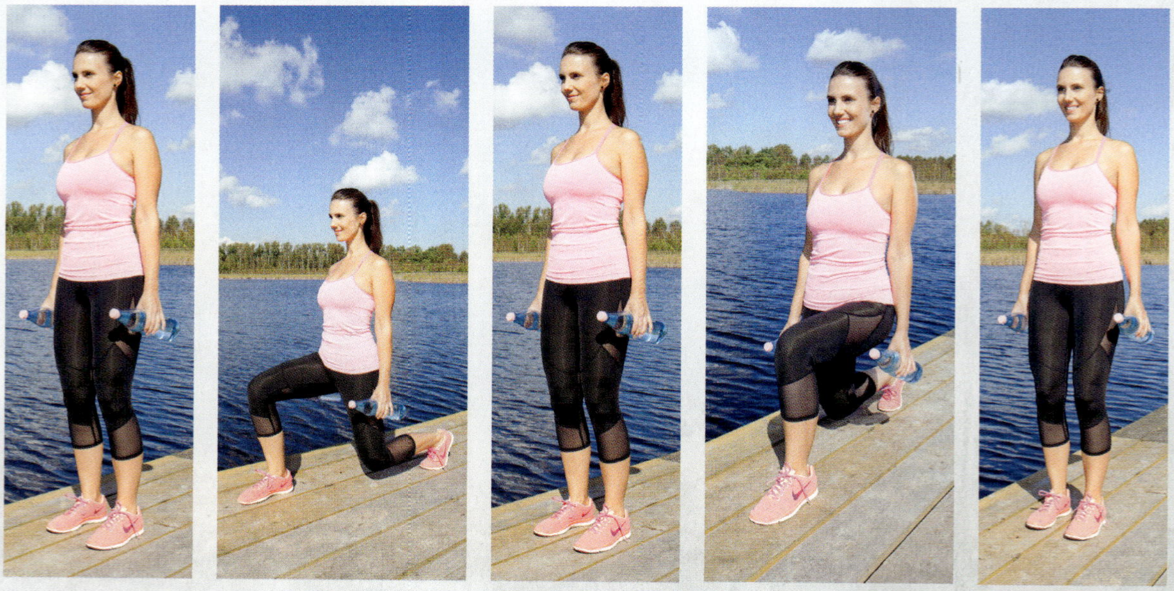

Po-Krafttraining im Stand

Good Mornings mit Thera-Band®

1. Stelle dich schulterbreit auf ein Thera-Band® und verschränke die Arme mit dem Thera-Band® vor der Brust.
2. Neige deinen Oberkörper mit geradem Rücken nach vorne und richte dich anschließend wieder auf, indem du die Hüfte nach vorne drückst.

Diese Übung ist Bestandteil des Trainingsplans 2 (Level 1).

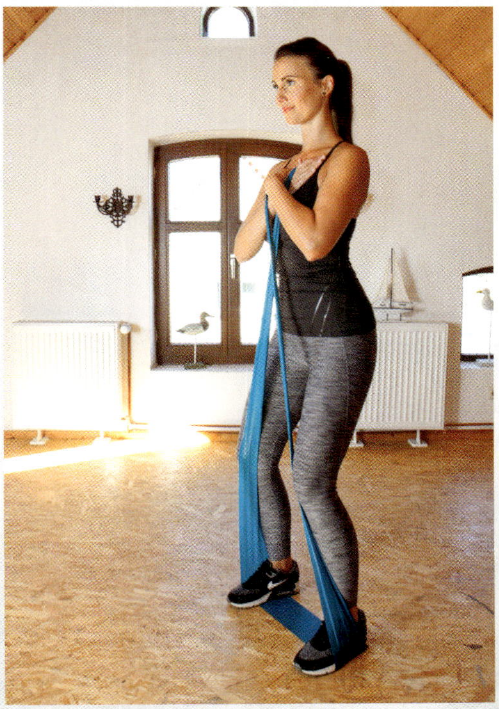

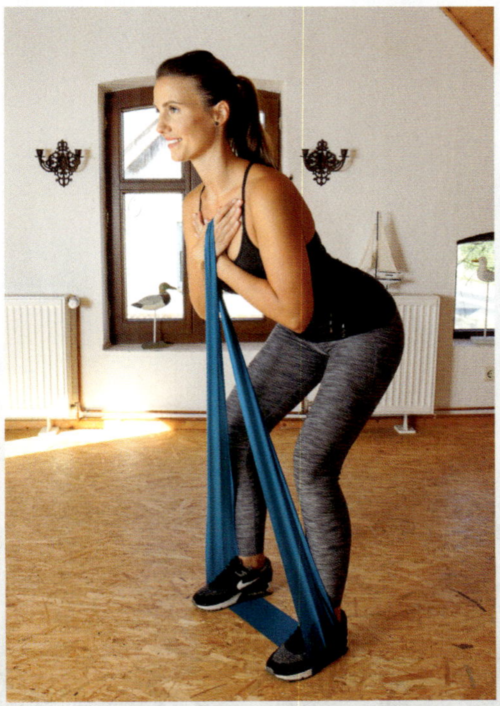

Kreuzheben mit Wasserkasten

1. Halte einen Wasserkasten eng vor dem Körper.
2. Neige deinen Oberkörper mit gestrecktem Rücken nach vorn bis zur Waagerechten. Senke den Kasten eng am Körper zwischen den Beinen ab.
3. Richte dich anschließend wieder auf, indem du deine Hüfte nach vorne drückst.

Diese Übung ist Bestandteil des Trainingsplans 5 (Level 3).

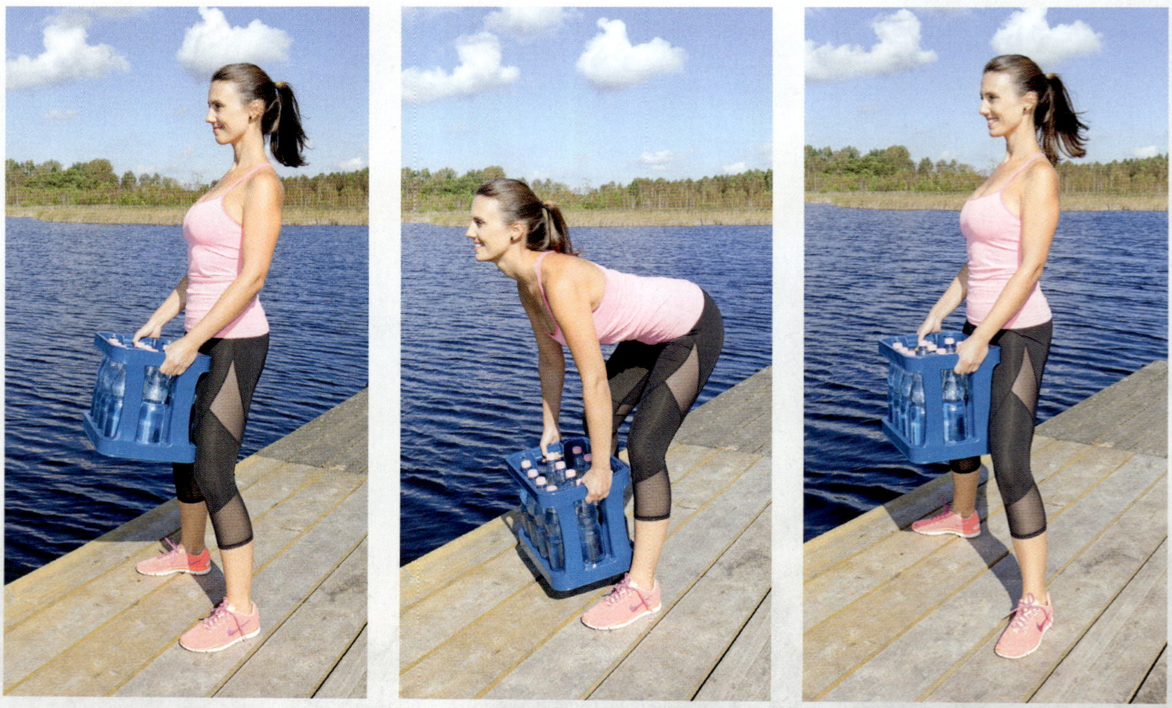

Einbeiniges Kreuzheben

1. Stelle dich aufs rechte Bein und winkle das linke in der Luft an. Halte in der linken Hand eine Wasserflasche.
2. Führe das linke Bein nach hinten, während du den Oberkörper bis zur Waagerechten nach vorne neigst (Standwaage). Halte deinen linken Arm die ganze Zeit über senkrecht nach unten.
3. Komme anschließend zurück in die Ausgangsposition ohne das linke Bein abzusetzen.

Diese Übung ist Bestandteil des Trainingsplans 6 (Level 3).

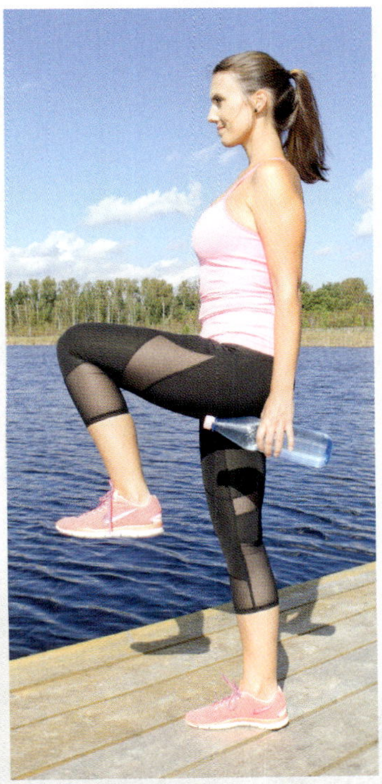

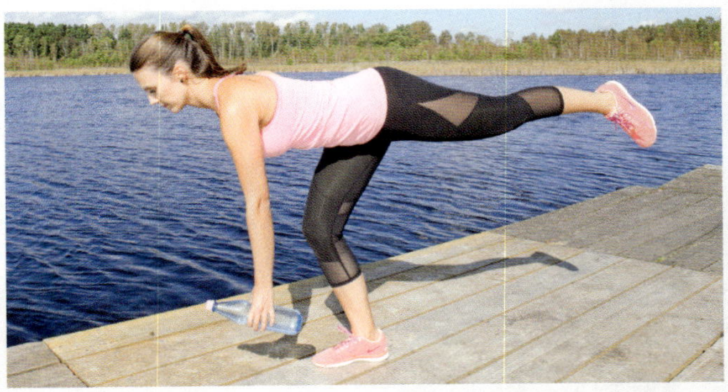

Variante: Nimm ein schweres Gewicht (z. B. eine Hantel oder Kettlebell).

Diese Variante ist Bestandteil des Trainingsplans 8 und 9 (Level 4 und 5).

Po-Straffer

1. Stelle dich auf ein Bein und winkele das andere etwa 90° an.
2. Kicke das angewinkelte Bein nach hinten gegen einen imaginären Widerstand bis du die Spannung im Po maximal spürst. Deinen Oberkörper kannst du dabei leicht nach vorne neigen.

Diese Übung ist Bestandteil des Trainingsplans 4 (Level 2).

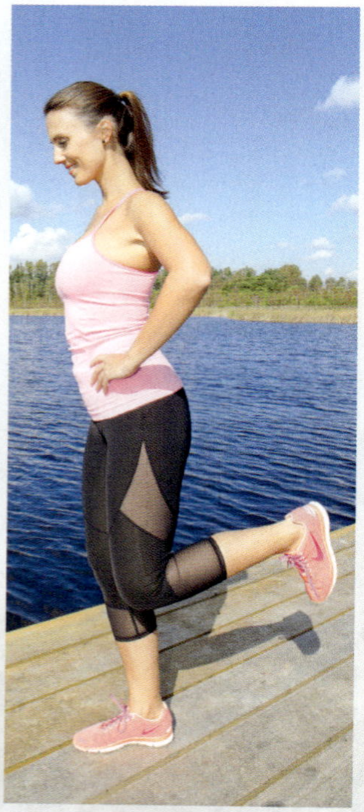

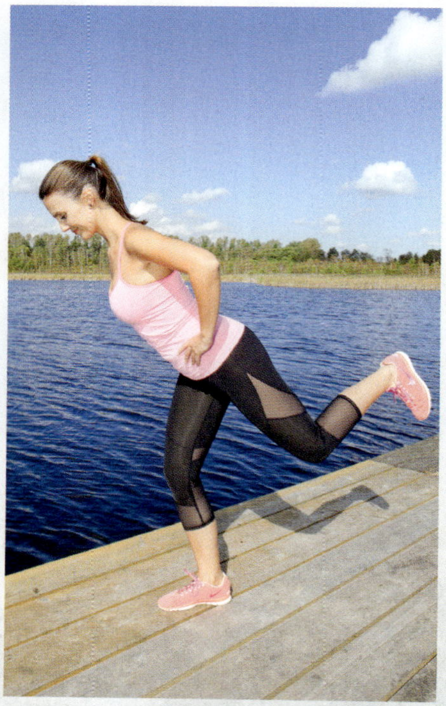

Variante: Schnalle dir Fußgelenksgewichte um.

Diese Variante ist Bestandteil des Trainingsplans 7 (Level 4).

Diagonales Arm- und Beinheben im Stand

1. Ausgangsposition ist der aufrechte Stand.
2. Führe gleichzeitig das linke Bein gestreckt nach hinten und den rechten Arm nach oben.

Diese Übung ist Bestandteil des Trainingsplans 5 (Level 3).

Variante: Spanne ein Miniband über deine Fußgelenke. Dies gibt dir mehr Widerstand.

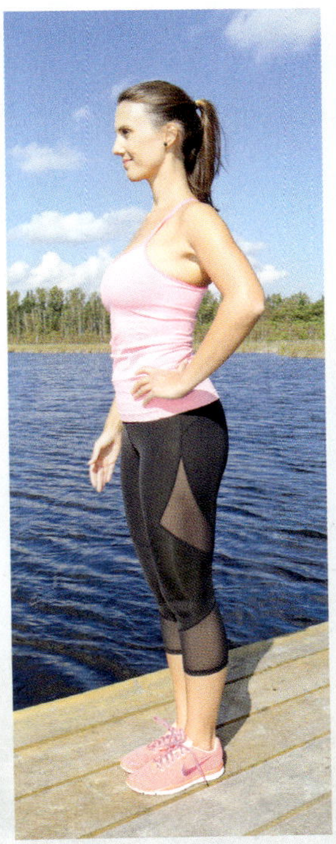
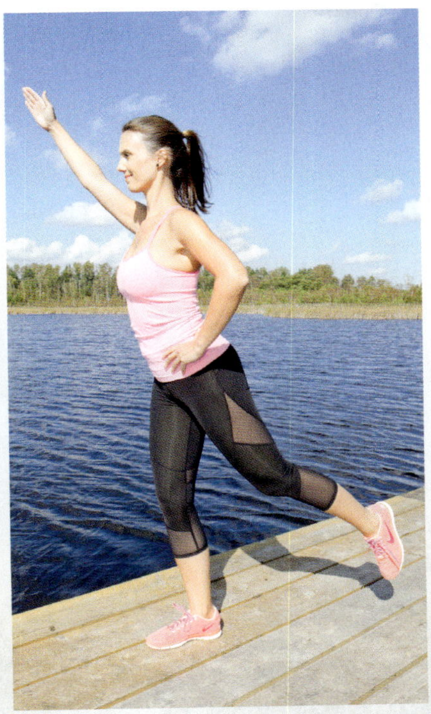
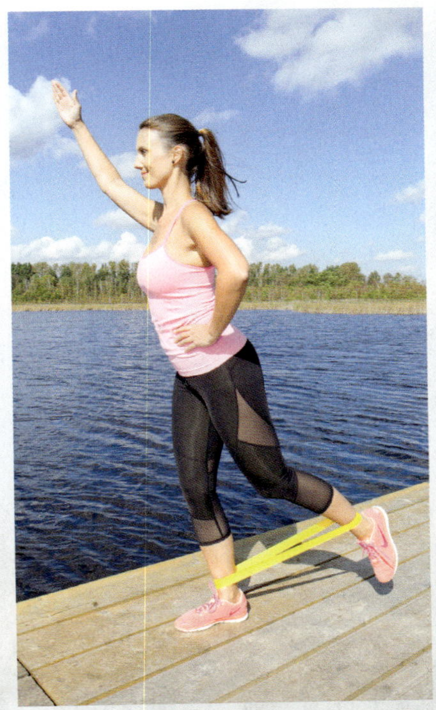

Step-Up auf Stuhl

1. Stelle den rechten Fuß auf die Sitzfläche eines Stuhls.
2. Drücke dich vom rechten Bein kräftig nach oben ab und führe das linke Bein nach oben.
3. Setze anschließend den linken Fuß wieder auf den Boden und beginne von vorn.

Diese Übung ist Bestandteil des Trainingsplans 5 (Level 3).

Variante: Schnapp dir zwei Wasserflaschen als Zusatzgewichte.
Diese Variante ist Bestandteil des Trainingsplans 9 (Level 5).

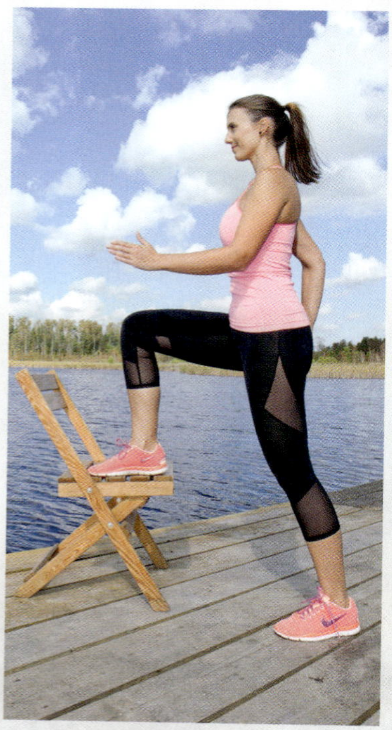

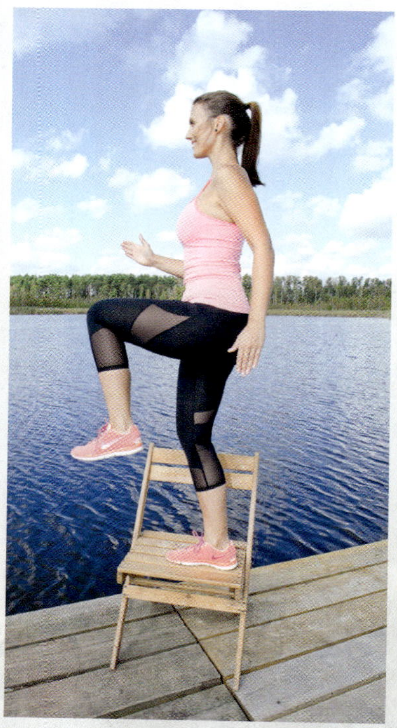

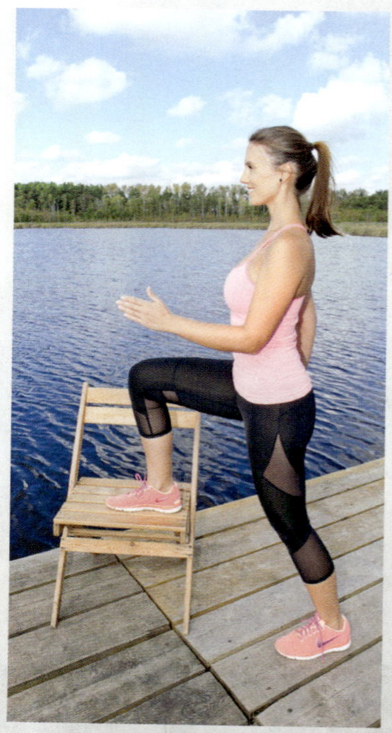

Beinabduktion mit Minibands

1. Platziere das Miniband mit dem höheren Widerstand (grün) oberhalb der Knie und das mit dem niedrigeren Widerstand (gelb) oberhalb der Knöchel. Stehe schulterbreit.
2. Drücke deine Knie soweit du kannst nach außen bis deine Pobacken brennen.

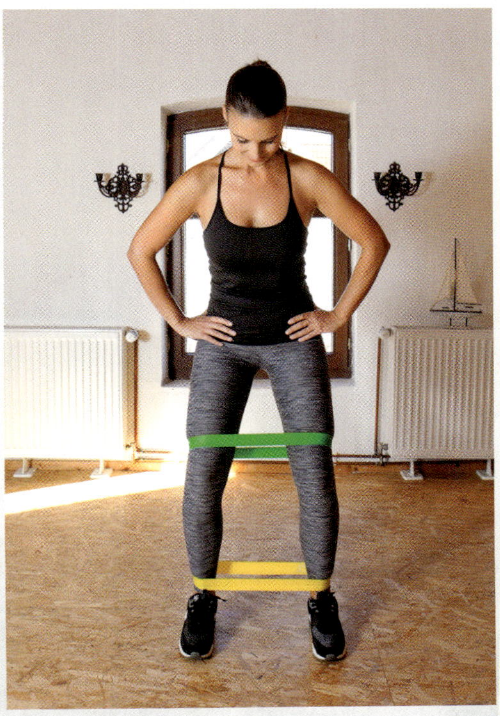

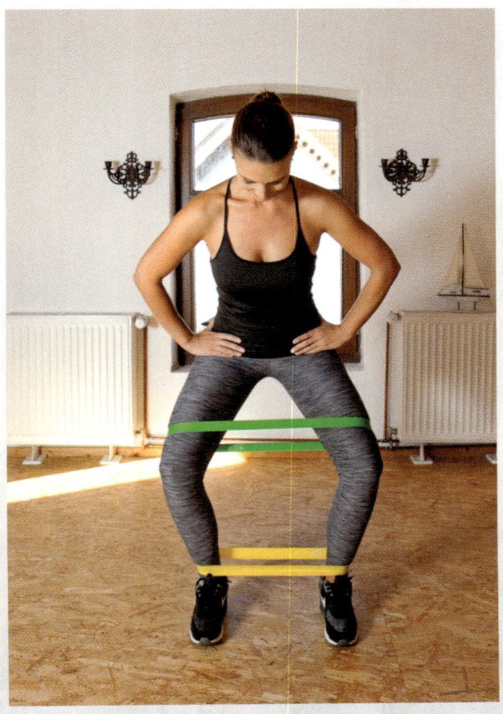

Seitwärtsgang mit Minibands

1. Platziere das Miniband mit dem höheren Widerstand (grün) oberhalb der Knie und das mit dem niedrigeren Widerstand (gelb) oberhalb der Knöchel. Beginne im aufrechten schulterbreiten Stand.
2. Führe Seitwärtsschritte nach rechts aus und ziehe das linke Bein immer nur zur Hälfte nach, damit die Grundspannung nicht verloren geht. Gleichzeitig bewegst du den Gegenarm nach vorne.
3. Anschließend machst du die Seitwärtsschritte zur anderen Seite.

Diese Übung ist Bestandteil des Trainingsplans 10 (Level 5).

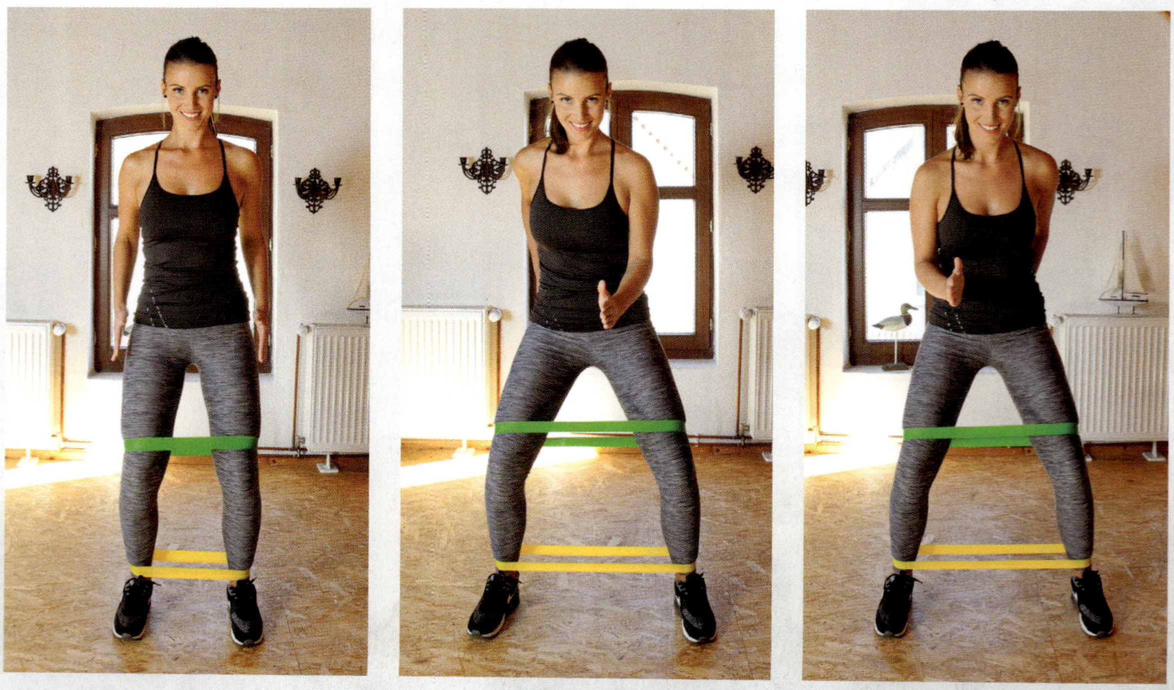

Seite Tipp, hinten Tipp mit Minibands

1. Platziere das Miniband mit dem höheren Widerstand (grün) oberhalb der Knie und das mit dem niedrigeren Widerstand (gelb) oberhalb der Knöchel. Stabiler Stand.
2. Spreize dein rechtes Bein nach rechts außen und verlagere dabei dein Körpergewicht auf das linke Bein. Tippe mit den Zehenspitzen des rechten Fußes den Boden an.
3. Anschließend führst du das Bein nach hinten und tippst mit den Zehenspitzen den Boden an. Danach zurück zur Ausgangsposition und wieder von vorn. Achte während der gesamten Bewegung darauf, dass dein Gewicht auf dem Standbein bleibt!

Diese Übung ist Bestandteil des Trainingsplans 10 (Level 5).

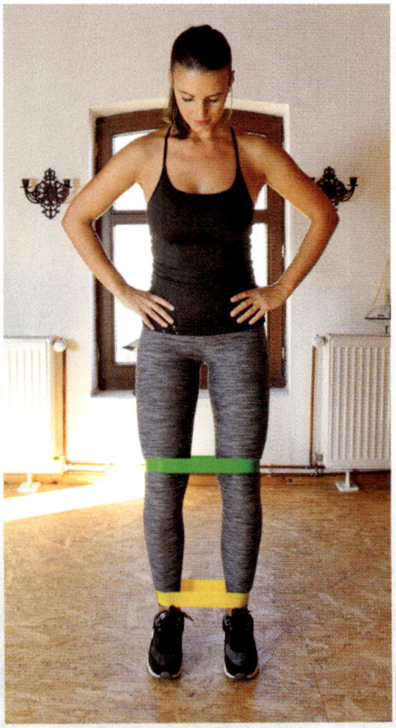

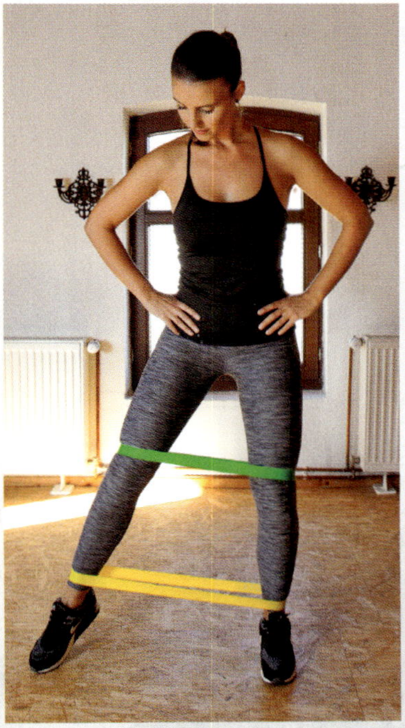

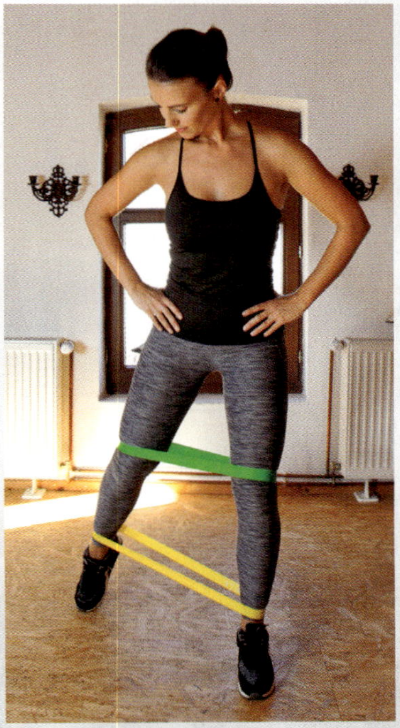

Po-Krafttraining im Vierfüßlerstand

Beinrückheben

1. Gehe auf alle Viere.
2. Strecke ein Bein bis zur Waagerechten nach hinten aus.
3. Führe das Bein wieder nach vorn. Setze das Knie zwischendurch nicht ab!

Diese Übung ist Bestandteil des Trainingsplans 1 (Level 1).

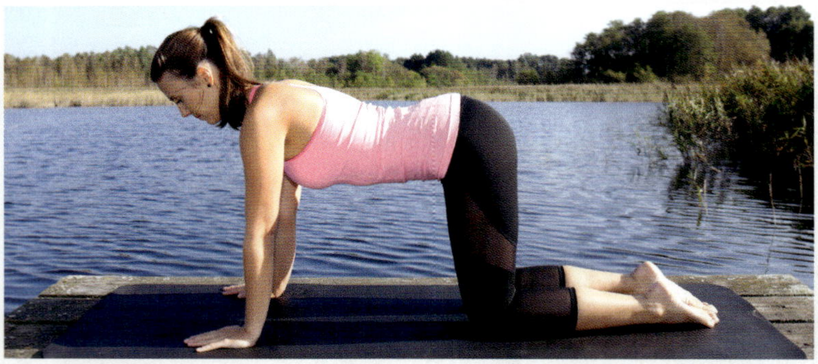

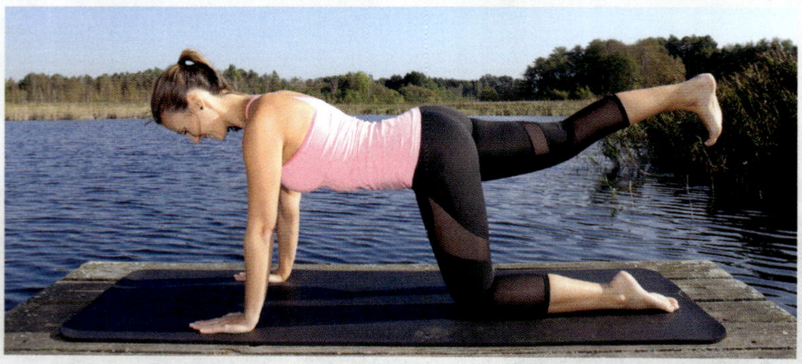

Variante: Schnalle dir für mehr Widerstand Fußgelenksgewichte um.

Diese Variante ist Bestandteil des Trainingsplans 7 (Level 4).

Rückendiagonale

1. Gehe auf alle Viere.
2. Strecke das rechte Bein und den linken Arm aus.
3. Halte die Position 15 s.
4. Senke Arm und Bein wieder ab und wechsele auf die andere Seite (linkes Bein, rechter Arm).

Diese Übung ist Bestandteil des Trainingsplans 2 (Level 1).

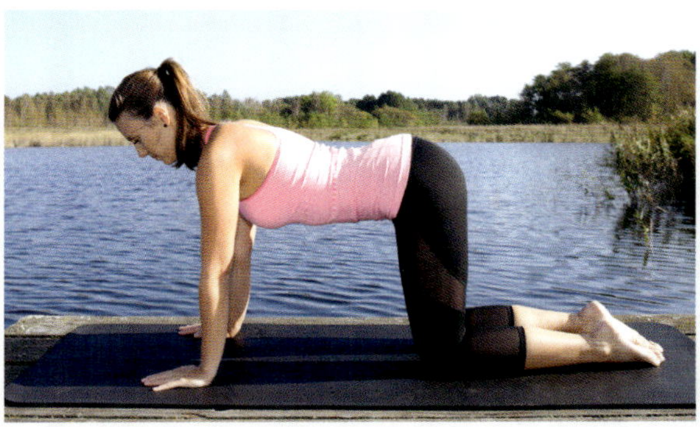

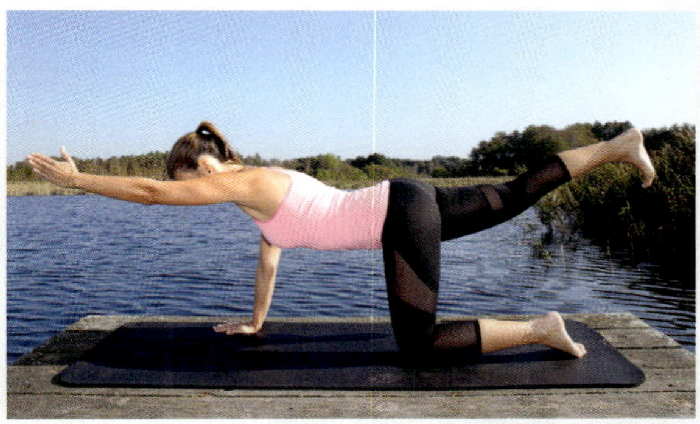

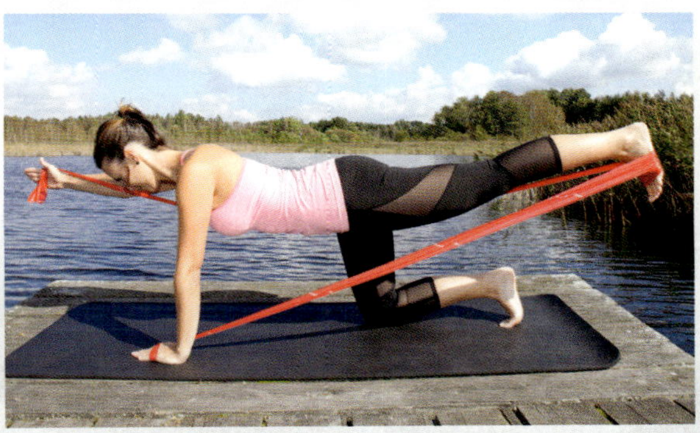

Variante:
Verwende für mehr Widerstand Fußgelenksgewichte oder ein Thera-Band®.

Letztere Variante ist Bestandteil des Trainingsplans 11 (Level 5).

High Kick

1. Gehe auf alle Viere.
2. Winkele ein Bein in der Waagerechten im 90°-Winkel an.
3. Führe kleine Kick-Bewegungen senkrecht nach oben aus (nur wenige Zentimeter „pulsieren“).

Diese Übung ist Bestandteil des Trainingsplans 3 (Level 2).

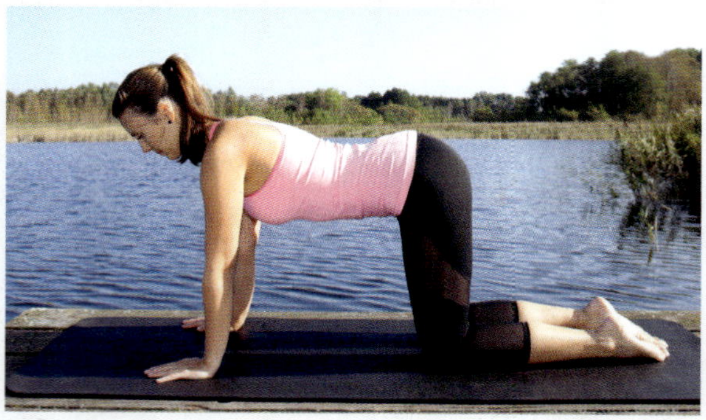

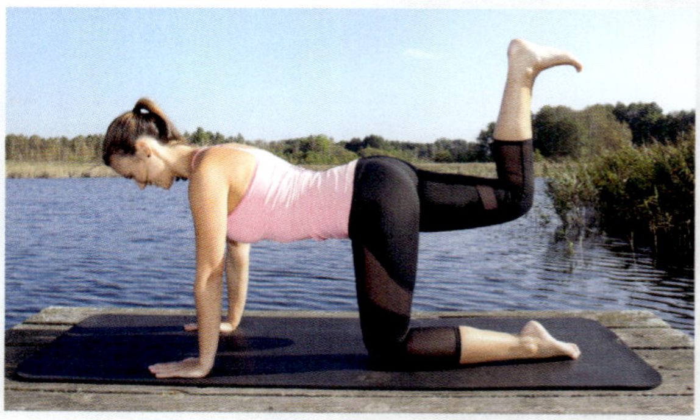

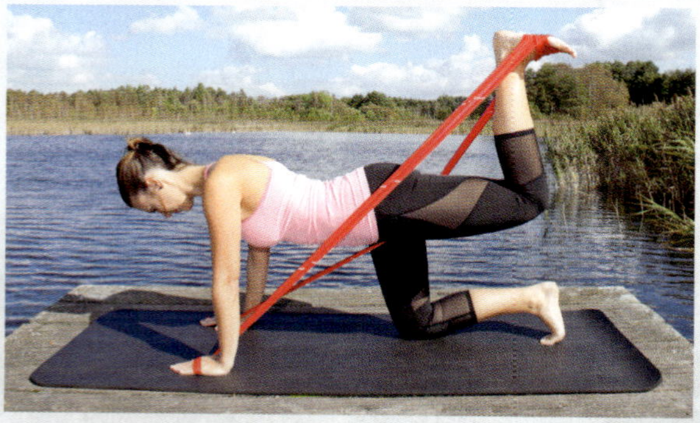

Variante:
Verwende für mehr Widerstand Fußgelenksgewichte oder ein Thera-Band®.

Letztere Variante ist Bestandteil des Trainingsplans 11 (Level 5).

Po-Krafttraining im Liegestütz

Alternierendes Beinheben

1. Gehe in die Liegestützposition mit ausgestreckten Armen.
2. Hebe wechselseitig das rechte und das linke Bein mindestens 30 cm vom Boden ab, während der Rumpf die Spannung beibehält.

Diese Übung ist Bestandteil des Trainingsplans 5 (Level 3).

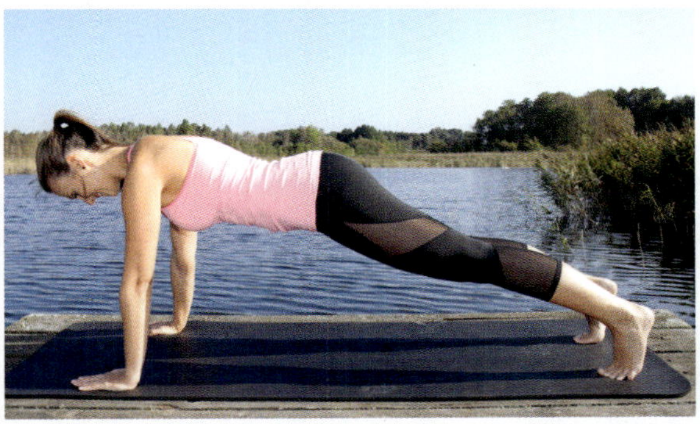

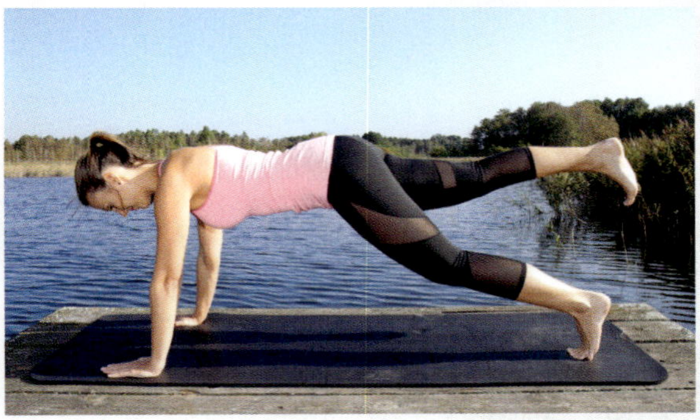

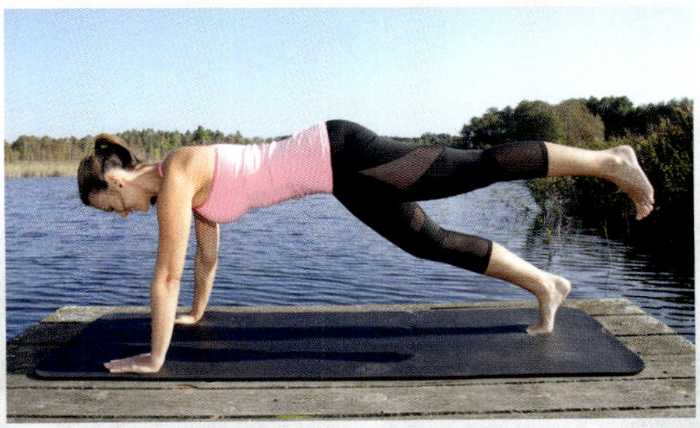

Variante: Mache während des Beinhebens einen echten Liegestütz, d. h. senke den Oberkörper nach unten ab, indem du die Arme beugst und drücke dich anschließend wieder nach oben.

Po-Krafttraining im Unterarmstütz

Gerader Unterarmstütz (Frontstütz) mit Beinbewegung

1. Setze deine Unterarme frontal auf die Matte und halte in etwa einen rechten Winkel im Arm.
2. Spanne aktiv deinen Bauch an.
3. Hebe im Wechsel das rechte und linke Bein an.

Diese Übung ist Bestandteil des Trainingsplans 7 (Level 4).

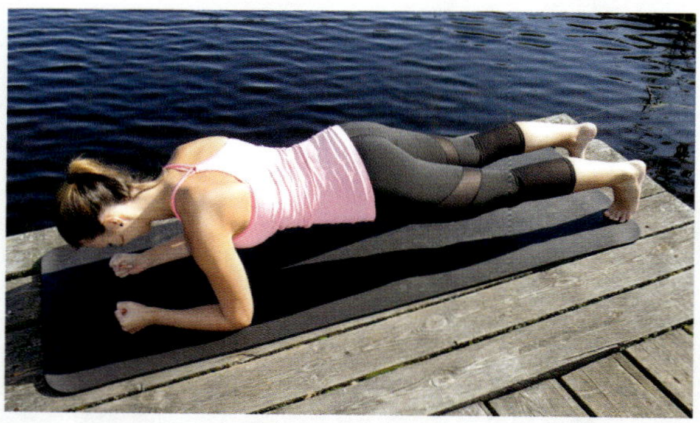

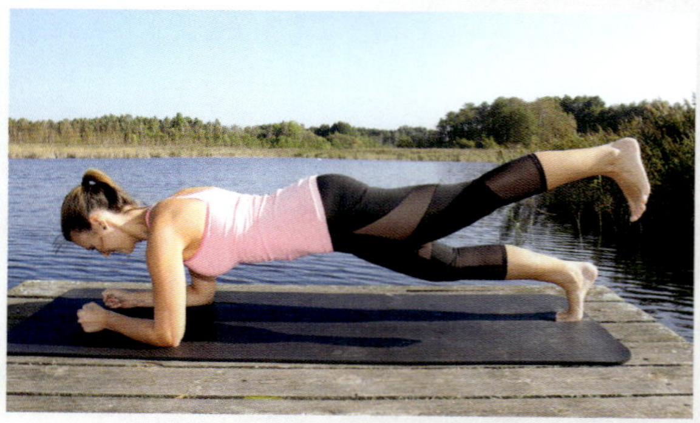

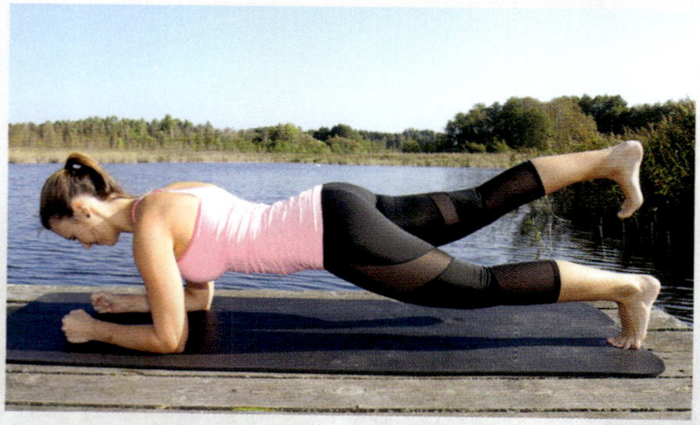

Variante: Spreize die Beine abwechselnd seitlich ab und tippe mit den Zehenspitzen auf den Boden.

Seitlicher Unterarmstütz (Seitstütz) mit Beinspreizung

1. Stütze deinen Unterarm seitlich auf die Matte. Der Ellbogen befindet sich senkrecht unter der Schulter. Der Ober- und Unterarm bilden einen rechten Winkel. Winkele deine Beine an und lege sie übereinander.
2. Drücke deine Hüfte nach oben und nach vorne.
3. Spreize das obere Bein ab und halte die Position.

Diese Übung ist Bestandteil des Trainingsplans 4 (Level 2).

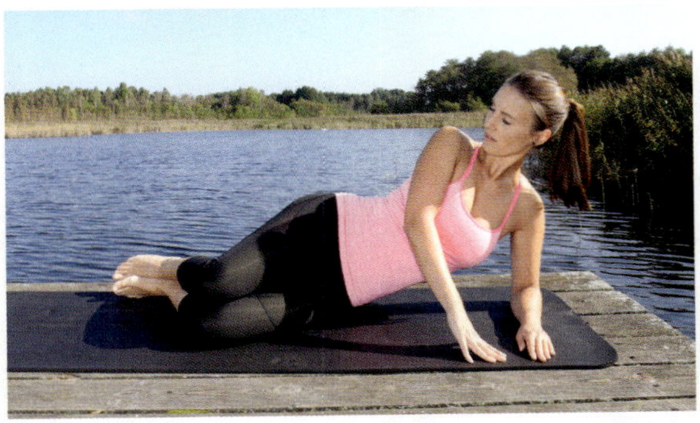

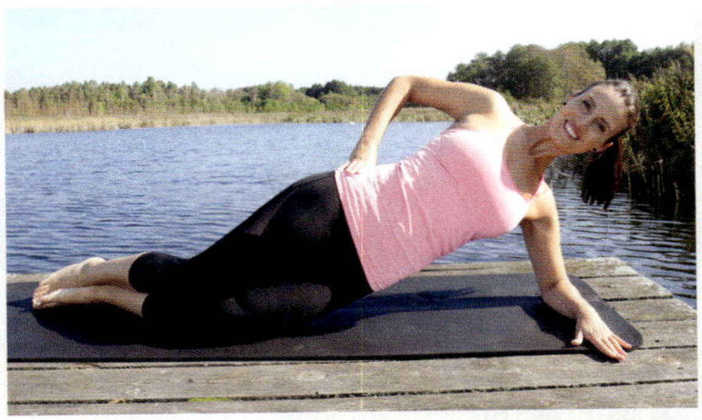

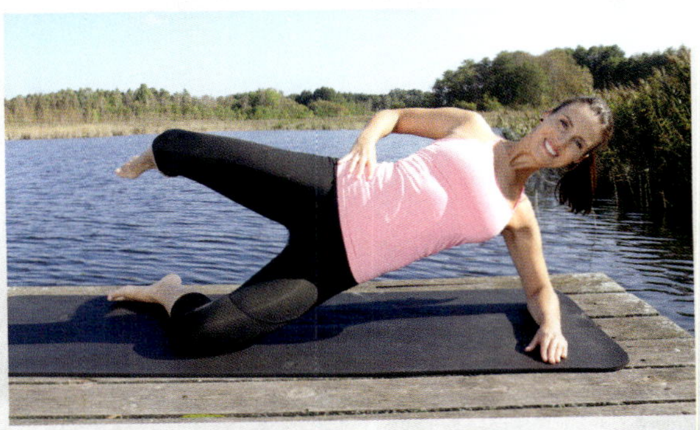

Variante: Schnalle dir Fußgelenksgewichte um. Strecke dann das abgespreizte Bein aus und ziehe es anschließend zu dir heran. Wiederhole den Vorgang mehrmals.

Diese Variante ist Bestandteil des Trainingsplans 6 (Level 3).

Po-Krafttraining in Bauchlage

Alternierendes Beinheben

1. Lege dich auf den Bauch. Der Kopf ist entspannt auf den Händen abgelegt.
2. Hebe abwechselnd das rechte und das linke Bein an.

Diese Übung ist Bestandteil des Trainingsplans 1 (Level 1).

Variante: Schlüpfe in ein Miniband hinein, welches du oberhalb der Knöchel platzierst. Hebe im Wechsel das rechte und linke Bein gegen den Widerstand an.

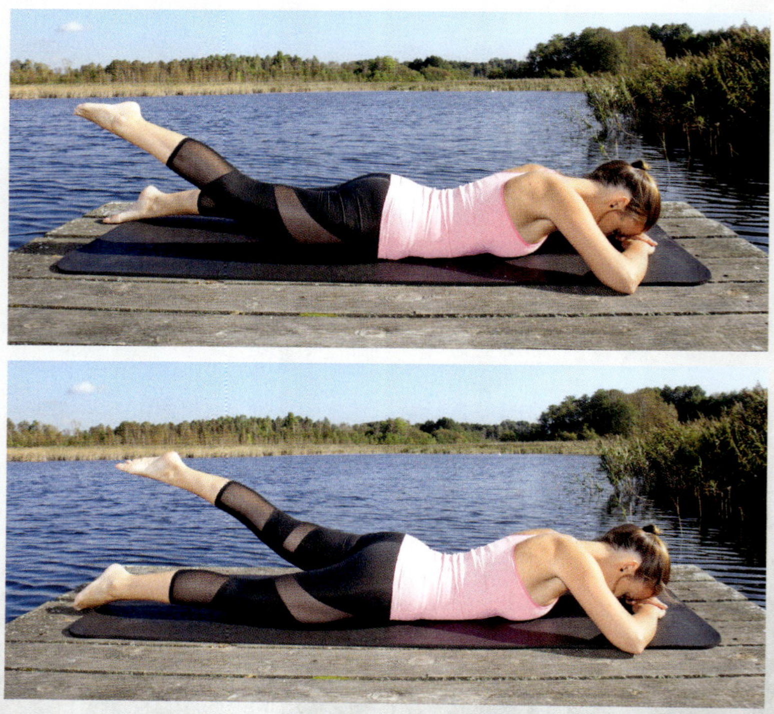

Diagonales Arm- und Beinheben

1. Strecke Arme und Beine lang aus.
2. Hebe gleichzeitig das rechte Bein und den linken Arm an. Halte die obere Position 1 s.
3. Hebe anschließend das linke Bein und den rechten Arm an.

Diese Übung ist Bestandteil des Trainingsplans 2 (Level 1).

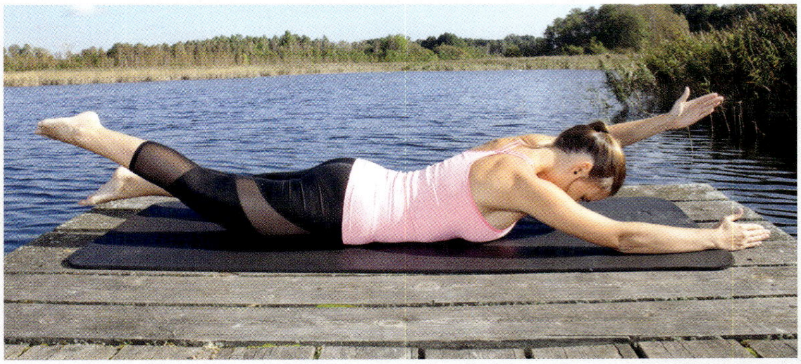

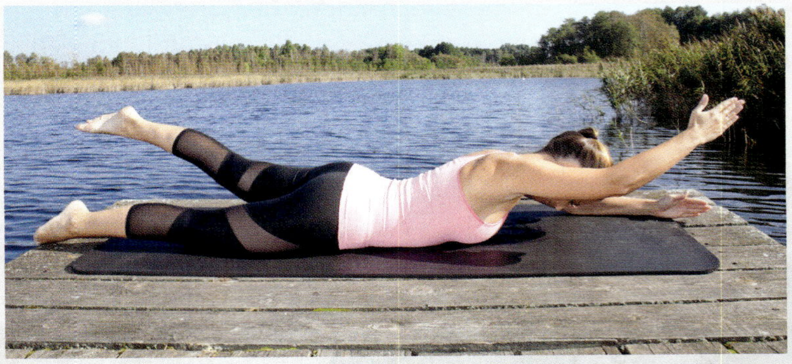

Diagonales Arm- und Beinheben / Hacken in Bauchlage

Variante:

1. Schnalle dir für mehr Widerstand Fußgelenksgewichte um.
2. Hebe beide Arme und Beine vom Boden ab.
3. Führe kleine, schnelle Hackbewegungen mit Armen und Beinen aus. Dadurch aktivierst du nicht nur den Po, sondern auch die tiefe Rückenmuskulatur.

Diese Variante ist Bestandteil des Trainingsplans 8 (Level 4).

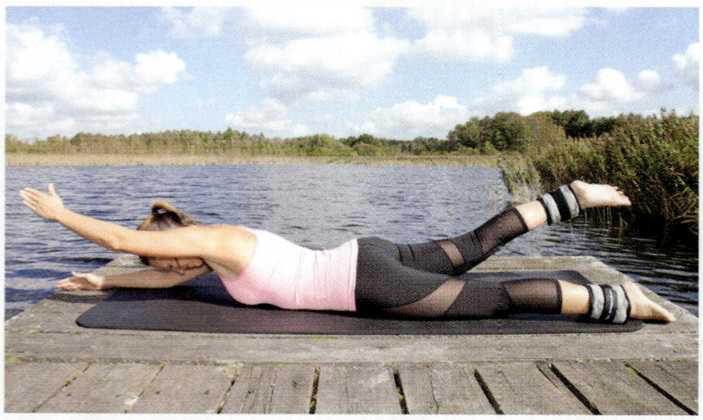
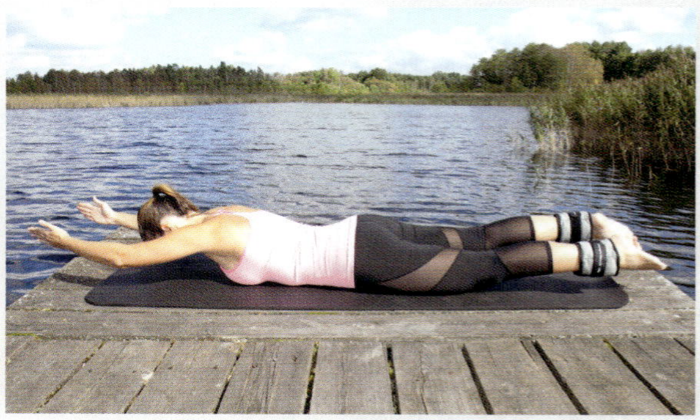
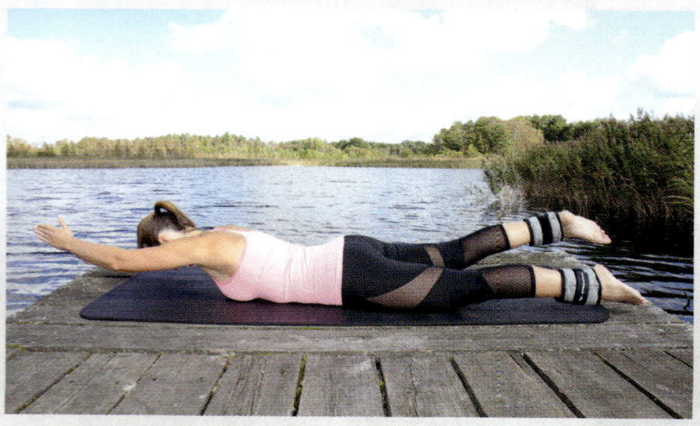
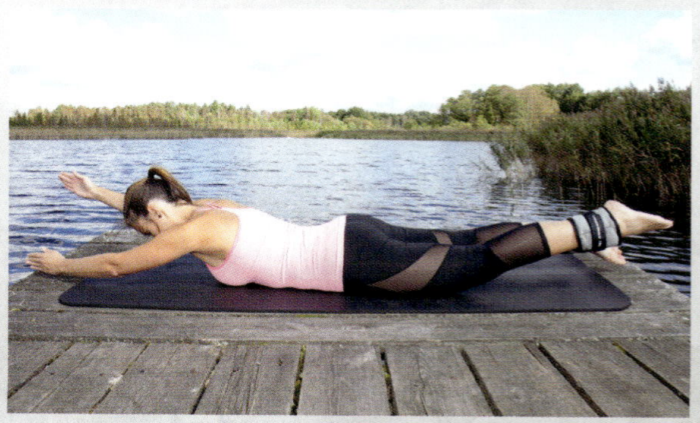

Hampelmann

1. Lege dich auf den Bauch. Strecke deine Arme und Beine aus.
2. Hebe beide Arme und Beine gleichzeitig vom Boden ab.
3. Spreize gleichzeitig deine Arme zur Seite und deine Beine auseinander.
4. Führe Arme und Beine wieder zueinander.

Diese Übung ist Bestandteil des Trainingsplans 3 (Level 2).

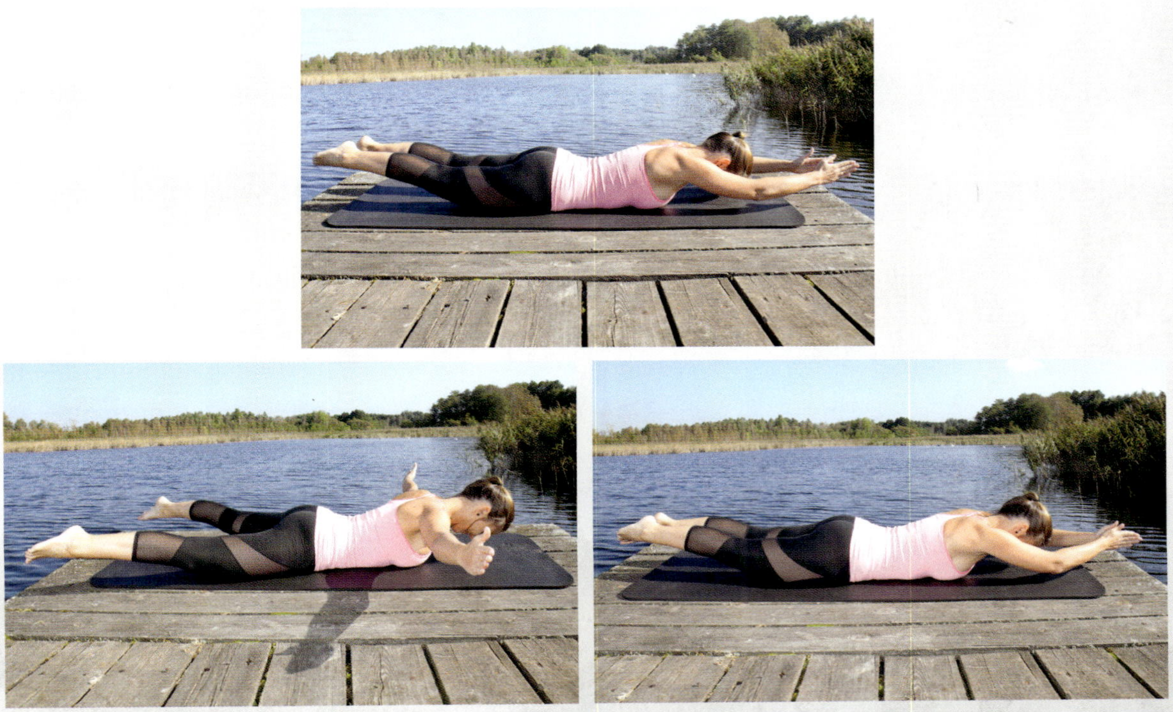

Hampelmann

Variante:

1. Schnalle dir für mehr Widerstand Fußgelenksgewichte um.
2. Schlüpfe in ein Miniband hinein, welches du oberhalb der Knöchel platzierst. Spreize die Beine gegen den Widerstand ab.

Variante 1 ist Bestandteil des Trainingsplans 7 (Level 4).

Variante 2 ist Bestandteil des Trainingsplans 10 (Level 5).

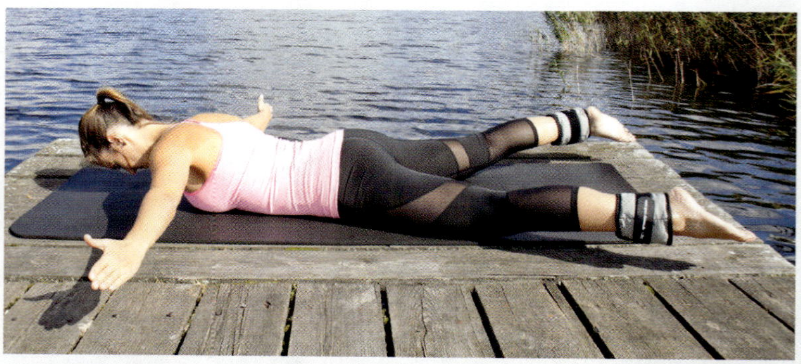

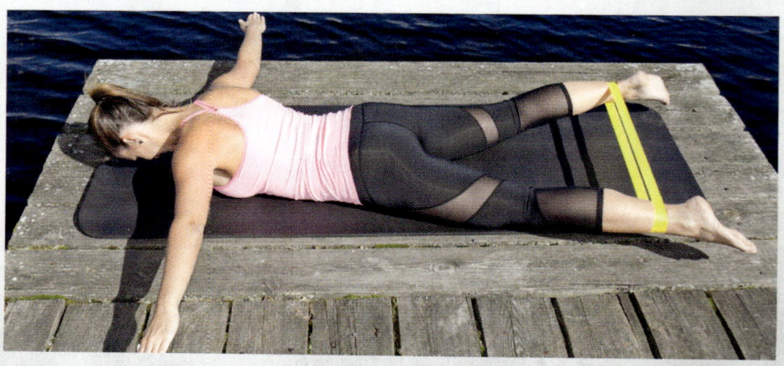

Ballkreise

1. Hebe deine Beine und Arme vom Boden ab. In einer Hand hältst du einen Tennisball.
2. Führe deine gestreckten Arme seitlich neben dem Körper nach hinten. In einer Hand hältst du den Ball.
3. Übergib den Tennisball in Höhe des Pos in die andere Hand und anschließend wieder über dem Kopf.

Diese Übung ist Bestandteil des Trainingsplans 4 (Level 2).

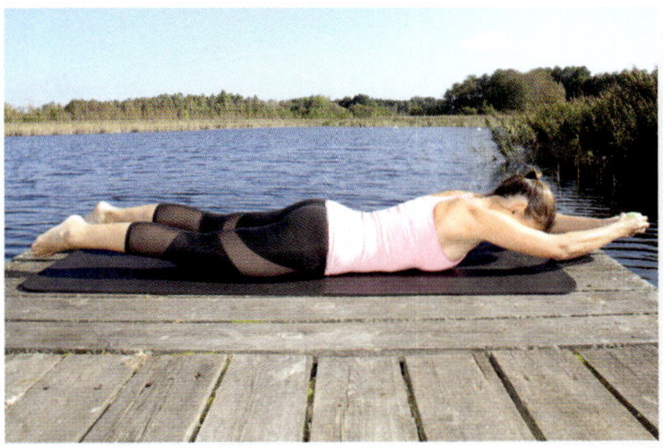
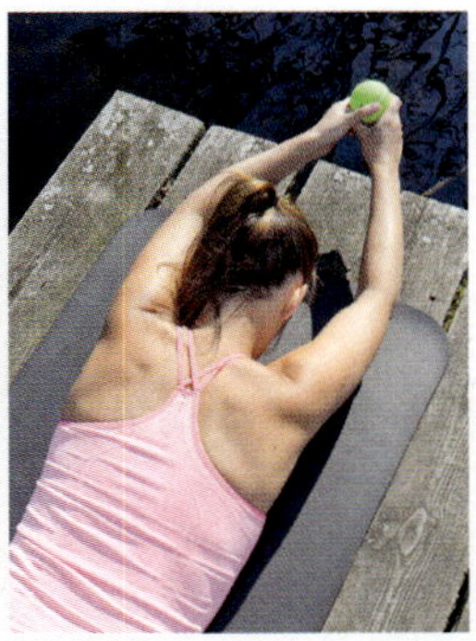
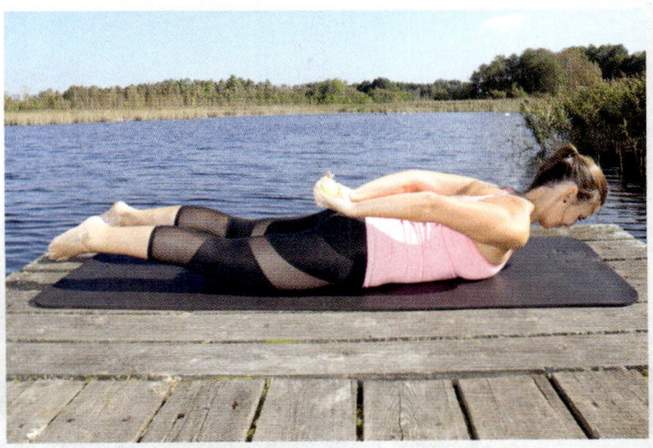
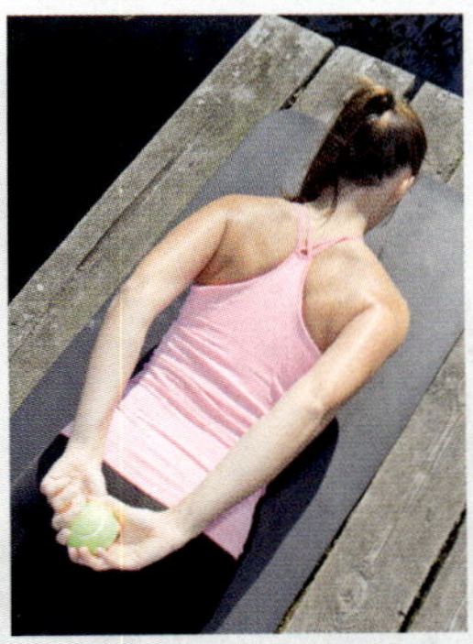

Variante: Nimm Gewichtsmanschetten an deinen Fußgelenken dazu.

Diese Variante ist Bestandteil des Trainingsplans 8 (Level 4).

Po-Krafttraining in Seitenlage

Beinkreise

1. Lege dich auf die Seite und stütze deinen Kopf entspannt auf die Hand.
2. Hebe dein oberes Bein gestreckt an.
3. Führe mit dem Bein große Kreise vor dem Körper aus, ohne es abzulegen.

Diese Übung ist Bestandteil des Trainingsplans 4 (Level 2).

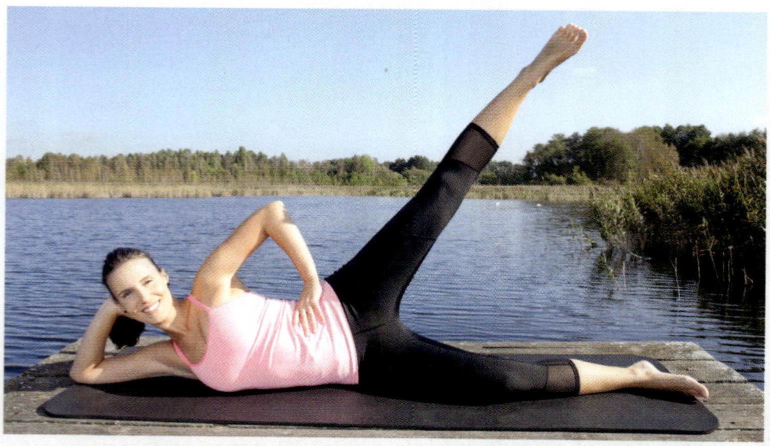

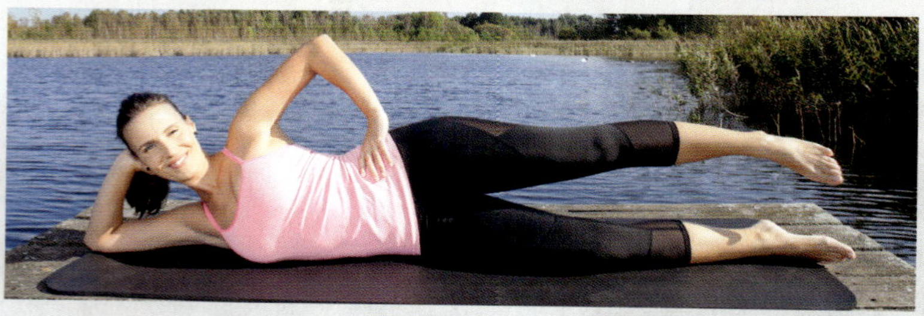

Variante: Trage Gewichtsmanschetten an den Fußgelenken.

Diese Variante ist Bestandteil des Trainingsplans 8 (Level 4).

Po-Krafttraining in Rückenlage

Beckenlift

1. Lege dich auf den Rücken und stelle beide Füße nebeneinander auf.
2. Drücke deine Hüfte maximal nach oben und halte den höchsten Punkt 1 s. Oberschenkel und Oberkörper bilden eine Linie.
3. Senke die Hüfte langsam wieder ab, ohne den Po ganz abzulegen.

Diese Übung ist Bestandteil des Trainingsplans 1 (Level 1).

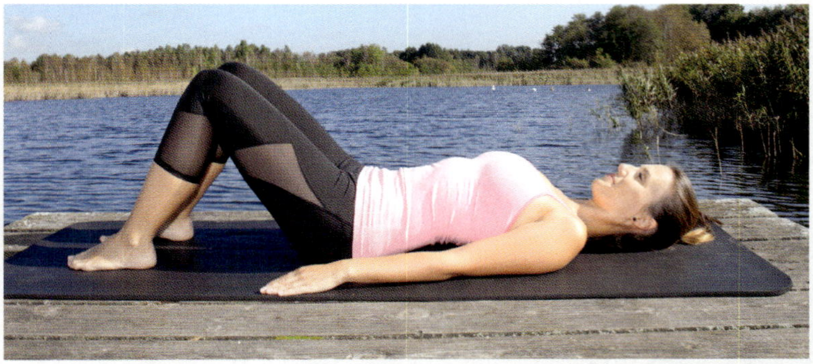

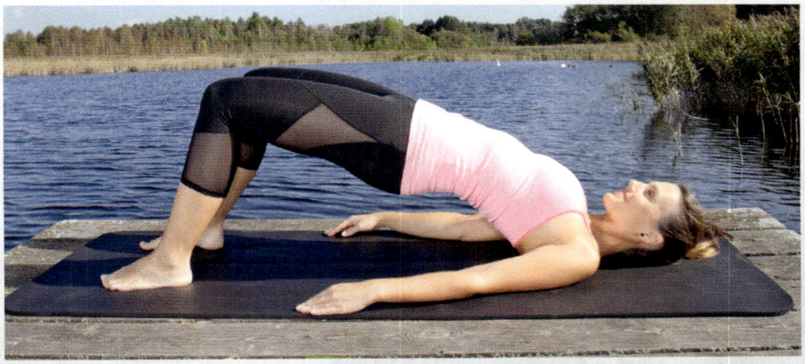

Schmetterling-Beckenlift

1. Spreize deine angewinkelten Beine auseinander und stelle die Fußsohlen zueinander.
2. Drücke deinen Po nach oben und die Knie nach außen.

Diese Übung ist Bestandteil des Trainingsplans 3 (Level 2).

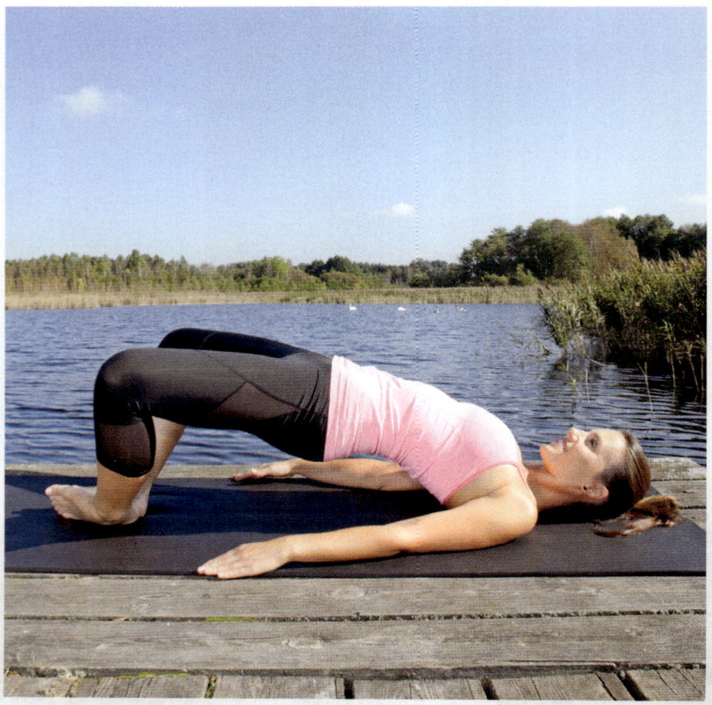

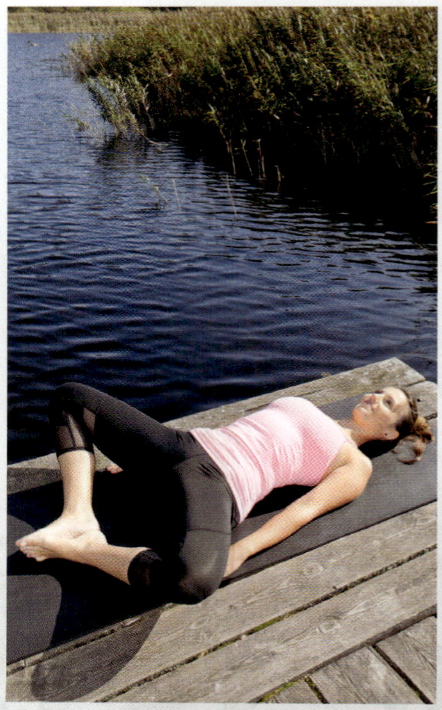

Einbeiniger Beckenlift mit umklammertem Unterschenkel

1. Umfasse mit beiden Händen den Unterschenkel des rechten Beins.
2. Drücke die Hüfte über die Ferse des Standfußes nach oben und spüre die Spannung in der linken Pobacke.
3. Senke den Körper langsam wieder ab, ohne den Po ganz abzulegen.

Diese Übung ist Bestandteil des Trainingsplans 4 (Level 2).

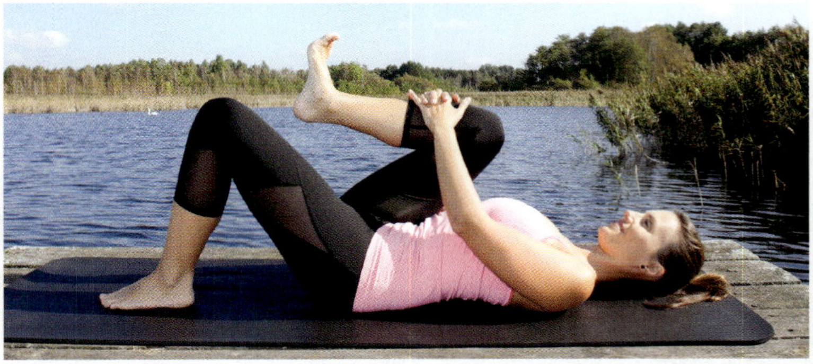

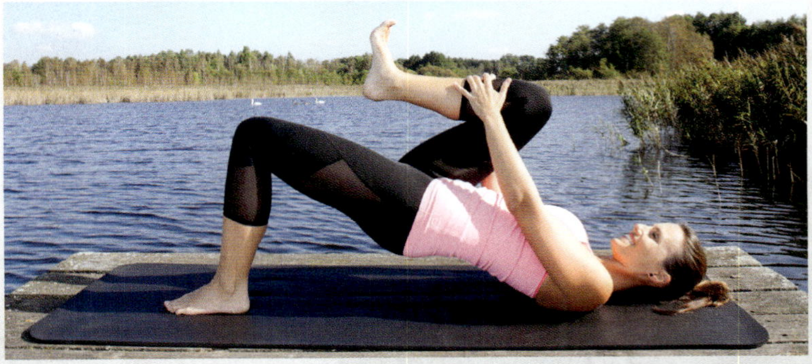

Einbeiniger Beckenlift mit Fersenzug

1. Hebe ein Bein vom Boden ab.
2. Drücke dein Gesäß maximal nach oben, indem du deinen Standfuß fest in den Boden drückst. Gleichzeitig ziehst du dein freies, angewinkeltes Bein so weit wie möglich zu dir heran.

Diese Übung ist Bestandteil des Trainingsplans 5 (Level 3).

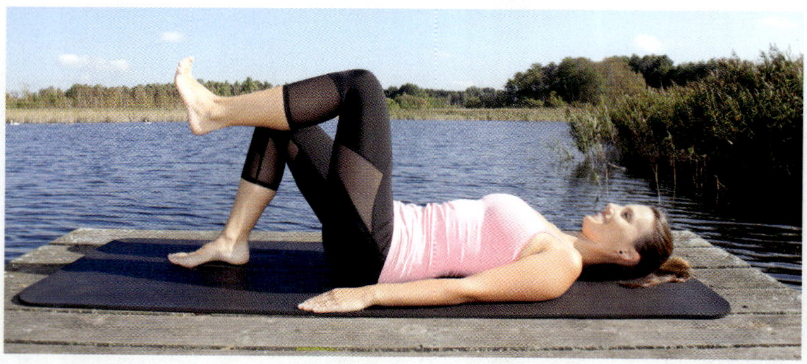

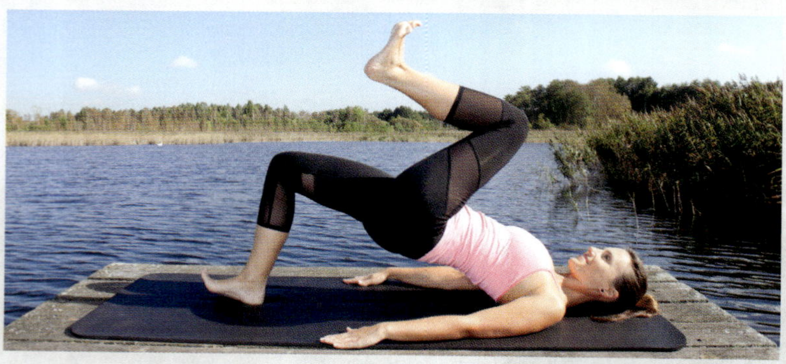

Variante: Trage Gewichtsmanschetten an den Fußgelenken.

Diese Variante ist Bestandteil des Trainingsplans 8 (Level 4).

Beckenlift mit Thera-Band®

1. Wickele dir ein Thera-Band® um die Hüfte (vorne überkreuzen) und halte es mit den Händen an der Seite fest.

2. Drücke deine Hüfte nach oben, während du gleichzeitig das Thera-Band® nach unten ziehst, um den Widerstand zu erhöhen.

Diese Übung ist Bestandteil des Trainingsplans 11 (Level 5).

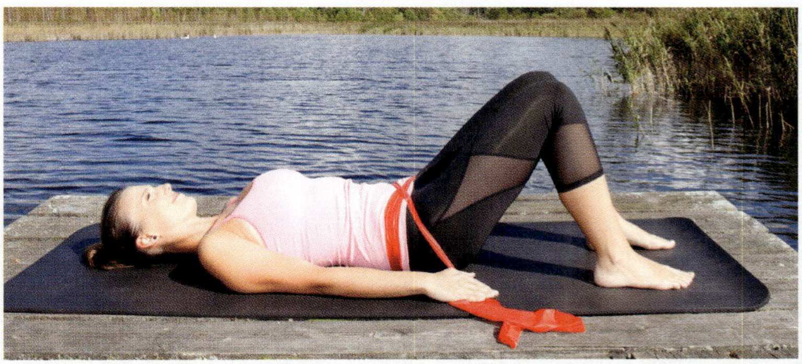

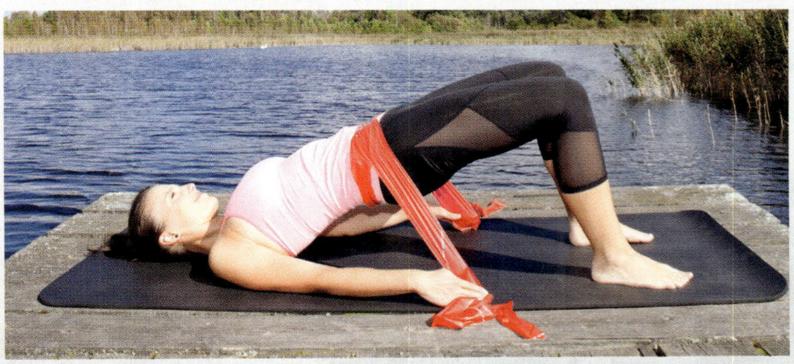

Beckenlift auf Gymnastikball

1. Lege deine Unterschenkel auf einen Gymnastikball.
2. Drücke dein Becken nach oben bis sich dein Oberkörper in einer Linie mit den Beinen befindet. Der Ball verleiht dir gewollte Instabilität, wodurch die Muskeln deiner Streckerkette noch mehr gefordert sind.

Diese Übung ist Bestandteil des Trainingsplans 11 (Level 5).

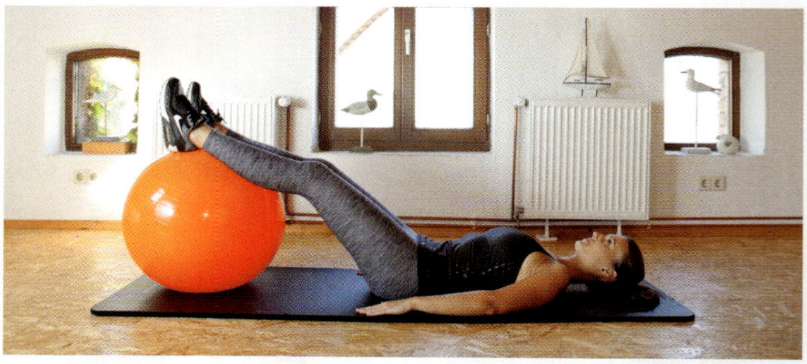

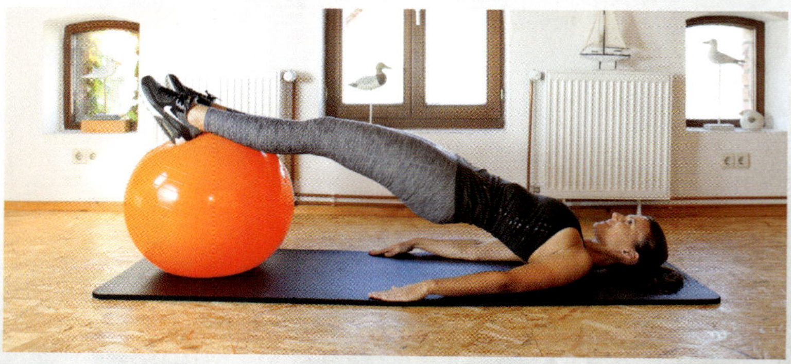

Beckenlift mit Beinzug auf Gymnastikball

1. Lege deine Unterschenkel auf einen Gymnastikball.

2. Drücke deine Hüfte nach oben und ziehe gleichzeitig beide Beine zu dir heran bis Oberschenkel und Oberkörper eine Linie bilden. Rolle anschließend langsam zurück in die Ausgangsposition.

Diese Übung ist Bestandteil des Trainingsplans 12 (Level 6).

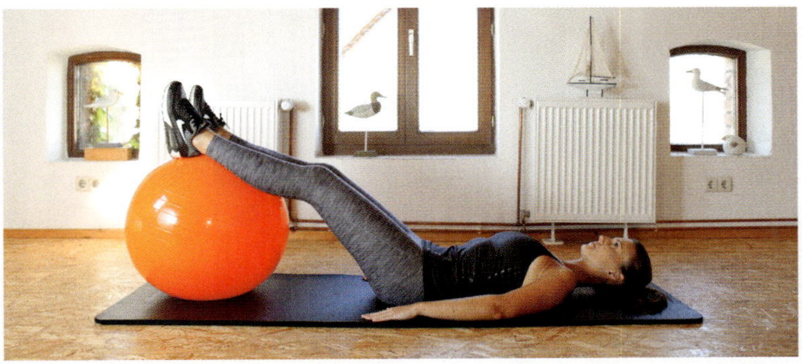

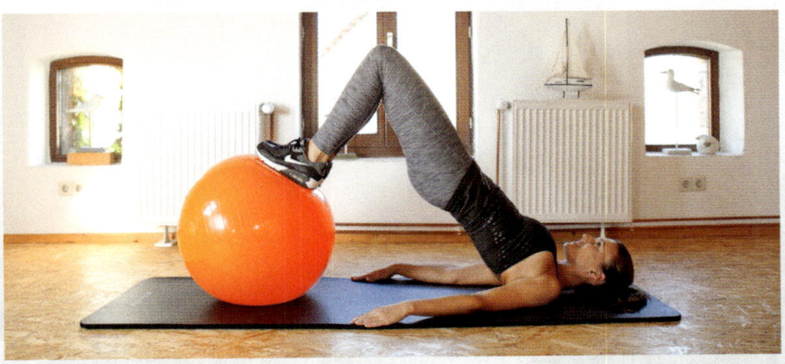

Variante: Führe einen Beckenlift mit einbeinigem Beinzug auf dem Gymnastikball durch.

Diese Variante ist ebenfalls Bestandteil des Trainingsplans 12 (Level 6).

Handtuch-Gleit-Beckenlift

1. Stelle beide Fersen auf ein großes oder zwei kleine Handtücher. Der Untergrund muss glatt sein.
2. Ziehe beide Fersen zu dir heran. Das Handtuch gleitet dabei auf dem Untergrund. Gleichzeitig drückst du den Po maximal nach oben.
3. Gleite langsam zurück in die Ausgangsposition.

Diese Übung ist Bestandteil des Trainingsplans 9 (Level 5).

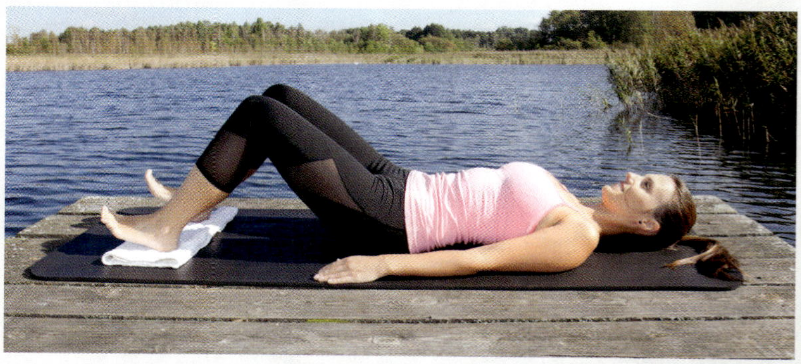

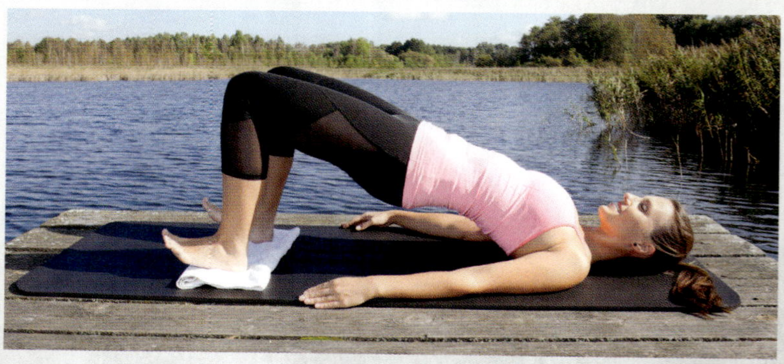

Schulterbrücke

1. Statt das Becken wie beim Beckenlift hoch und runter zu bewegen, halte die oberste Position, indem du die Pobacken zusammenkneifst.

Diese Übung ist Bestandteil des Trainingsplans 2 (Level 1).

Variante 1: Strecke ein Bein aus. Halte das ausgestreckte Bein auf einer Ebene mit dem Oberschenkel des Standbeins. Beide Knie befinden sich auf einer Höhe. Spüre die Spannung in der Pohälfte des Standbeins.

Hinweis: Diese Variante ist Bestandteil des Trainingsplans 6 (Level 3).

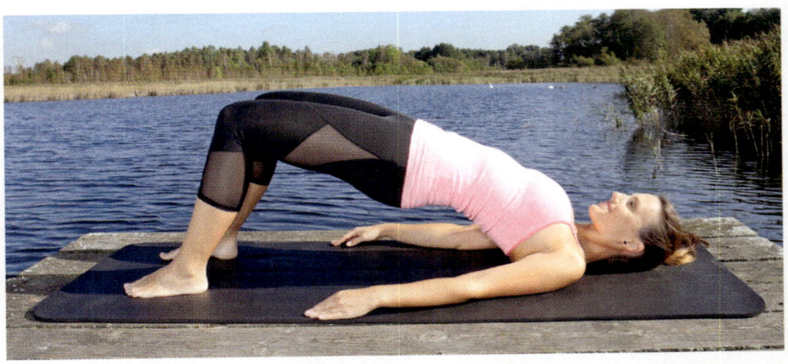

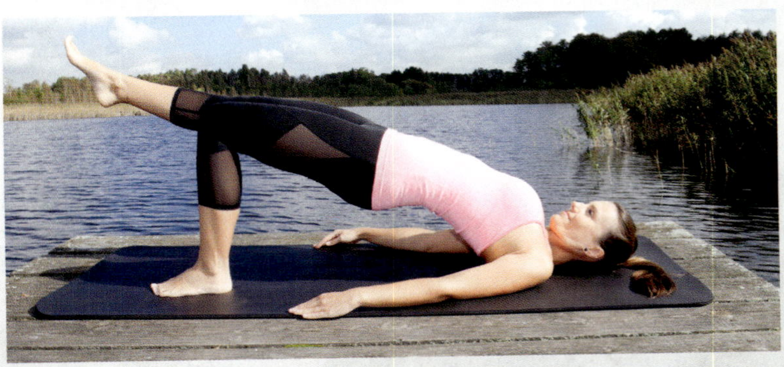

Schulterbrücke

Variante 2: Schlüpfe in ein Miniband hinein, welches du oberhalb der Knie platzierst.

Variante 3: Strecke ein Bein aus mit Miniband.

Variante 3 ist Bestandteil des Trainingsplans 10 (Level 5).

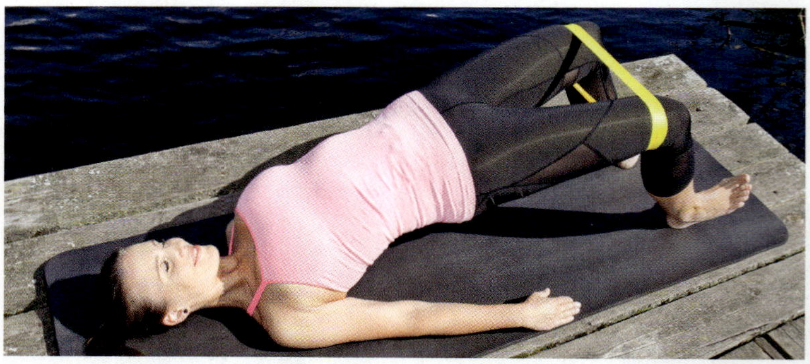

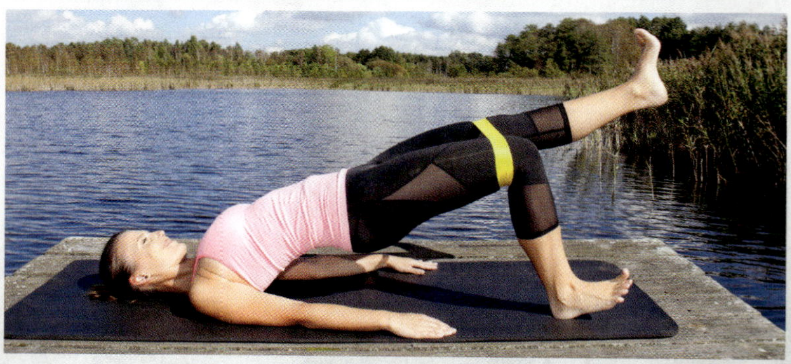

Gymnastikball-Brücke

1. Setze dich mit dem Rücken an einen Gymnastikball. Verschränke deine Arme vor der Brust.
2. Drücke deine Hüfte maximal nach oben bis sich deine Oberschenkel und dein Oberkörper auf einer Linie befinden. Halte die Position.

Diese Übung ist Bestandteil des Trainingsplans 11 (Level 5).

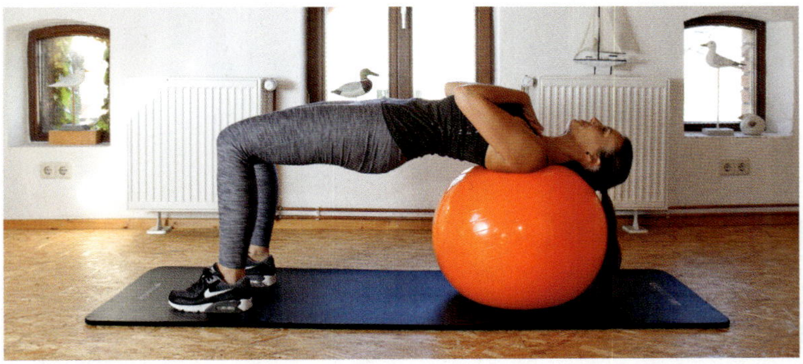

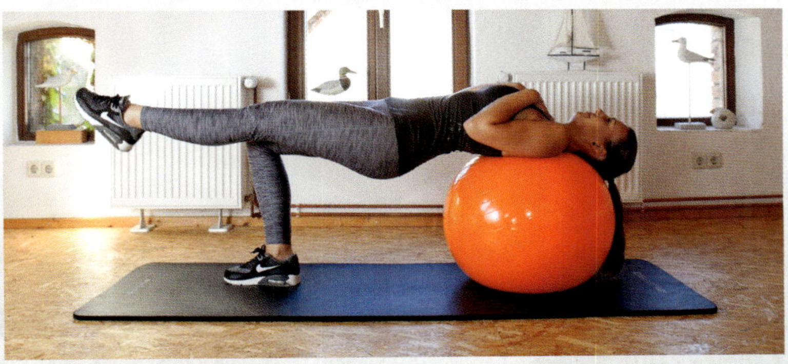

Variante: Führe diese Übung einbeinig aus.

Diese Variante ist Bestandteil des Trainingsplans 12 (Level 6).

Hüft-Explosion auf Gymnastikball

1. Setze dich mit dem Rücken an einen Gymnastikball. Verschränke deine Arme vor der Brust.
2. Drücke deine Hüfte explosiv nach oben, halte die obere Position 1 s und senke die Hüfte langsam wieder ab.

Diese Übung ist Bestandteil des Trainingsplans 12 (Level 6).

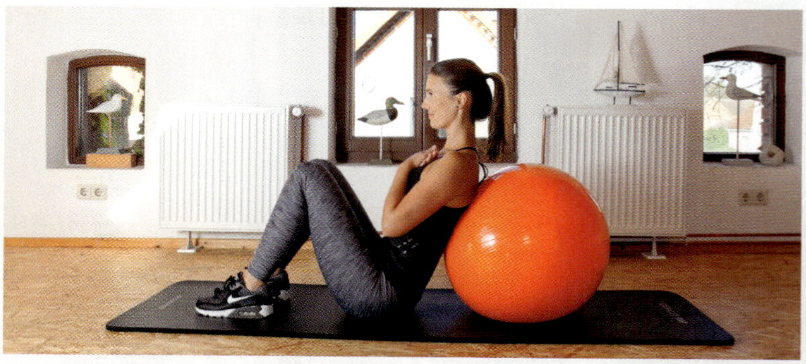

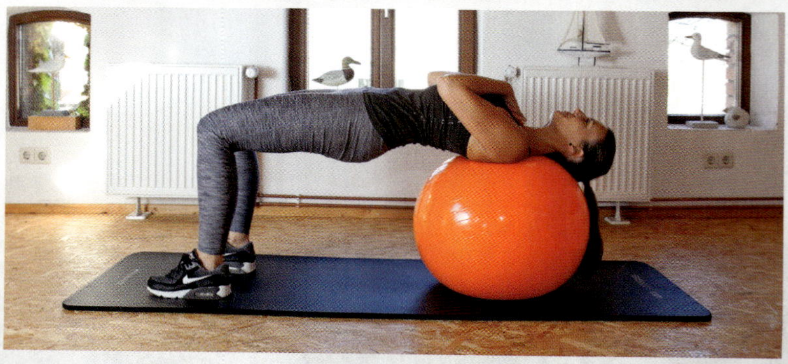

Bogenspannung mit gestreckten Beinen

1. Strecke deine Beine aus.

2. Drücke dein Gesäß so weit nach oben, dass nur noch Kopf, Schultern, Arme und Füße mit dem Boden Kontakt haben. Halte die Spannung.

Diese Übung ist Bestandteil des Trainingsplans 6 (Level 3).

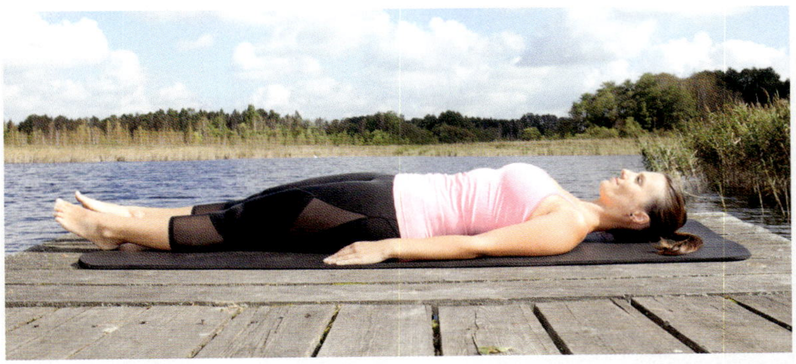

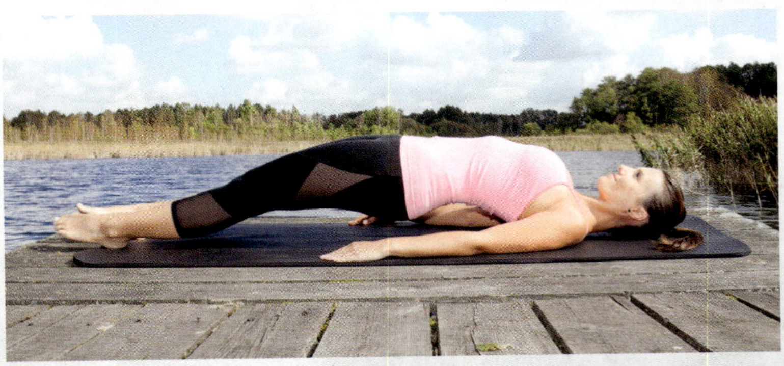

Po-Krafttraining mit dem Schlingentrainer

Einbeinige Kniebeuge im Ausfallschritt

1. Lege den Fußspann deines hinteren Beins in die Schlaufe des Schlingentrainers.
2. Bewege das „freie" Bein nach hinten bis dein Knie fast den Boden berührt. Halte mit dem Standbein das Gleichgewicht und die Stabilität.
3. Drücke dich kräftig mit dem vorderen Bein ab, um zur Ausgangsposition (beide Knie auf einer Höhe) zurückzukehren.

Diese Übung ist Bestandteil des Trainingsplans 13 (Level 6).

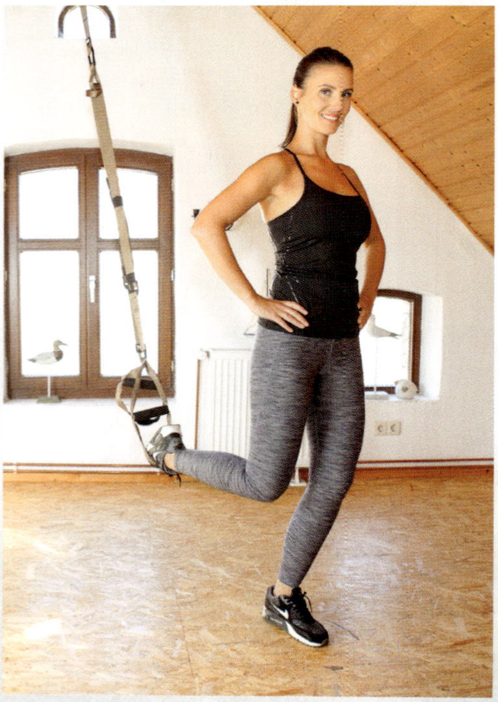

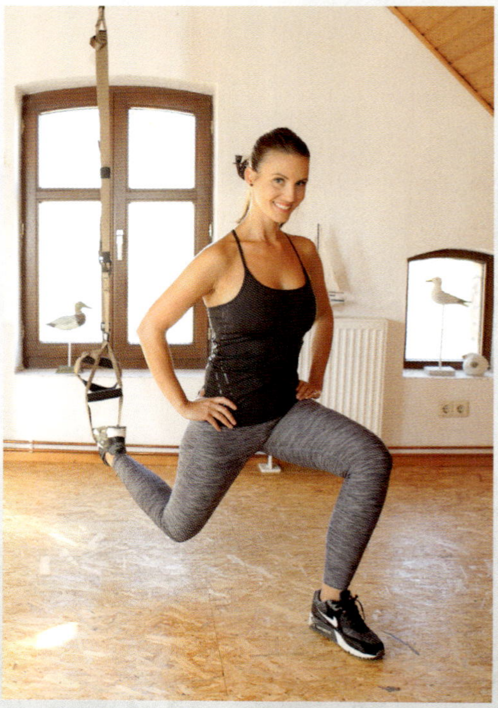

Pistolenkniebeuge

1. Halte die Griffe des Schlingentrainers in Brusthöhe. Die Arme sind angewinkelt.
2. Senke deinen Körper ab, indem du ein Bein beugst. Führe gleichzeitig das andere Bein gestreckt nach vorne und strecke deine Arme.
3. Drücke dich über das Standbein nach oben und ziehe dich gleichzeitig mit den Armen nach oben.

Diese Übung ist Bestandteil des Trainingsplans 13 (Level 6).

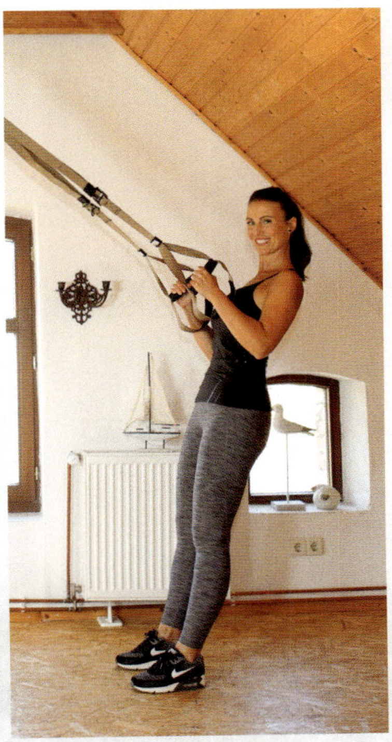

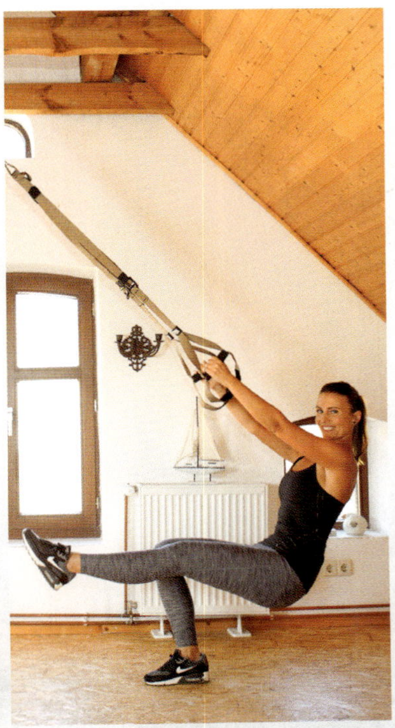

Tipp: Die Griffe dienen nur als Hilfsmittel, damit du dein Gleichgewicht besser halten kannst. Versuche so wenig wie möglich mit der Armkraft und so viel wie möglich mit der Bein- bzw. Pokraft die Bewegung auszuführen.

Beckenlift/Schulterbrücke instabil

1. Lege dich auf den Rücken und platziere deine Fersen in den Schlaufen des Schlingentrainers, die mindestens 30 cm über dem Boden hängen.
2. Drücke deinen Po maximal nach oben und spüre die Spannung im unteren Rücken, im Po und in den Oberschenkelrückseiten.
3. Entweder du hältst die Endposition (Schulterbrücke) oder du bewegst den Po langsam hoch und runter (Beckenlift).

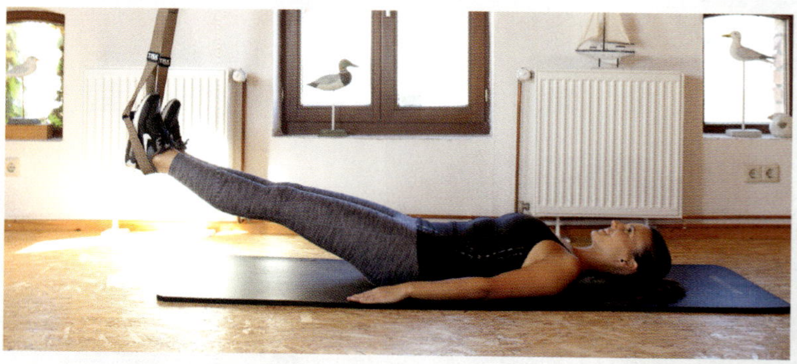

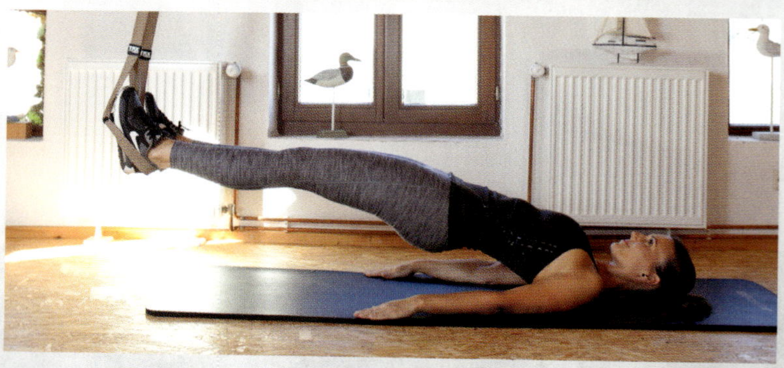

Beckenlift mit Beinzug

1. Lege dich auf den Rücken und platziere deine Fersen in die Schlaufen des Schlingentrainers, die mindestens 30 cm über dem Boden hängen.
2. Drücke deine Hüfte nach oben und ziehe gleichzeitig deine Unterschenkel zu dir heran.

Diese Übung ist Bestandteil des Trainingsplans 13 (Level 6).

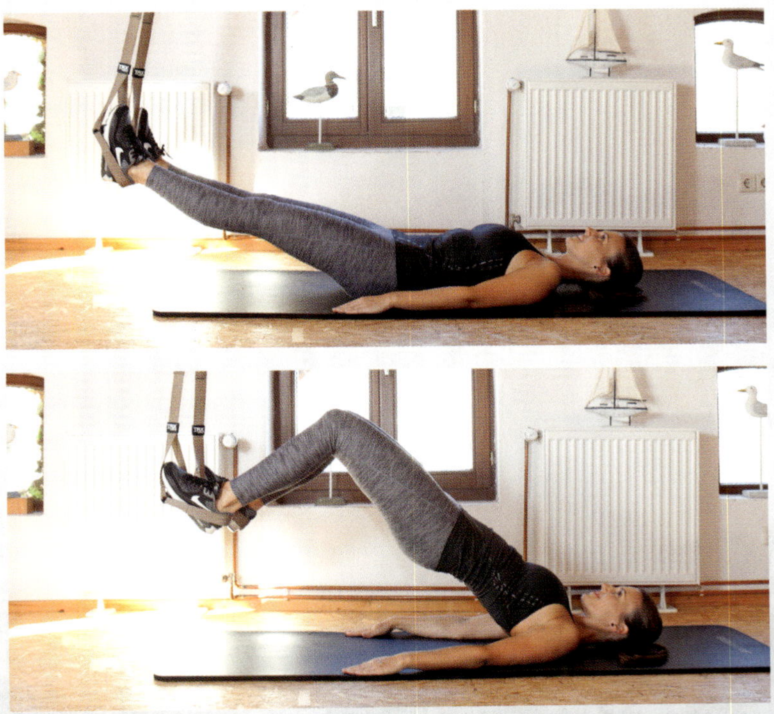

Schulterbrücke mit alternierendem Beinzug

1. Lege dich auf den Rücken und platziere deine Fersen in den Schlaufen des Schlingentrainers, die mindestens 30 cm über dem Boden hängen.
2. In der Ausgangsposition ist dein Po nach oben gedrückt.
3. Halte die Position und ziehe im Wechsel das linke und rechte Bein zu dir heran.

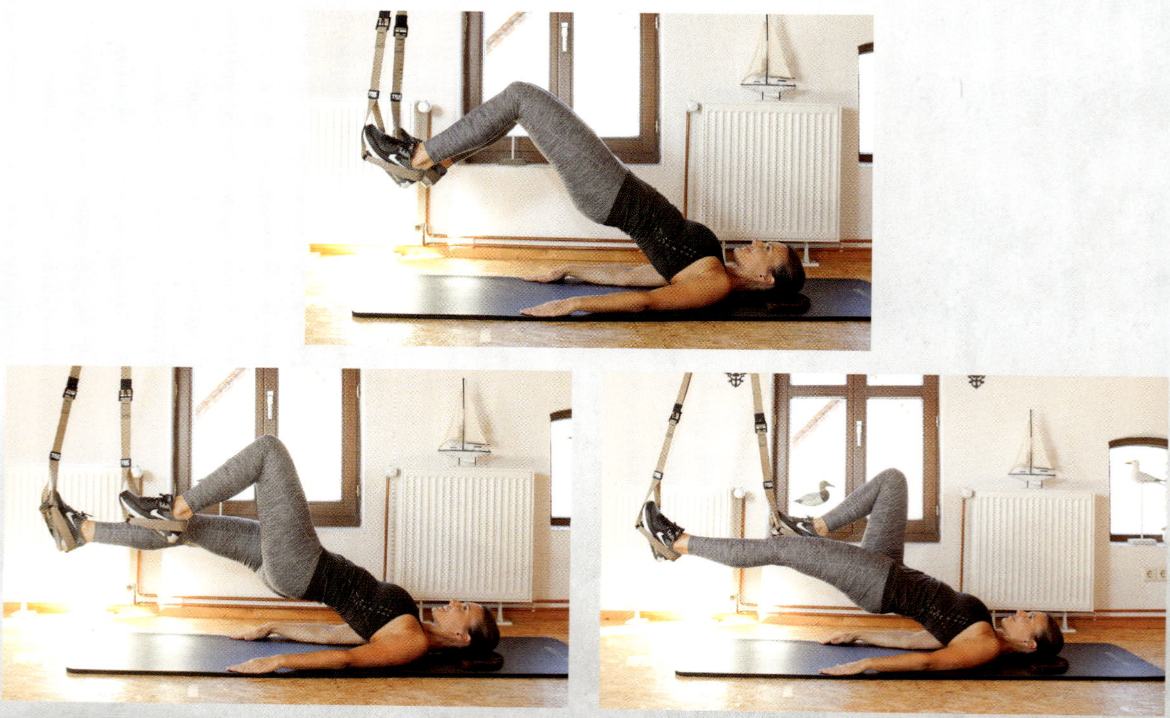

Schulterbrücke mit Beinspreizung

1. Hebe deinen Po von der Matte ab.
2. Halte die Position und spreize maximal deine Beine und führe sie wieder heran. Dein Po bleibt die ganze Zeit angehoben.

Diese Übung ist Bestandteil des Trainingsplans 13 (Level 6).

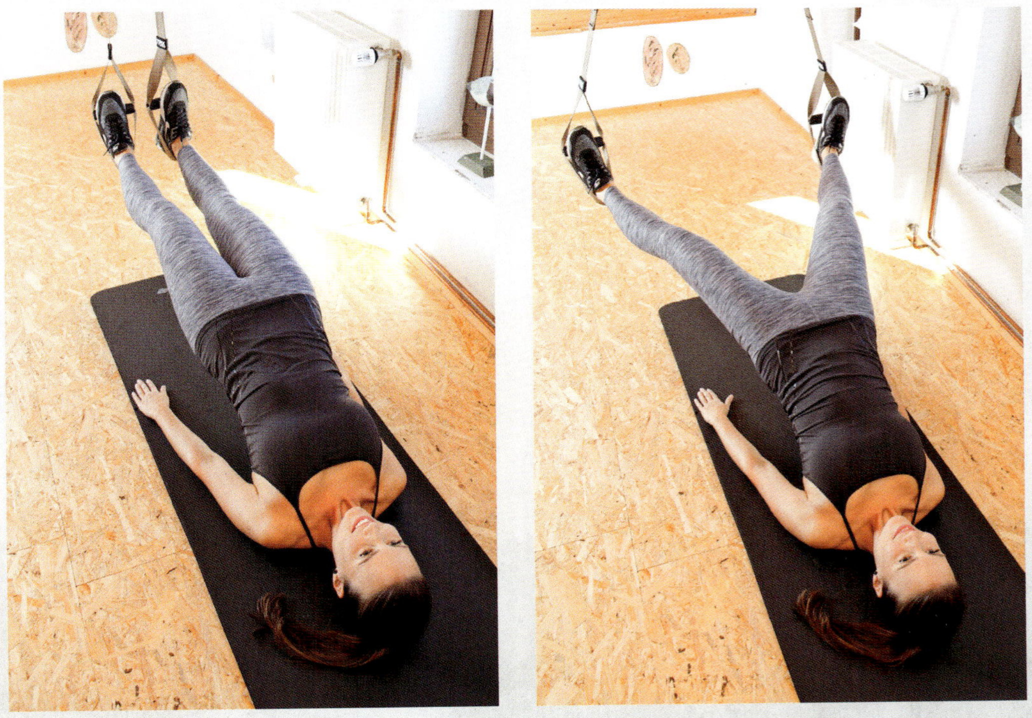

Seitwärtskniebeuge

1. Stell dich mit gespreizten Beinen vor den Schlingentrainer und halte die Griffe in beiden Händen.
2. Verlagere das Gewicht nach links, indem du das linke Bein beugst. Strecke dabei den Po nach hinten raus.
3. Drücke dich vom linken Bein ab zurück in die Mitte (Ausgangsposition) und ziehe nur so viel wie nötig mit den Armen. Verlagere dein Gewicht dann zur rechten Seite, indem du das rechte Bein beugst und den Po nach hinten streckst.

Diese Übung ist Bestandteil des Trainingsplans 13 (Level 6).

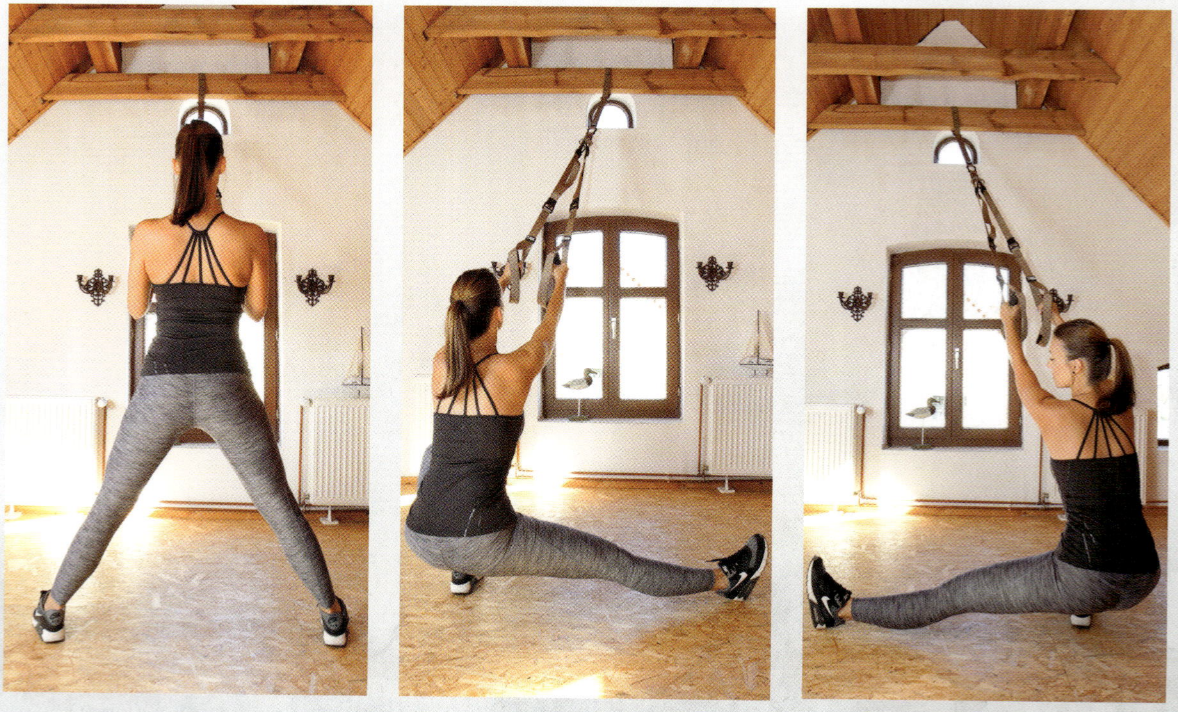

5.3 Po-Ausdauerintervalltraining

Anstelle eines monotonen Grundlagenausdauertrainings à la Radeln, Joggen & Co. lernst du im Folgenden Übungen kennen, die dich aus deiner Komfortzone herauskatapultieren. Sie fordern dich maximal, sind zeiteffizient und erfolgsbringend. Es handelt sich dabei um ein intensives, dynamisches Kraftausdauer-Intervalltraining. Jede dieser Übungen machst du 8 x à 20 s mit jeweils 10 s Pause dazwischen, das heißt insgesamt 4 min (Tabata-Intervall).

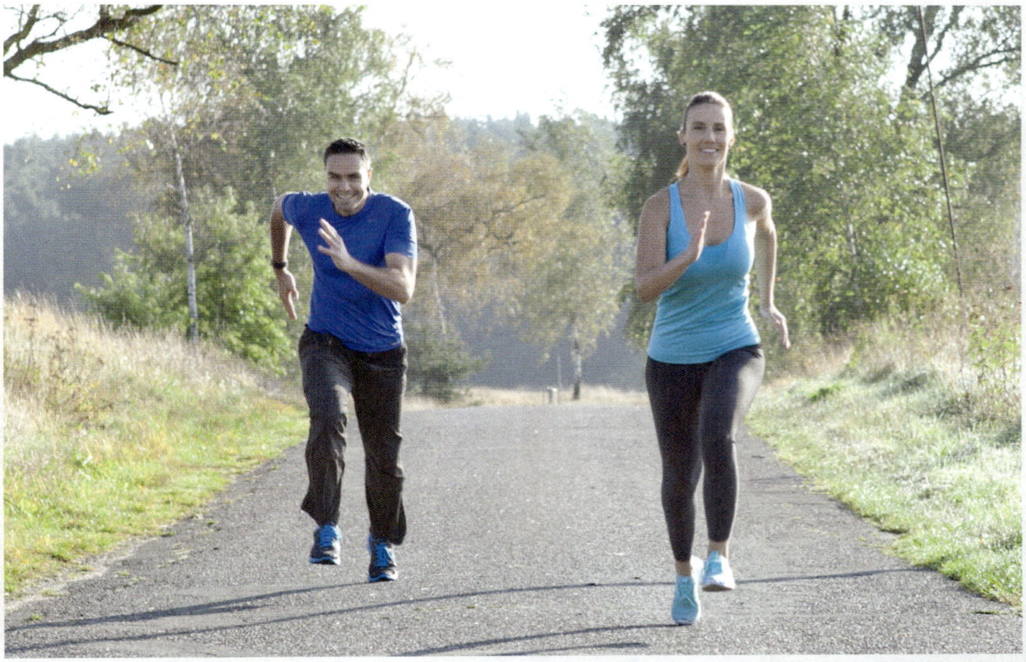

Anfersen (Level 1)

Ziehe deine Fersen in Richtung Po – im Wechsel rechts und links – so hoch und so schnell du kannst.

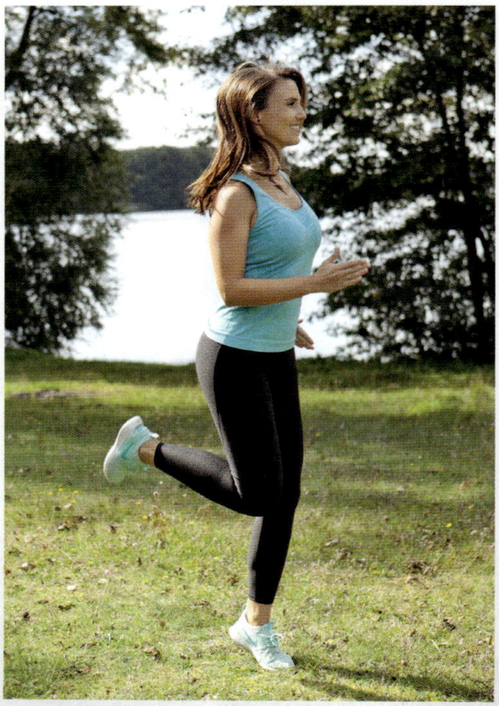

Quivern (Level 1)

Gehe in eine breite Schrittstellung. Deine Fußspitzen können leicht nach außen zeigen. Hebe im Wechsel mit einer möglichst hohen Frequenz deine Füße vom Boden ab. Es müssen nur ein paar Zentimeter sein. Bleibe dabei die ganze Zeit über auf deinen Zehenspitzen. Gib Gas!

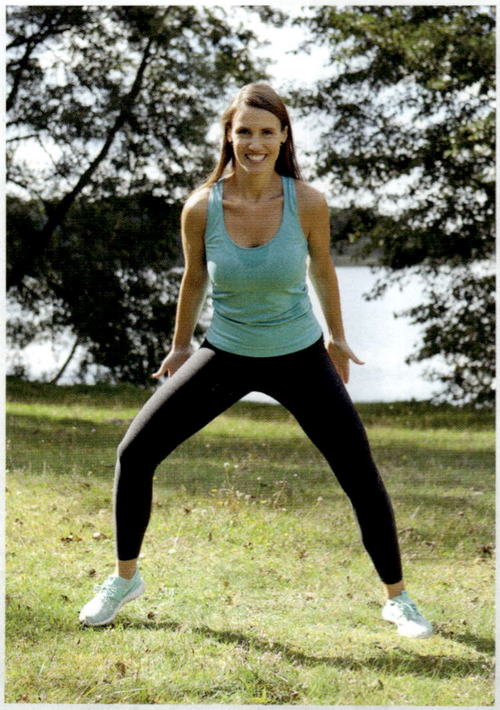

Kniehebelauf (Level 2)

Ziehe im Wechsel das linke und das rechte Bein so hoch und so schnell du kannst nach oben. Führe dabei deinen Gegenarm mit nach oben. Komme immer zuerst mit dem Fußballen auf den Boden und rolle über die Ferse ab. Achte darauf, dass dein Oberkörper möglichst aufrecht bleibt.

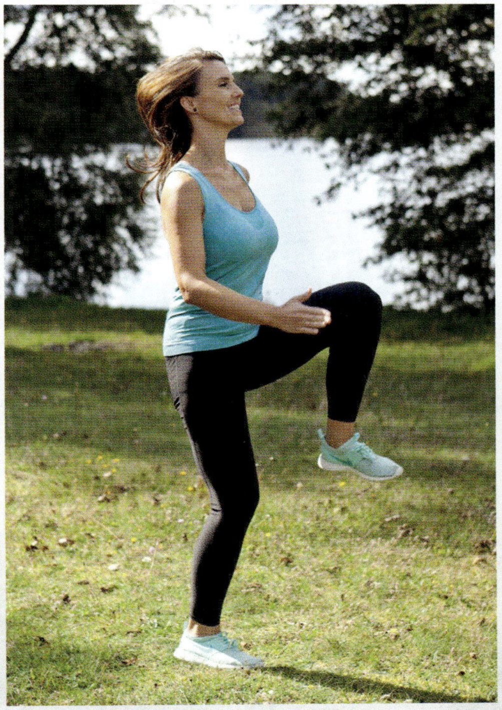

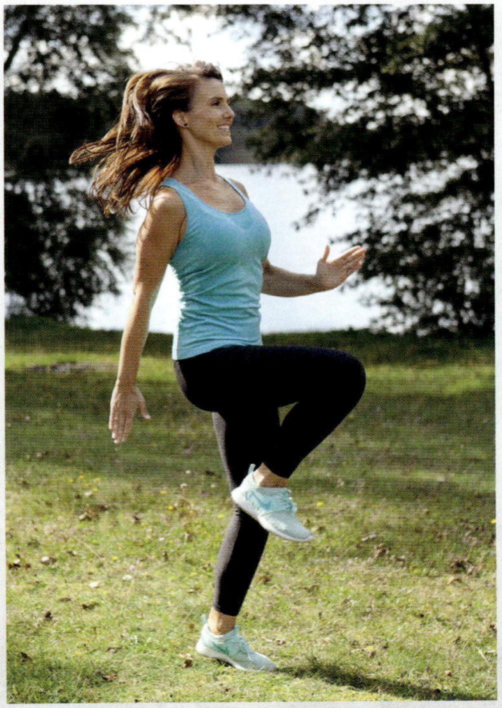

Hampelmann (Level 2)

Beginne mit den Armen an der Seite im geschlossenen Stand. Führe deine Arme seitlich nach oben und klatsche über dem Kopf in die Hände während du gleichzeitig deine Beine spreizt.

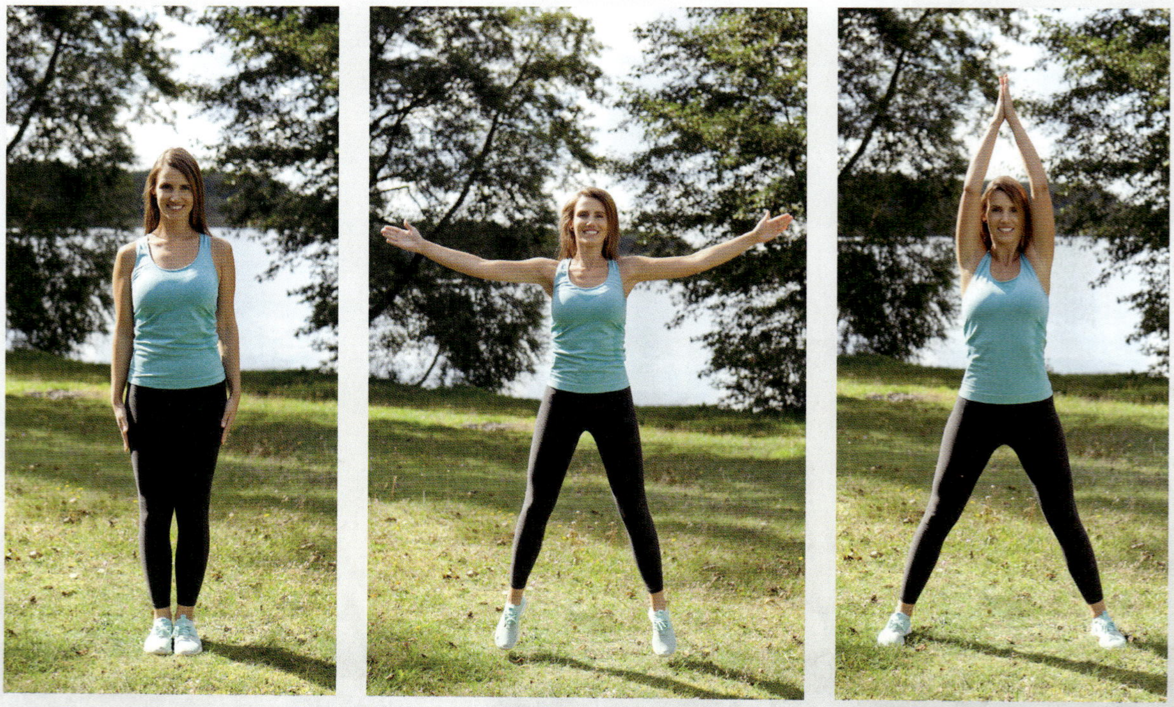

Wechselsprünge am Steppbrett (Level 3)

Stell dich mit einem Fuß auf ein Steppbrett. Springe wechselseitig mit dem linken und dem rechten Bein auf das Brett – möglichst dynamisch und mit einer hohen Frequenz. Es reicht, wenn du mit den Zehenspitzen die Oberfläche berührst. Dein Gegenarm schwingt mit nach vorn. Alternativ zum Steppbrett kannst du die Wechselsprünge auch an einer Treppenstufe durchführen.

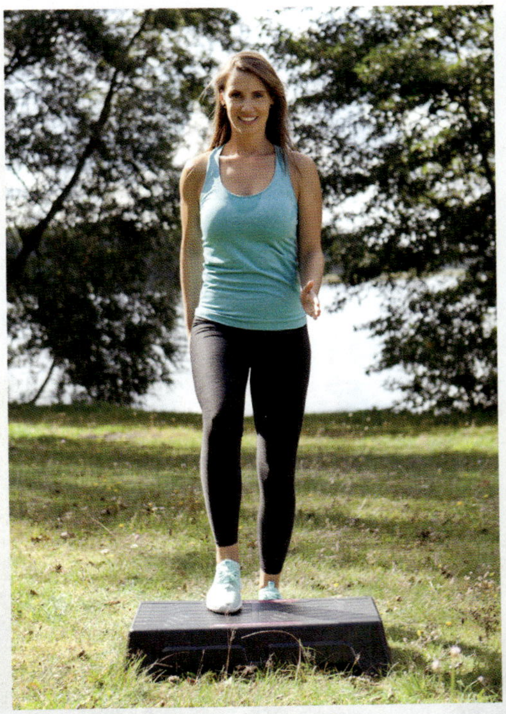

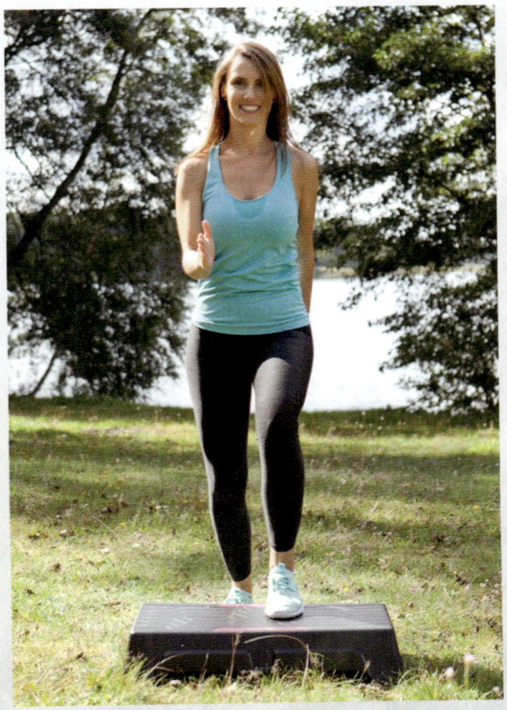

Schlittschuhläufer (Level 3)

Springe im Wechsel mindestens 1 m von rechts nach links, indem du dich kräftig zur Seite abdrückst. Dein Standbein ist immer leicht gebeugt, während dein Schwungbein seitlich hinter den Körper geführt wird. Schwinge den Gegenarm mit nach vorn.

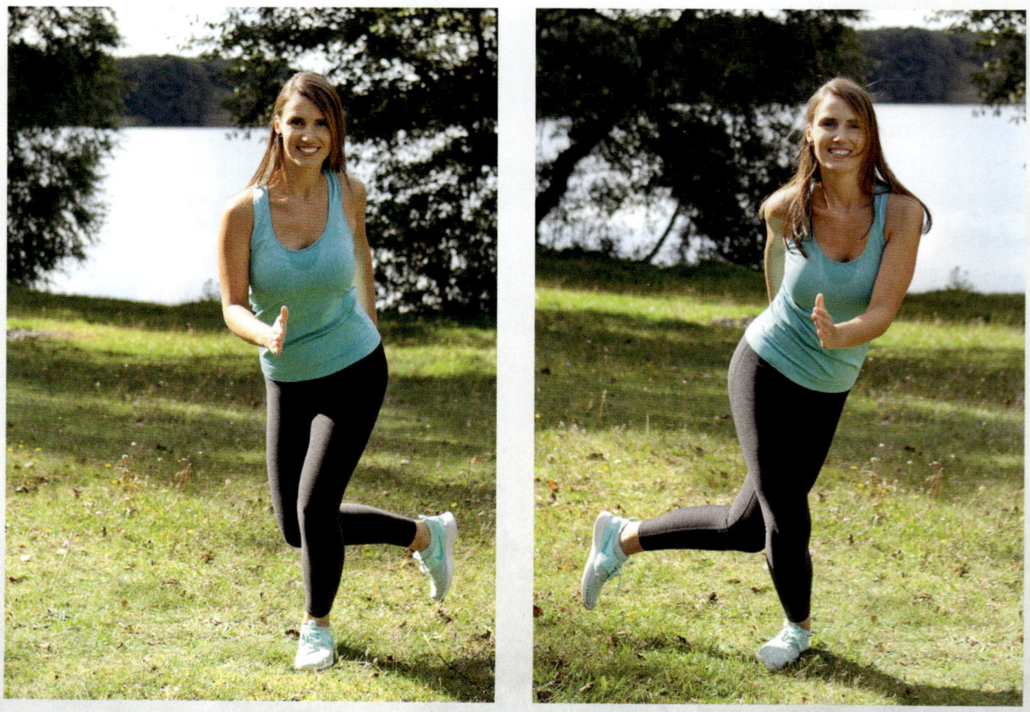

Sprung-Kniebeuge (Level 3)

Beginne mit gebeugten Knien und nach vorne angehobenen Armen. Springe so hoch wie möglich und schwinge deine Arme dabei seitlich neben den Körper nach hinten. Lande anschließend „sanft“. Das heißt, du federst den Sprung ab, indem du direkt wieder in die Kniebeuge gehst. Springe kraftvoll und dynamisch mit einer möglichst hohen Frequenz.

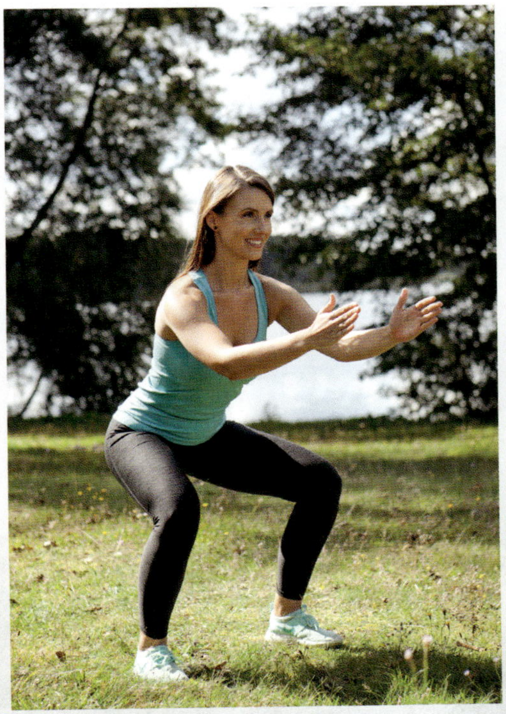

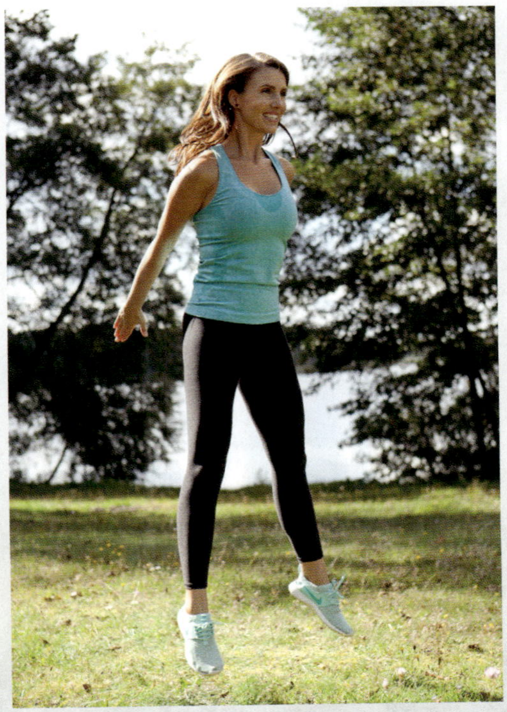

Kneifzange (Level 4)

Gehe in die Liegestützposition. Spreize deine Beine und führe sie wieder zusammen – schnell und dynamisch. Spanne dabei deinen Bauch maximal an, damit dein Rücken nicht durchhängt.

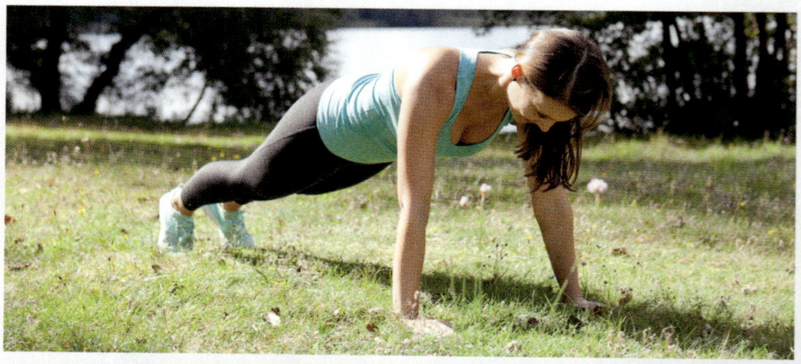

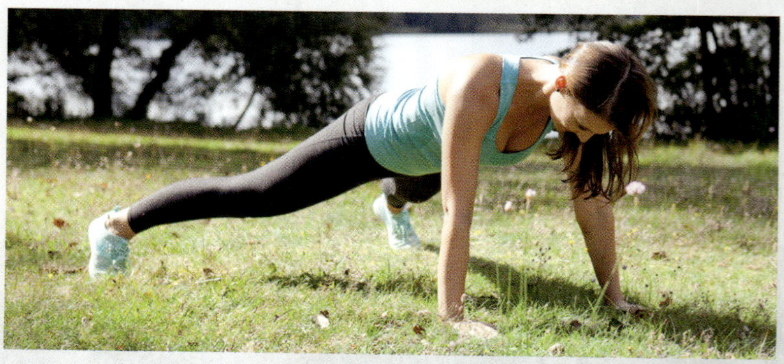

Tempo-Bergsteiger (Level 4)

Gehe in die Liegestützposition und ziehe im Wechsel das linke und das rechte Bein so schnell du kannst unter die Brust. Du springst dabei nicht, sondern du ziehst dein Bein knapp über den Boden.

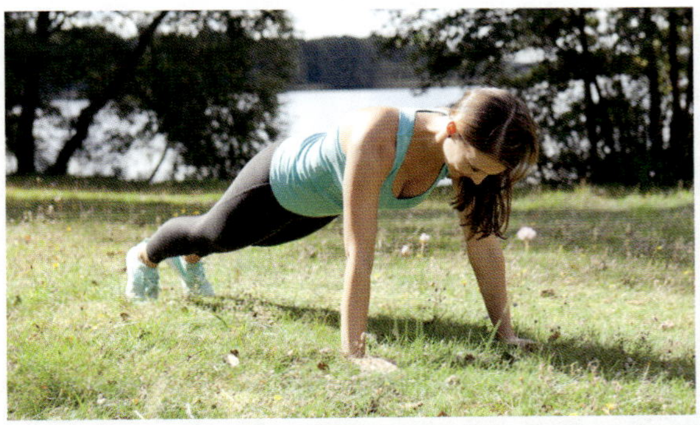

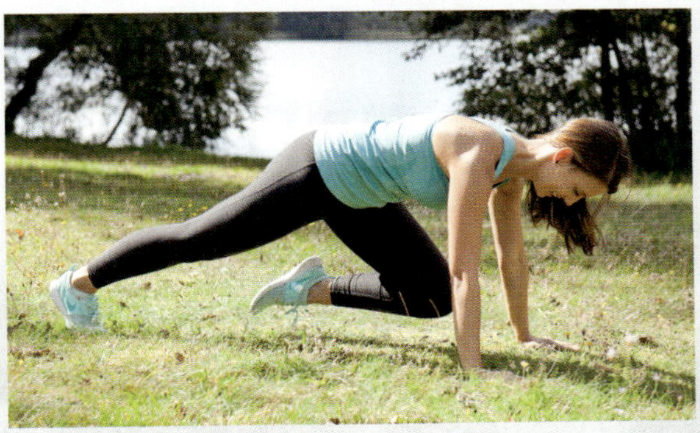

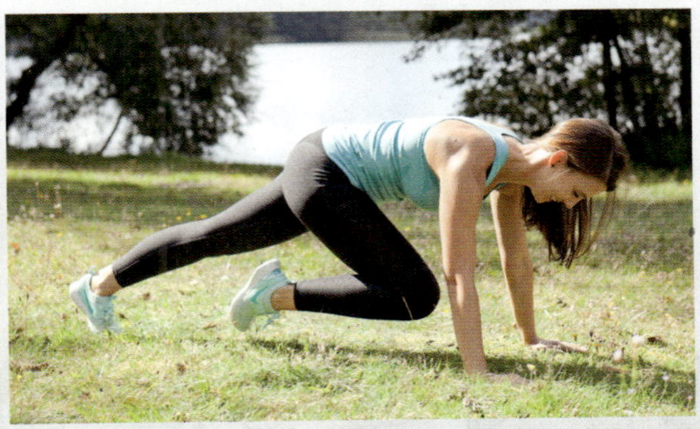

Kosakentanz (Level 5)

Gehe in den Liegestütz rücklings (Brücke) und strecke im Wechsel das rechte Bein und das linke Bein aus – so schnell du kannst hintereinander. Du machst im Prinzip eine Kick-Bewegung mit den Beinen bzw. einen Kosakentanz auf dem Boden.

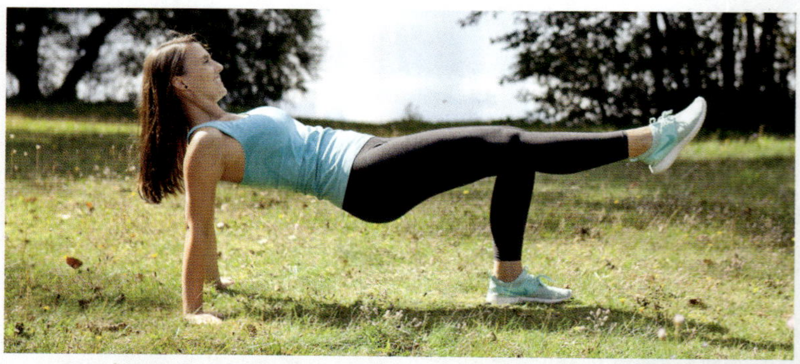

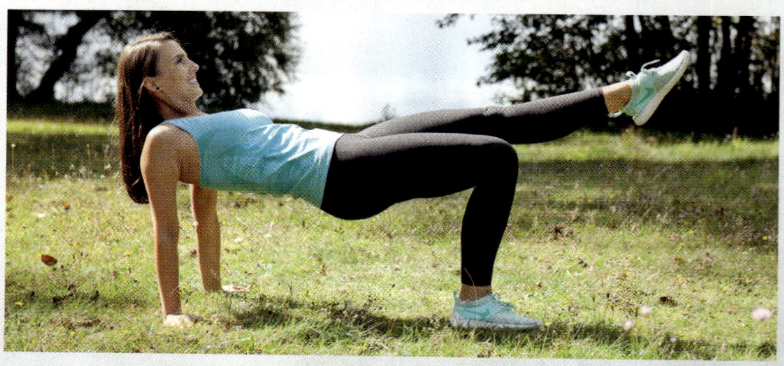

Scherensprung (Level 5)

Starte im Ausfallschritt. Drücke dich mit beiden Beinen vom Boden ab. Während du am höchsten Punkt in der Luft bist, wechselst du die Ausgangsstellung, indem du das andere Bein nach vorne führst und wieder im Ausfallschritt landest. Senke das hintere Knie möglichst tief zum Boden ab. Schwinge deine Arme mit (Gegenarm vorn).

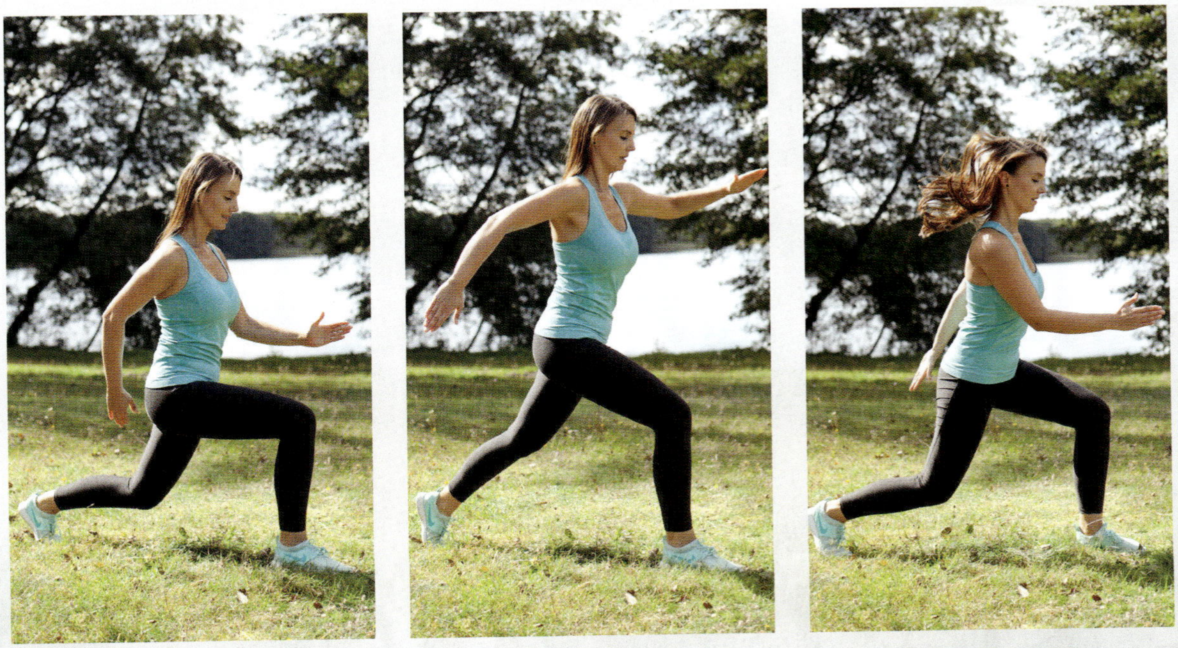

Seilspringen (Level 5)

Grundsätzlich gilt beim Seilspringen, dass du nicht höher als nötig springst. Das Seil hat bei jedem „Durchschlag“ Bodenkontakt. Der Oberkörper ist aufrecht und die Oberarme liegen eng an. Der Winkel zwischen Oberarm und Unterarm beträgt mehr als 90°. Die Knie sind außerdem leicht gebeugt.

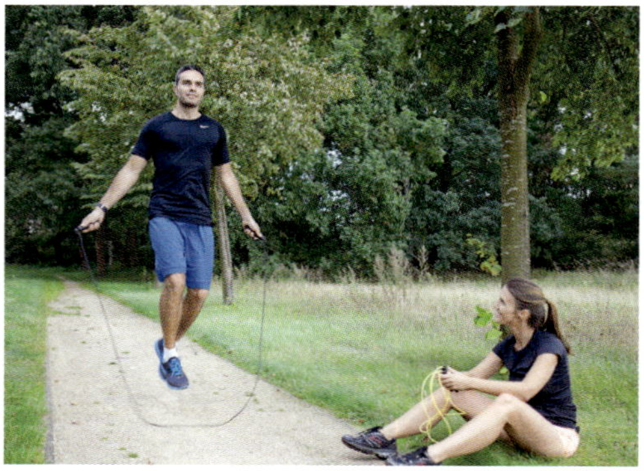

Sprungvarianten

» Beidbeiniger Sprung: Springe mit beiden Beinen gleichzeitig.

» Laufen: Springe einbeinig links und rechts im Wechsel als würdest du laufen.

» Beidbeiniger Sprung mit Hüftdrehung (Twist): Springe mit beiden Beinen gleichzeitig und drehe dabei deine Hüfte von links nach rechts wie beim Skislalom.

» Kniehebelauf: Springe einbeinig links und rechts im Wechsel während du ein Knie hochziehst wie beim Kniehebelauf.

» 2 x links, 2 x rechts: Springe im Wechsel 2 x auf dem linken und anschließend 2 x dem rechten Bein.

» Hampelmann: Spreize und schließe deine Beine im Wechsel auseinander und wieder zusammen.

» Einbeiniger Sprung links: Springe nur auf dem linken Bein.

» Einbeiniger Sprung rechts: Springe nur auf dem rechten Bein.

Burpee (Level 6)

Der Burpee ist eine Mischung aus Kniebeuge, Liegestütz und Hockstrecksprung. Beginne im Liegestütz. Springe dann mit beiden Beinen nach vorne in die Hocke. Und drücke dich anschließend wie ein Katapult nach oben – springe so hoch du kannst und reiße dabei deine Arme mit über den Kopf. Wenn du die Hardcore-Variante wählst, kannst du auch noch einen richtigen Liegestütz integrieren, bevor du mit den Beinen wieder nach vorne springst.

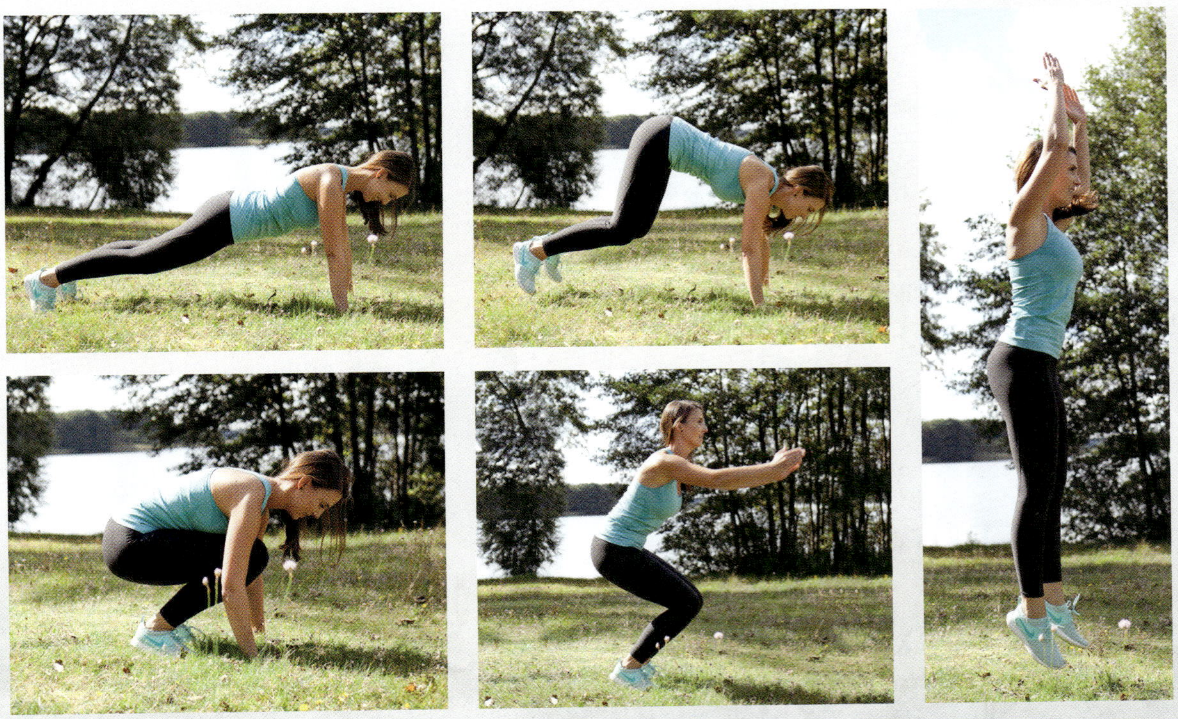

Kettlebell-Swing (Level 6)

Für diese Übung benötigst du eine Kugelhantel mit Griff (Kettlebell) mit mindestens 10 kg.

1. In der Ausgangsstellung stehst du etwas weiter als schulterbreit und platzierst die Kettlebell zwischen den Beinen. Greife die Kettlebell, indem du in die Knie gehst, den Oberkörper mit geradem Rücken nach vorne neigst und den Po nach hinten schiebst.
2. Schwinge die Kettlebell mit gestreckten Armen durch die Beine und dann nach vorne bis auf Schulterhöhe. Am Ende stehst du aufrecht. Spanne beim Swing deinen Bauch an und kneife den Po zusammen. Die Kettlebell schwingt von ganz alleine (ohne Armkraft), wenn du die Hüfte explosiv nach vorne drückst.

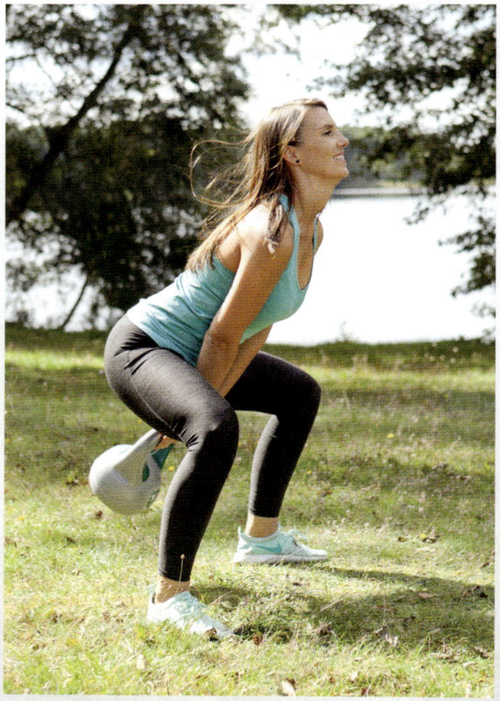

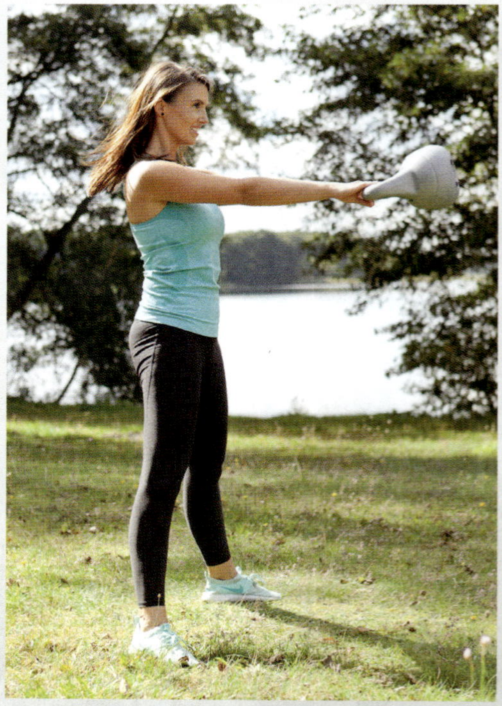

Weitere Kraftausdauer-Übungen

Horizontaler Sprint

Suche dir eine ebene Fläche – im Idealfall eine Tartanbahn oder eine asphaltierte Straße. Renne so schnell du kannst eine vorher definierte Strecke (z. B. 100 m). Gehe anschließend etwa 10 s, bevor du deinen nächsten Sprint startest. Das kannst du 8 x hintereinander machen.

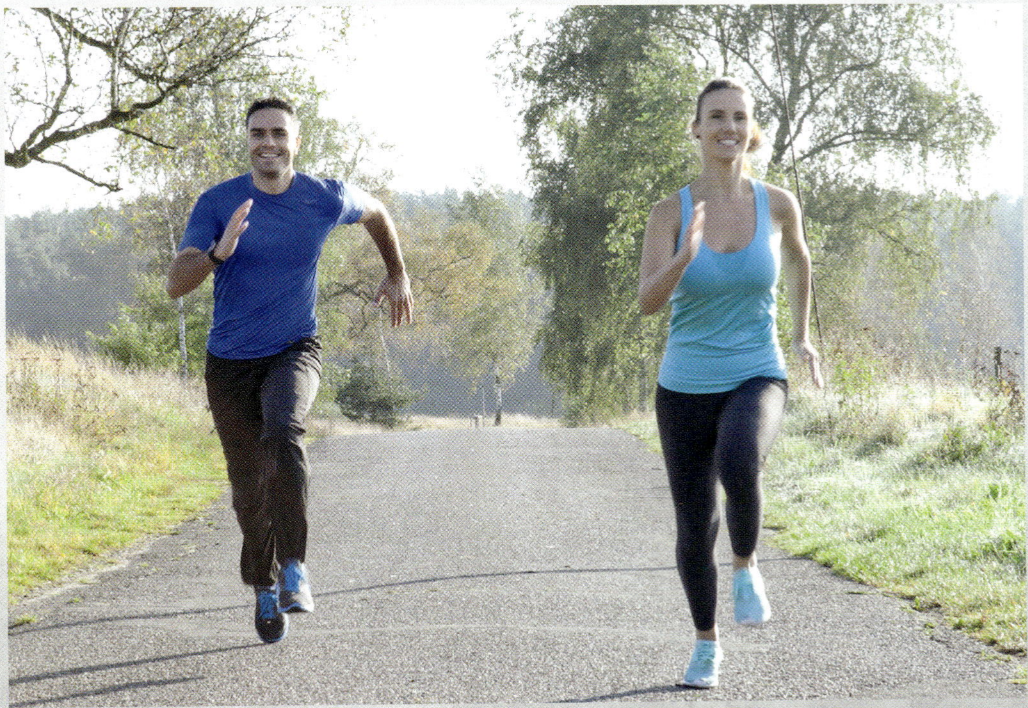

Treppenlauf oder Bergaufsprint

Laufe so schnell du kannst eine Treppe oder einen Hügel hinauf. Wenn du oben angekommen bist, gehe direkt langsam wieder nach unten (aktive Erholungspause). Wenn du unten angekommen bist, sprinte erneut nach oben. Super, wenn du das 8 x hintereinander schaffst! Wenn du jede zweite Treppe nimmst, kommst du nicht nur schneller oben an, sondern auch schneller zum knackigen Heckantrieb, weil sich die beiden großen Popomuskeln mehr anstrengen müssen.

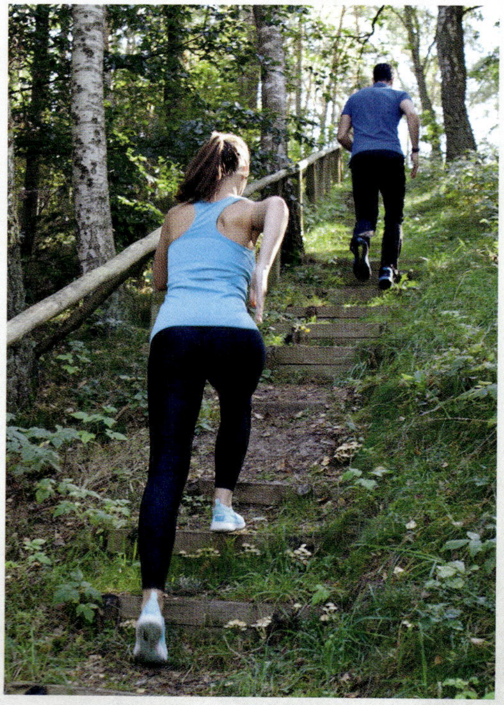

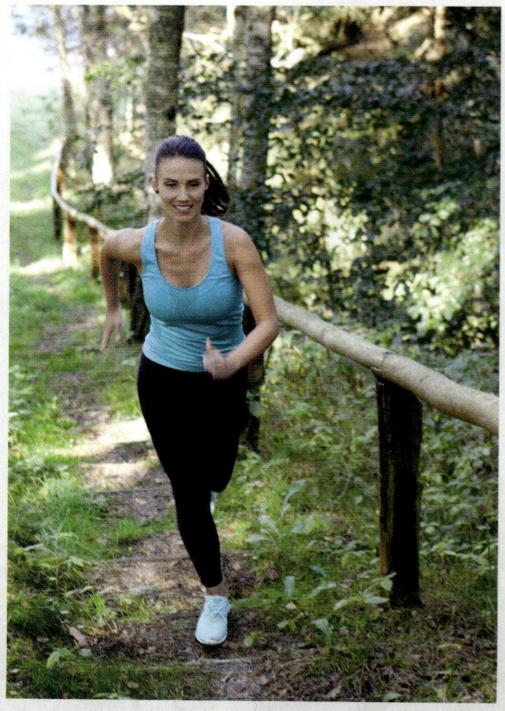

5.4 Po-Dehnung

Die folgenden Dehnübungen für den Po bilden den Abschluss deines Trainingsprogramms. Es ist ein unverzichtbarer Trainingsteil, um deine Beweglichkeit zu erhalten und den aktiven Regenerationsprozess einzuleiten. Dein Körper und deine Psyche bringst du während des „Nachdehnens" aus der Leistungs- in die Erholungsbereitschaft. Es ist dein Cool-down für eine optimierte Erholung.

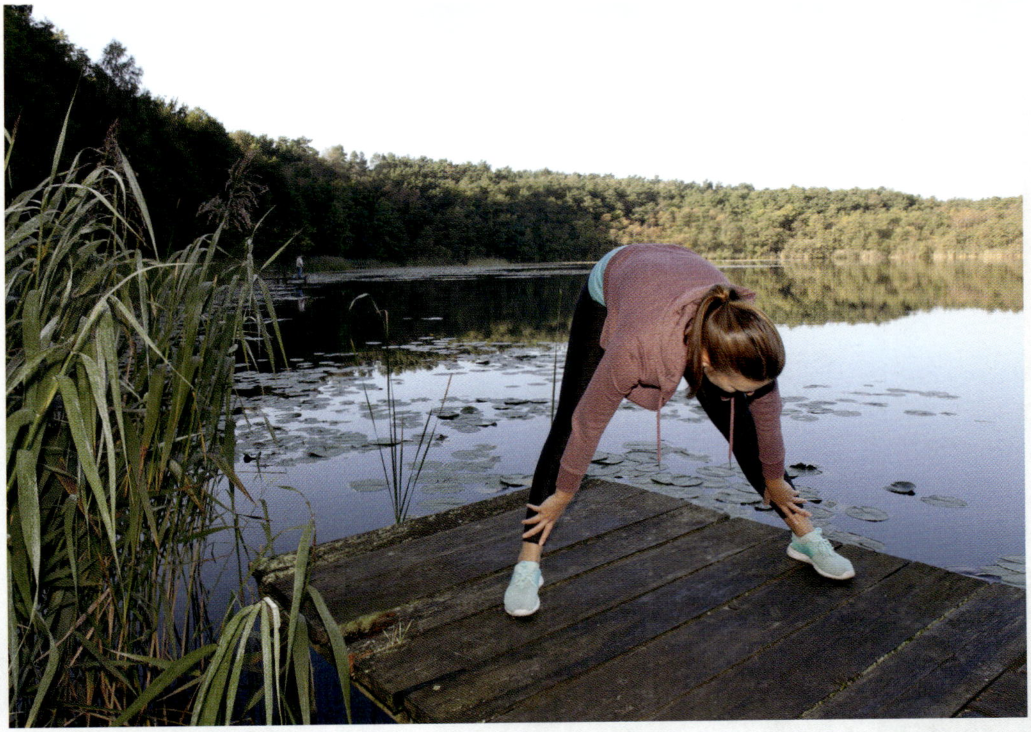

Lanze

Umfasse deinen Unterschenkel unterhalb des Knies und ziehe dein Knie zur Brust heran. Das andere Bein ist lang ausgestreckt. Anschließend das Gleiche auf der anderen Seite …

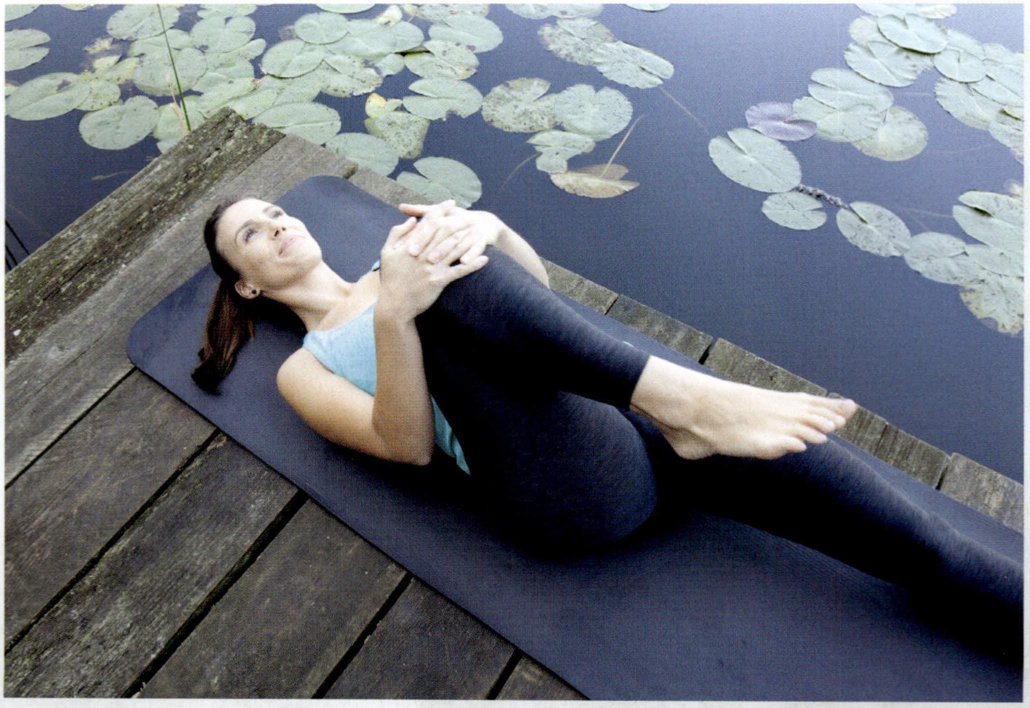

Kanonenkugel

Ziehe anstelle von nur einem Bein beide Beine gleichzeitig zur Brust heran, indem du die Knie umfasst.

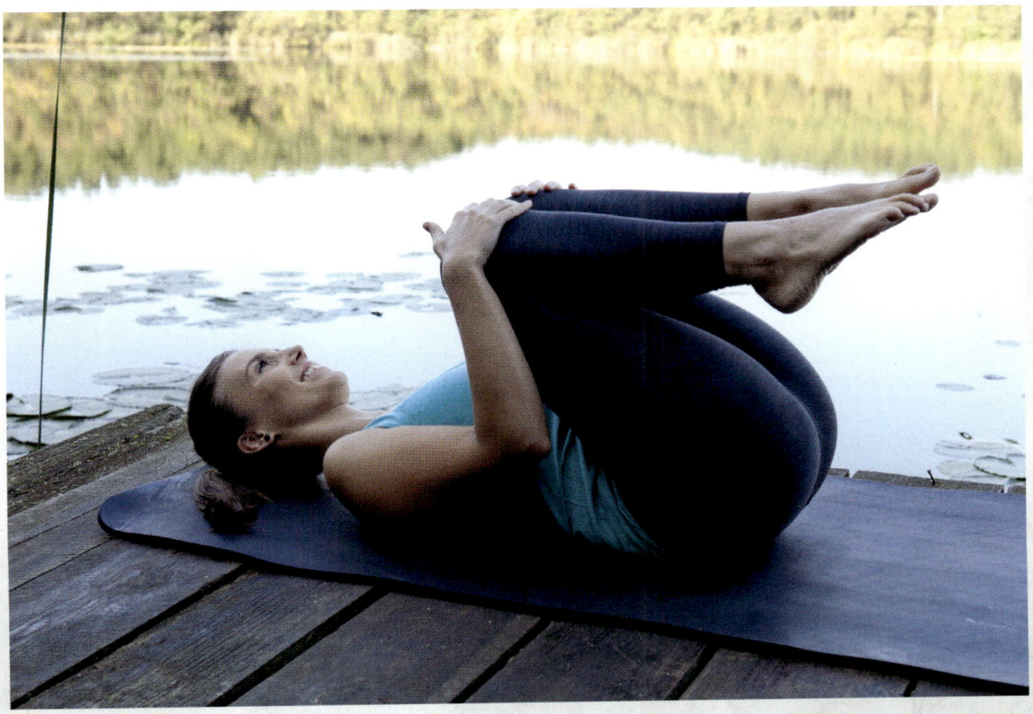

Herzöffner

Drehe deinen gestreckten Körper um die Längsachse. Winkele ein Bein auf der Seite an und drücke es mit der Hand nach unten. Deine gegenüberliegende Schulter bleibt auf der Matte. Es kommt bei dieser Dehnung zu einer Rotation in der Wirbelsäule.

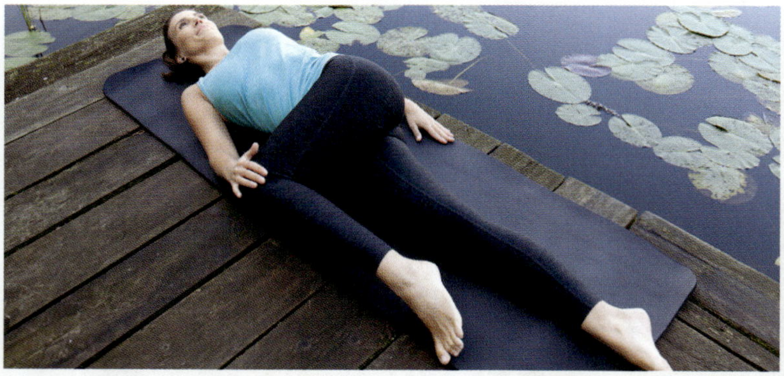

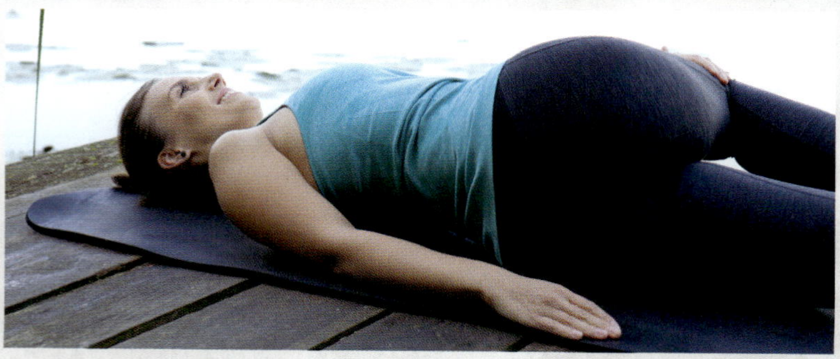

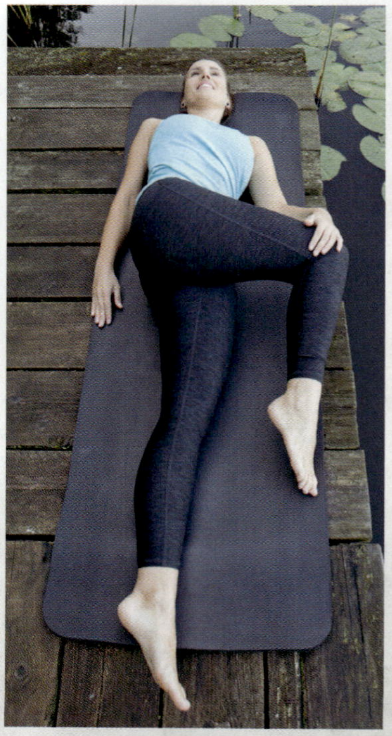

Knopf

Lege einen Fuß auf den Oberschenkel und das Knie bzw. das Schienbein dieses Beins stabil in die Hände. Kippe dann das Becken und ziehe das Steißbein Richtung Boden. Dein „innerer" Arm ist wie ein Bindfaden, der durch das Knopfloch (Dreieck im Oberschenkel) gefädelt wird. Wenn du an das Knie noch nicht herankommst, darfst du dich auch am Oberschenkel halten. Das ist etwas leichter, aber auch weniger effizient, da der Hebel schlechter ist.

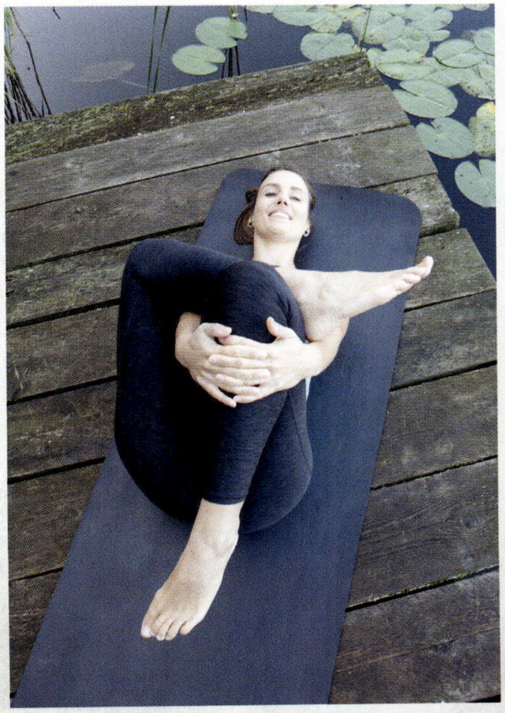

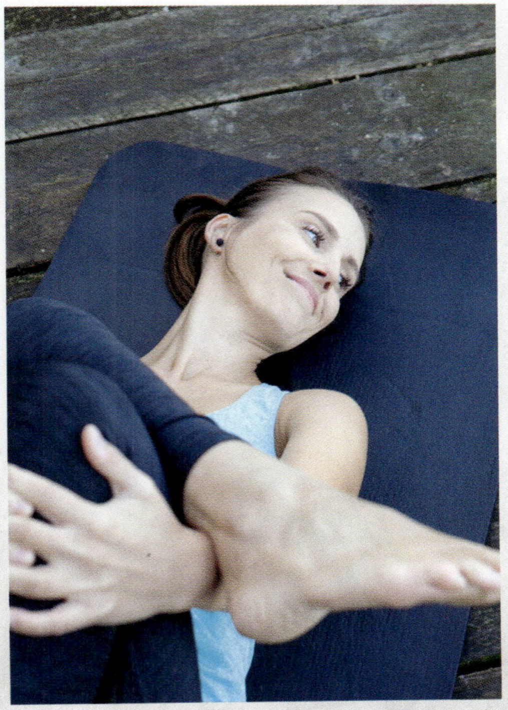

Lokomotive

Platziere dein vorderes Bein gebeugt vor dem Becken. Strecke das andere Bein so weit zurück wie möglich. Rotiere den Oberkörper zum vorderen Bein hin (Hüfte ist einwärts gedreht) und nach vorne. Stütze dich auf den Unterarmen ab. Verstärke die Dehnung mit einer Beckenkippung.

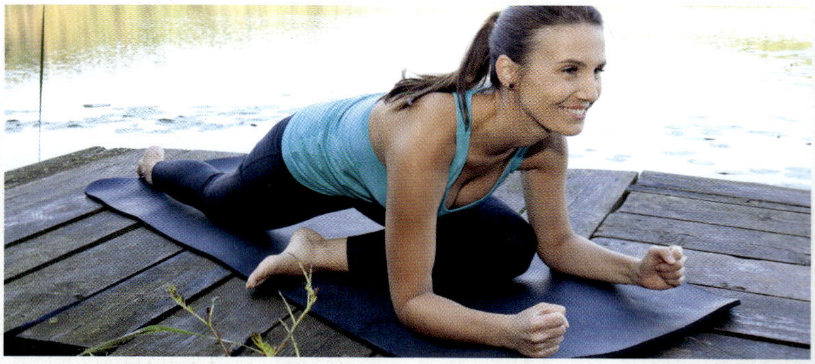

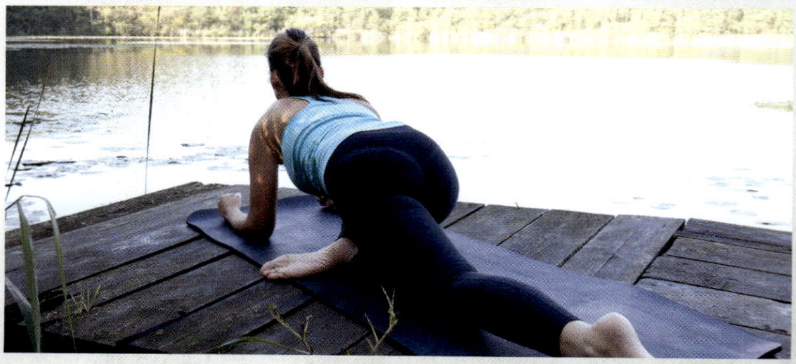

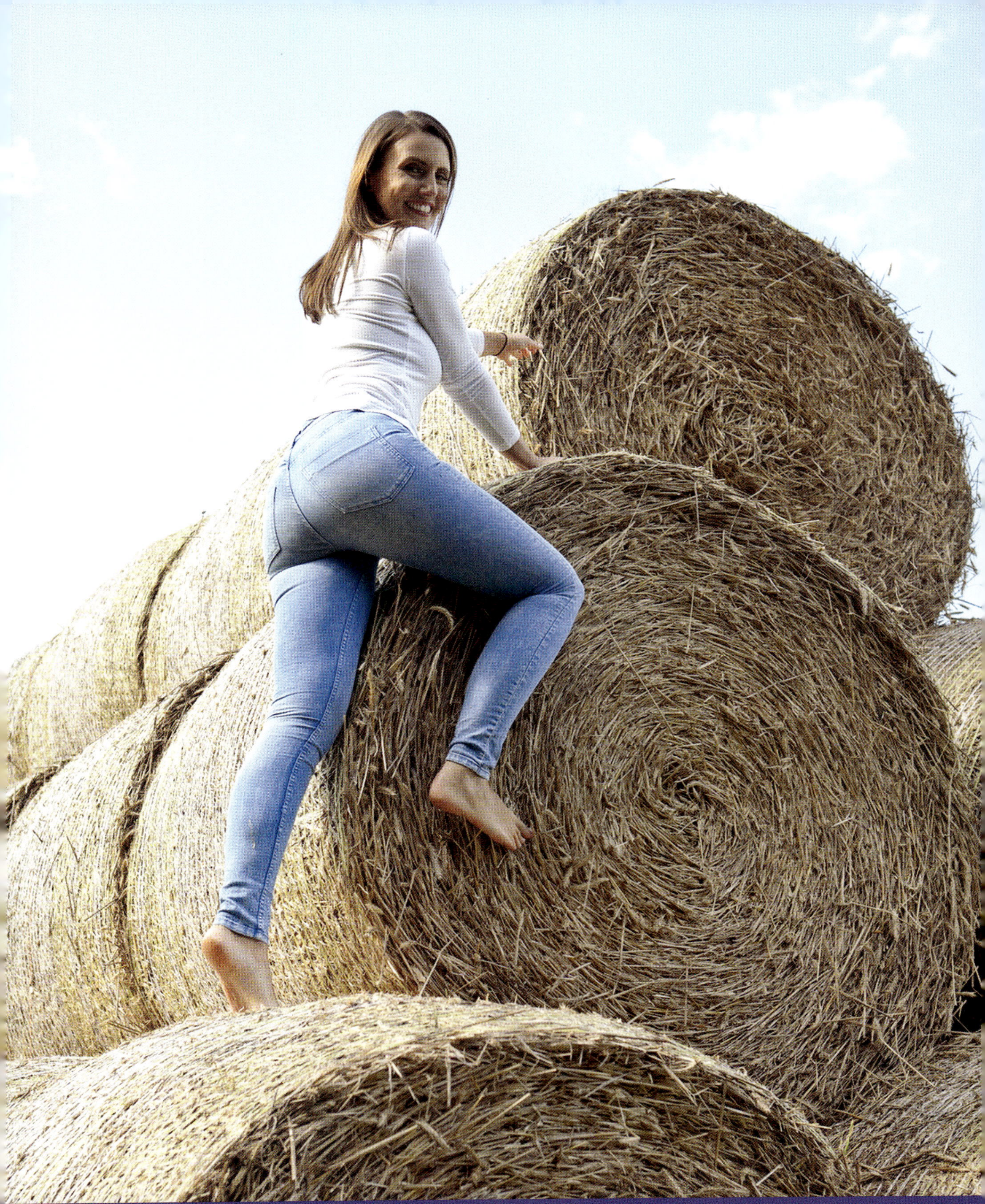

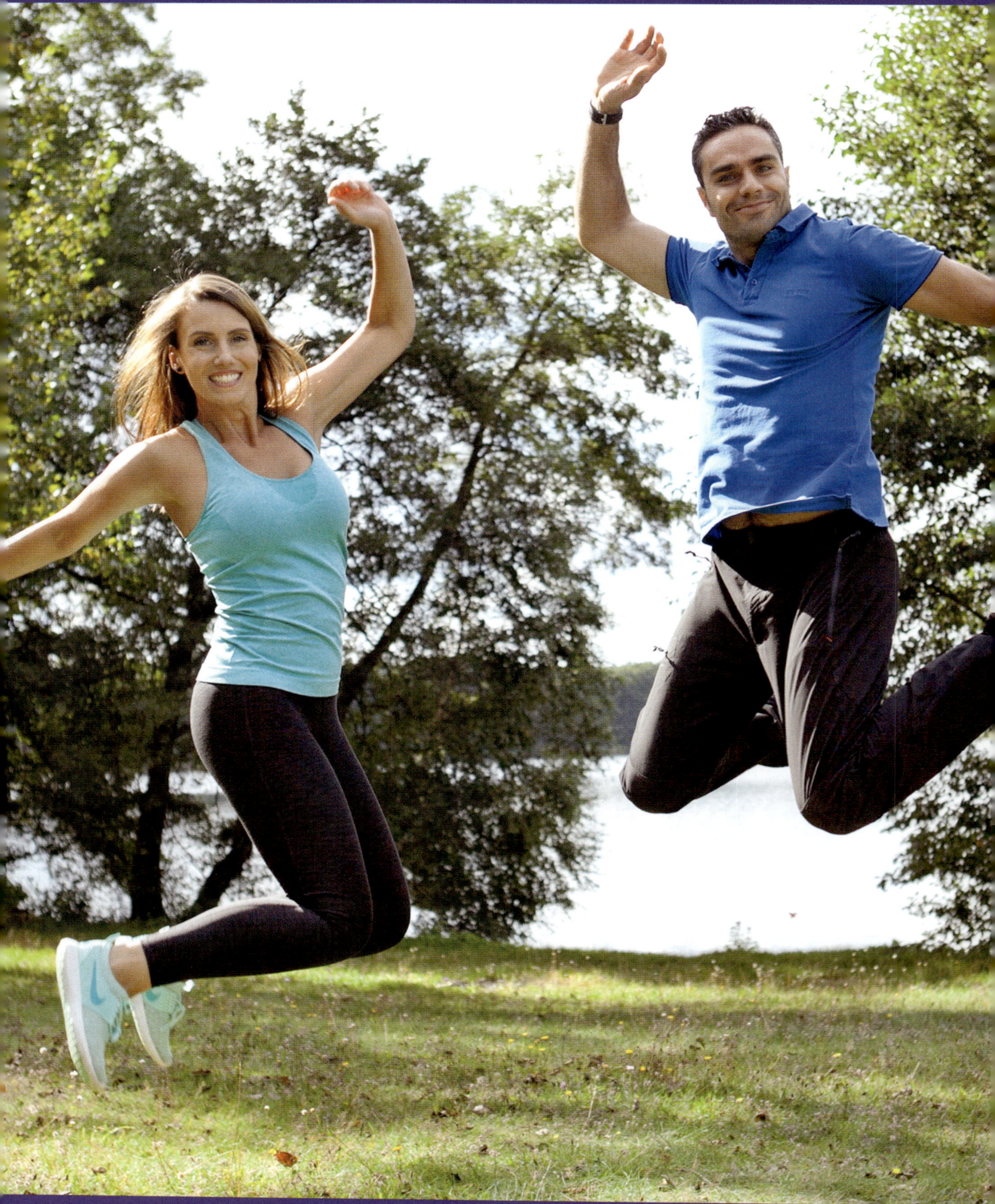

6

Das P(r)ogramm – IN 13 WOCHEN zum Erfolg

Im Folgenden erwartet dich kein Trainingslager mit einem Drill-Sergeant im Rücken, sondern ein hochwirksames, zeitsparendes Trainingsprogramm für deinen Hintern: das P(r)ogramm. Die Vorteile liegen auf der Hand: Du kannst alleine, zu jeder Zeit und an jedem beliebigen Ort trainieren. Egal auf welchem Leistungsniveau du dich aktuell befindest, wird dir dieses Programm helfen, deine Traumkurven zu bekommen. Du wirst besser aussehen und dich besser fühlen als je zuvor. Da die Trainingsroutine häufig abgeändert wird, bleibst du motiviert und erzielst ständig neue Ergebnisse: Dein Po wird knackiger, deine Beine schlanker, deine Taille definierter und als positiven Nebeneffekt bekommst du einen gesunden Rücken, straffen Bauch und feste Arme. Du formst deine Kurven eben an den richtigen Stellen.

Während gezielter Muskelaufbau möglich ist, ist es leider unmöglich, an Hüfte, Po oder Oberschenkeln gezielt Fett abzubauen. Aber du lernst, wie du deinem Körperfett insgesamt den Kampf ansagen und es langfristig reduzieren kannst. Du weißt, dass sich Frauen und Männer in vielerlei Hinsicht unterscheiden. Zwar bestehen die Muskeln aus den gleichen Fasern und die Fettzellen aus dem gleichen Gewebe, aber die Hormone machen den großen Unterschied. Für das Muskelwachstum entscheidend ist das Testosteron und dieses Hormon wird bei Frauen viel weniger ausgeschüttet. Insofern musst du dir als Frau keine Sorgen machen, dass dir durch das P(r)ogramm Muskelberge wachsen. Stattdessen wird deine Körperform durch das Training definierter, schlanker und athletischer und du bekommst mehr Kraft. Wenn du körperlich stark bist, kommst du nicht nur besser mit den alltäglichen Herausforderungen zurecht, sondern mit dir selbst. Ein trainierter Körper ist eine wichtige Voraussetzung für dein Selbstvertrauen. Mit dem Trainingsprogramm wirst du so schnell niemand anderes mehr um Hilfe bitten müssen, weil es dir an Kraft oder Ausdauer mangelt. Denn du wirst so fit sein, dass du mit den meisten körperlichen Herausforderungen selbst klarkommst. Die Frage ist nicht mehr, ob du etwas tun kannst, sondern ob du es willst.

Das grundlegende Gerät mit dem du im P(r)ogramm trainierst, ist dein eigener Körper. Hier bekommst du die Gebrauchsanleitung dafür. Früher sind die Menschen auch ohne

Fitnessstudio zurechtgekommen. Schon die alten Ägypter im 3. Jahrtausend v. Chr. und später die alten Griechen seit 1600 v. Chr. prägten das Training mit dem eigenen Körpergewicht. Du brauchst kein großes Gerät, keine Maschinen oder Cardiogeräte, um fit zu werden. Du wirst deinen Körper einsetzen, um ihn zu formen. Um die Intensität der einen oder anderen Übung zu erhöhen, brauchst du mit der Zeit lediglich ein paar kleine Hilfsmittel, die als Zusatzwiderstände bzw. -gewichte dienen.

Das Programm erfordert nur wenig Zeit. Denn du sparst dir den Weg ins Fitnessstudio und zurück. Es findet seinen Platz im engsten Terminplan. Außerdem kostet es im Prinzip nichts – außer dem echten Willen, es durchzuziehen. Mit einem Minimum an Aufwand und Zeit erzielst du ein Maximum an Ergebnissen. Du hast dein Schicksal selbst in der Hand und bist von niemandem abhängig. Du brauchst kein Fitnessstudio, keinen Personal Trainer, keine Maschinen, nervige Musik, Werbung oder Trainingspartner. Du kannst sofort loslegen.

Das P(r)ogramm setzt zwar den Fokus auf dein Hinterteil. Jedoch kannst du sicher sein, dass du durch die Kombinationsübungen gleichzeitig den restlichen Körper nicht vernachlässigst und auch andere Muskelgruppen mittrainiert werden. Ich verspreche dir: Dein bald knackiger Po formt deine Lieblingsjeans und Leggings optimal aus, deine wohlgeformten Beine machen in Shorts eine gute Figur, dein Rücken kann sich im Abendkleid sehen lassen, deine Brustmuskeln heben den Busen an, dein Bauch wird flacher sowie deine Arme und Schultern kräftiger. Du wirst schlanker, kräftiger, selbstbewusster und energiegeladener. Du erreichst dein Ziel nicht nur schneller, sondern mit nachhaltigem Erfolg.

Du wirst mit Sicherheit auf deine optische Veränderung von deinem sozialen Umfeld angesprochen werden. Denn du wirkst nach außen so stark, wie du dich fühlst. Das Ziel ist, dass du deine Trainingszeit so effizient wie möglich nutzen kannst, um mehr Zeit für andere Aktivitäten zu haben. Im Grunde ist es unkompliziert, gut auszusehen und körperlich in Form zu sein. Wenn du 3 x pro Woche einige Minuten Kraft- und Ausdauerintervalltraining sowie ein solides Grundlagenwissen im Bereich Ernährung erwirbst, bringst du dich ans Ziel deiner Träume. Dass es hierbei nicht nur um Aussehen geht, habe ich bereits im ersten Teil des Buches hervorgehoben. Unfitte Menschen sind viel häufiger von Zivilisationskrankheiten betroffen wie Osteoporose, Arthrose, Rückenleiden oder Herzerkrankungen. Bewegungsmangel und Fehlernährung ist die Ursache für mehr als ein Drittel aller Todesfälle infolge von Diabetes, Krebs und Herzkrankheiten. Du trainierst und isst also, um gesund zu leben. Das schaffst du! Dein Plan liegt bereit und du kannst direkt durchstarten.

Der Trainingsumfang

Jetzt fragst du dich sicherlich, wie viel du trainieren solltest, damit es einen Effekt hat. 1 x in der Woche ist schon ein guter Anfang – aber auf Dauer nicht genug. Ich empfehle dir **2-3 Trainingseinheiten pro Woche** (z. B. Mo-Mi-Fr oder Di-Do-Sa) mit einer Dauer von jeweils ca. 30 min. Hierzu zählen in chronologischer Reihenfolge:

1. 5 min Aufwärmen
2. 15 min Krafttraining
3. 5 min Ausdauerintervalltraining (Tabata)
4. 5 min Dehnen

Insgesamt ist das P(r)ogramm auf **13 Wochen** ausgerichtet. Von Woche zu Woche steigt die Intensität bis Level 6.

Die Trainingsintensität

Die Trainingsintensität spielt insbesondere beim Krafttraining eine große Rolle. Der Muskel braucht einen sogenannten *überschwelligen Reiz,* damit er gewillt ist, zu wachsen, also kräftiger und voluminöser zu werden. Wenn du deine Muskeln aufwecken willst, musst du hämmern, nicht leicht klopfen. Es ist Quatsch, wenn in Frauenzeitschriften Beinchenheben-Übungen gezeigt werden, mit der Empfehlung davon zehn Wiederholungen auszuführen. Wenn du nach den zehn Wiederholungen locker noch fünf oder mehr Wiederholungen hättest machen können, hast du deinen Muskel nicht in deinen Grenzbereich getrieben – genau dahin, wo er sich anpassen muss. Damit unterforderst du deinen Muskel und du wirst ihn nicht verändern, weil er mit der Belastung gut klarkommt. Deshalb gibt es ein „Gesetz des Erfolgs" beim Muskeltraining: Mach so viele Wiederholungen, wie du kannst – bis der Muskel richtig brennt … und dann noch drei mehr. Das heißt: Raus aus der Komfortzone! Die Intensität ist erheblich wichtiger als die Trainingshäufigkeit. 2-3 intensive Trainingseinheiten pro Woche reichen aus. In der jeweils nächsten Trainingseinheit quetschst du dann noch ein, zwei Wiederholungen mehr aus jeder Übung heraus. Damit du den Überblick behältst, solltest du deine Wiederholungszahlen in einem Trainingsplan notieren (siehe „Dein P(r)ogramm-Dokumentationsbogen"). Bei statischen Übungen hältst du entsprechend solange du kannst … und dann noch 3 s länger.

So viele Wiederholungen, wie du kannst – also bis zur kompletten Muskelermüdung – ist also eine Grundregel im Krafttraining. Als „Bewegungsmuffel" (siehe Level 1 – Trainingsplan 1+2 für Faultiere) wirst du jedoch eine Wiederholungszahl-Vorgabe von mir bekommen. Das hat folgenden Grund: Als blutiger Anfänger müssen sich deine Muskeln, Sehnen und Bänder langsam an die Belastung gewöhnen. Ein zu hoher Trainingsreiz könnte zu Überlastungen des untrainierten Körpers führen. Übungsqualität geht immer vor Quantität!

Das Leistungsniveau und die Trainingspläne

Das gesamte P(r)ogramm besteht aus sechs Levels, die an deine Leistungsfähigkeit angepasst sind. Pro Level gibt es jeweils zwei Trainingspläne. Das Level 5 für Athleten hat als einziges drei. Insgesamt gibt es also 13 Trainingspläne. Jeden dieser Pläne führst du jeweils eine Woche lang durch (mit 2-3 Einheiten), bevor du mit dem nächsten

Trainingsplan weitermachen kannst. Jeder Plan beinhaltet fünf Kraftübungen in unterschiedlichen Körperpositionen. Von jeder Kraftübung machst du nur einen Satz bzw. Durchgang mit der maximalen Wiederholungszahl bzw. Haltedauer (bis auf Level 1), bevor du zur nächsten Übung übergehst.

Die Übungen bauen aufeinander auf, das heißt von Woche zu Woche werden sie immer anspruchsvoller. Um einen gesunden Anpassungsprozess deines Körpers zu gewährleisten, empfehle ich dir mit dem Trainingsplan 1 zu starten und dich langsam vorzuarbeiten. Gehörst du bereits zur fitten Fraktion, spricht auch nichts dagegen, wenn du dich von vornherein in einem anderen Level einstufst und von dort anfängst – das bleibt dir überlassen. Hier sind alle Levels im Überblick:

Level 1 – Bewegungsmuffel (Trainingspläne für Faultiere)

Gehörst du zu den Couch-Potatoes, die lieber Netflix® gucken und zur Chips-Rolle greifen, als eine Gymnastikmatte auszurollen, dann ist es jetzt höchste Eisenbahn, auf die Stopp-Taste zu drücken. Level 1 ist für dich als absoluten Beginner genau richtig, um den ersten Schritt hin zum perfekten Hintern zu wagen.

Level 2 – Heulender Einsteiger (Trainingspläne für Wölfinnen)

Heulst du viel rum, weil du keinen Bock auf Sport hast, weißt aber eigentlich, dass Bewegung gut für dich ist, gehörst du zu den Wölfinnen. Zumindest bist du kein Faultier mehr. Ab der dritten Trainingswoche ist keine Wiederholungszahl mehr vorgegeben. Das heißt, du machst von jeder Übung so viele Wiederholungen, wie du schaffst … und dann noch drei mehr.

Level 3 – Fortgeschrittener Einsteiger (Trainingspläne für Pferde)

Als Pferd gehörst du mittlerweile zu den fortgeschrittenen Einsteigern im zweiten Trainingsmonat. Du bist kraftvoll, geschmeidig, bewegst dich gerne und deine Übungsausführung sieht elegant aus. Übungen wie die Sprungkniebeuge (6. Woche) werden dich ans Limit und darüber hinaus fordern. Genau deshalb wirst du von Woche zu Woche immer fitter.

Level 4 – Fortgeschrittener (Trainingspläne für Gorillas)

Juhu, du gehörst nicht mehr zu den Einsteigern, sondern bist jetzt ein echter Gorilla. Durch die Erfahrungen, die du bisher in deinem Po-Workout gesammelt hast, bist du zu einem intelligenten Gesellen geworden, der zudem schon ein ziemlich kräftiges Hinterteil hat – und das durch ausgewählte Pflanzenkost. Ab jetzt gehören Fußgelenksgewichte für noch mehr Intensität zu deiner Trainingsausrüstung.

Level 5 – Athlet (Trainingspläne für Löwinnen)

Hast du es bis hierhin geschafft, bist du ein wahrer Athlet. Als Löwin gehörst zu den Königinnen deiner Spezies. Du bist stark, siehst verdammt gut aus und bist ein Vorbild für deinen Nachwuchs. Mit Minibands (ab der 10. Woche) sowie einem Thera-Band® und Gymnastikball (Woche 11) forderst du deinen Allerwertesten auf neue Art und Weise. Als Löwin durchläufst du drei statt zwei Trainingspläne.

Level 6 – Kraftprotz (Trainingspläne für Grizzlybärinnen)

Keine Angst, du musst keine 680 kg wiegen, um zu den Grizzlybärinnen zu gehören. In Level 6 des dritten Trainingsmonats entwickelst du Bärenkräfte. Du hast zwar ein verschmustes Image, kannst aber auch richtig austeilen, wenn's sein muss. Lebenskraft, Mut und Instinkt gehören zu deinen Fähigkeiten. Mit einer Kettlebell als Zusatzgewicht (ab der 12. Woche) sowie dem Schlingentrainer (13. Woche) hebst du dich mit überdurchschnittlicher Po-Power von der Gesellschaft ab.

Hast du es bis zum Ende des sechsten Levels geschafft, liegen 13 Trainingswochen hinter dir. Das entspricht 39 Trainingseinheiten (bei drei Einheiten pro Woche) oder 1.170 min, in denen du deine Kraft, Ausdauer und Flexibilität entwickelt hast. Stell dich jetzt mal in der Rückansicht vor einen Spiegel und schaue, ob das, was du siehst deiner Vision von vor drei Monaten entspricht. Vielleicht ist dein Po in deinen Augen nicht perfekt, aber zumindest kannst du megastolz auf das sein, was du bis hierhin erreicht hast. Du bist jetzt auf einem „Higher Level“. Ziele nach den Sternen, wenn du zum Mond willst!

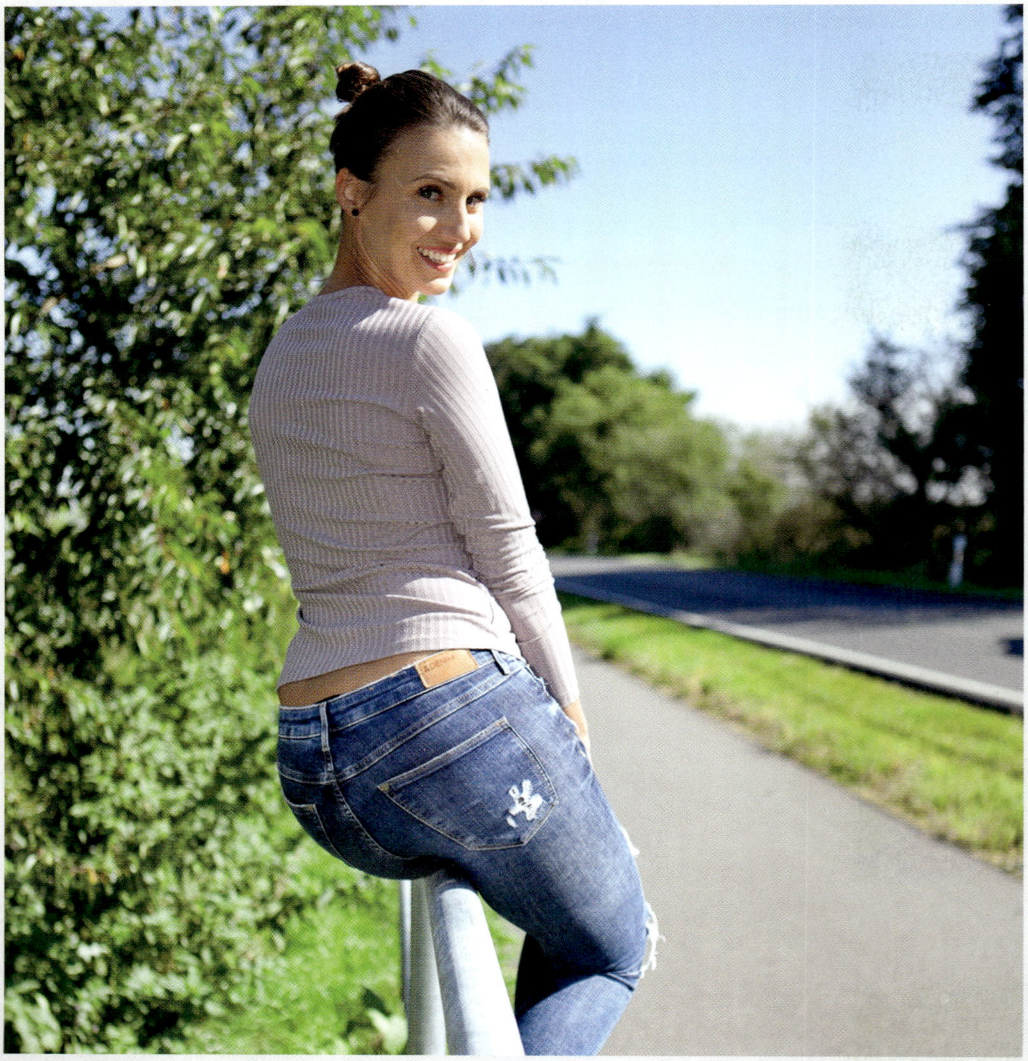

6.1 Po-Workouts

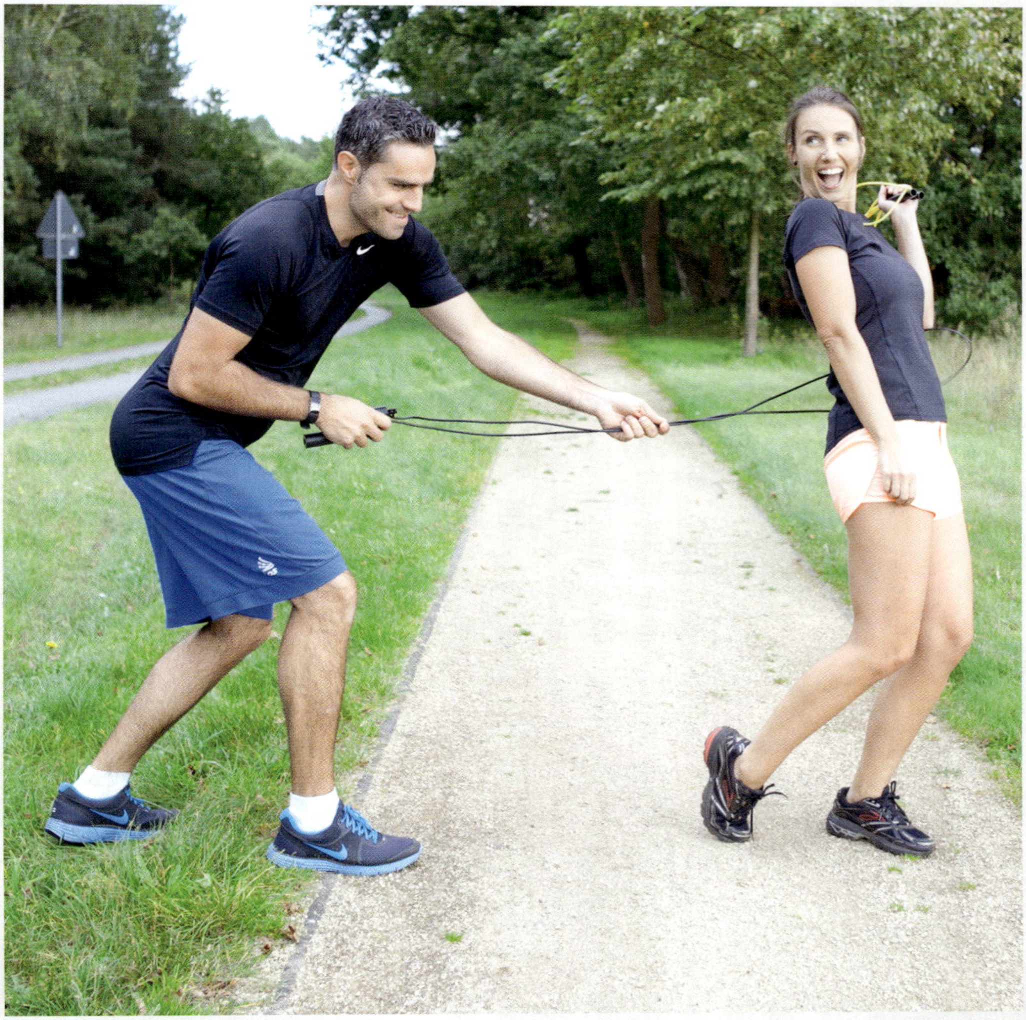

Level 1 – Bewegungsmuffel

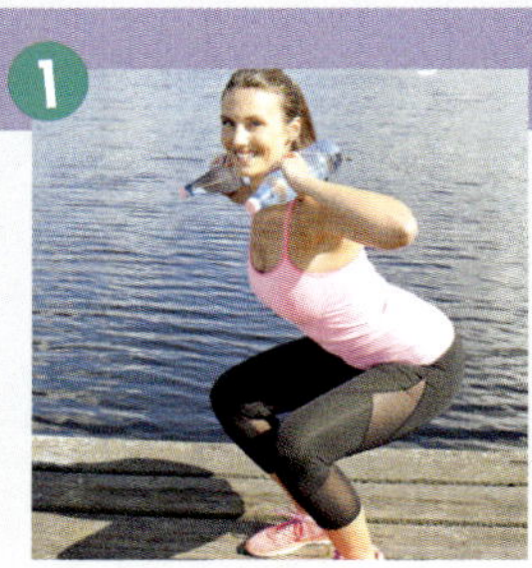

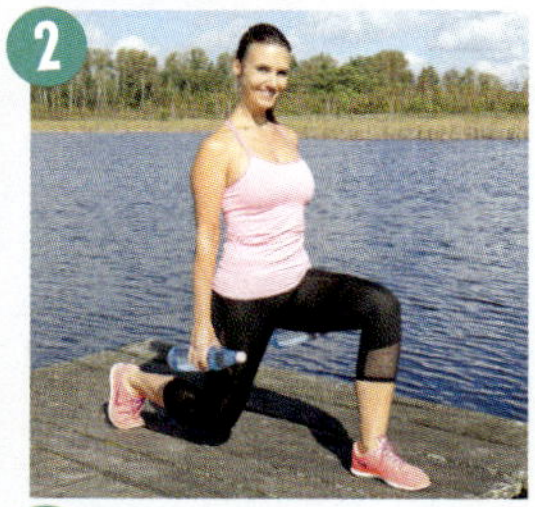

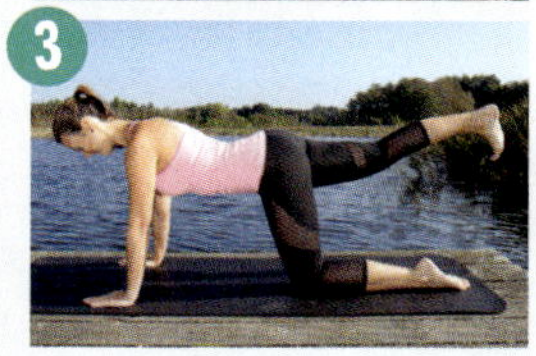

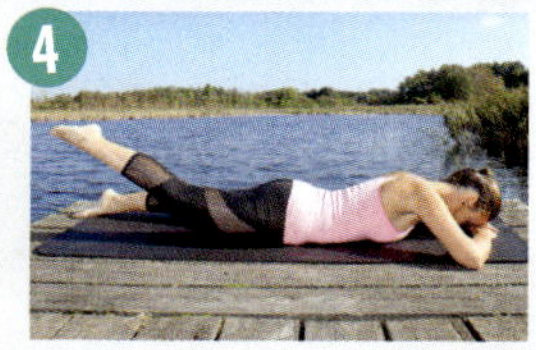

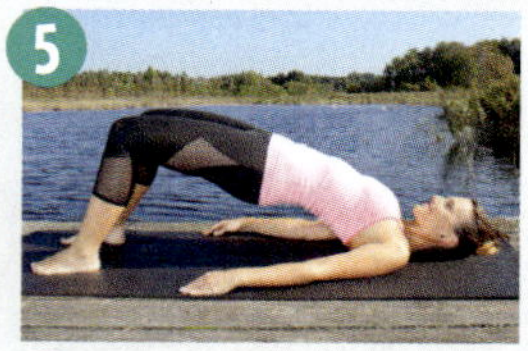

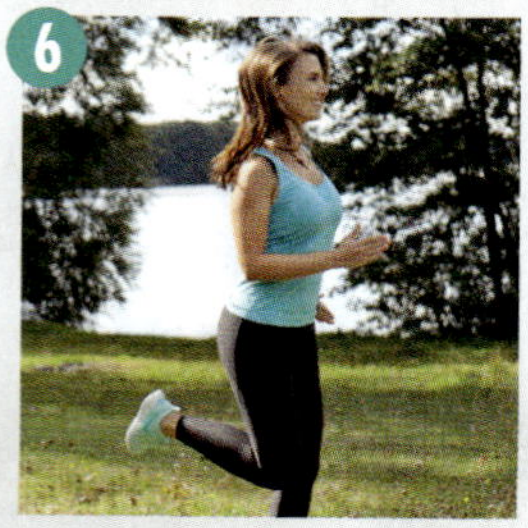

TRAININGSPLAN 1 FÜR FAULTIERE (1. WOCHE)

5 min Aufwärmen (siehe Aufwärmübungen ab S. 133)

Krafttraining:

1. Kniebeuge mit zwei Wasserflaschen auf der Schulter (10 Wiederholungen) – S. 142
2. Kniebeuge im Ausfallschritt (8 Wiederholungen pro Seite) – S. 149
3. Beinrückheben im Vierfüßlerstand (8 Wiederholungen pro Seite) – S. 162
4. Alternierendes Beinheben in Bauchlage (12 Wiederholungen) – S. 168
5. Beckenlift (10 Wiederholungen) – S. 175

Ausdauertraining:

6. 8 x 20 s Anfersen – S. 196

» 5 min Dehnen (siehe Dehnübungen ab S. 212)

Level 1 – Bewegungsmuffel

TRAININGSPLAN 2 FÜR FAULTIERE (2. WOCHE)

5 min Aufwärmen (siehe Aufwärmübungen ab S. 133)

Krafttraining:

1. Tiefe Kniebeuge mit dem eigenen Körpergewicht (8 Wiederholungen) – S. 143
2. Good Mornings (ggf. mit Thera-Band®) (10 Wiederholungen) – S. 153
3. Rückendiagonale im Vierfüßlerstand (4 x 15 s) – S. 163
4. Diagonales Arm- und Beinheben in Bauchlage (14 Wiederholungen) – S. 169
5. Schulterbrücke (30 s) – S. 183

Ausdauertraining:

6. 8 x 20 s Quivern – S. 196

» 5 min Dehnen (siehe Dehnübungen ab S. 212)

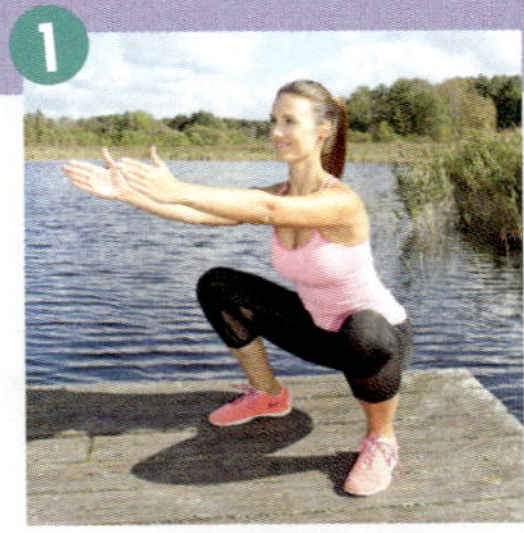

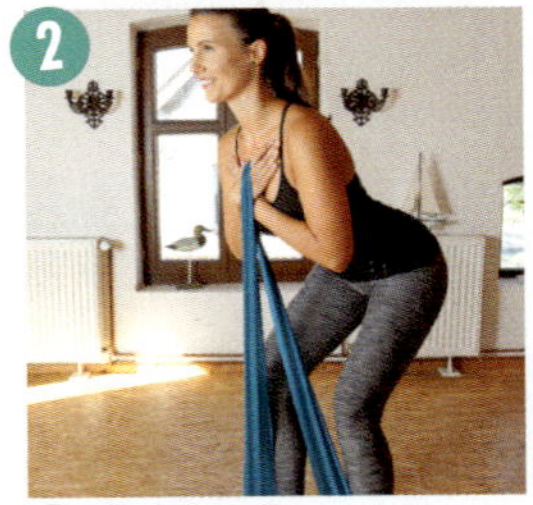

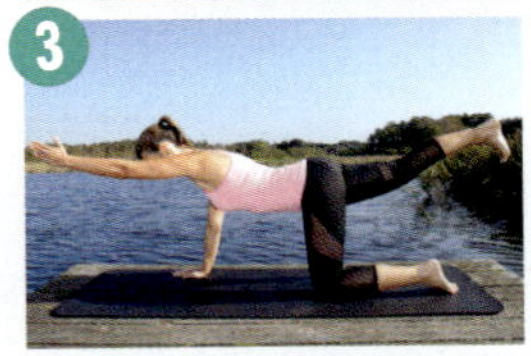

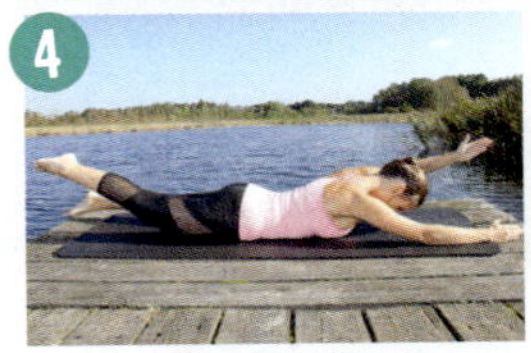

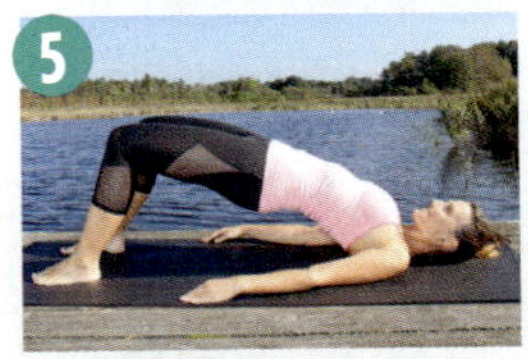

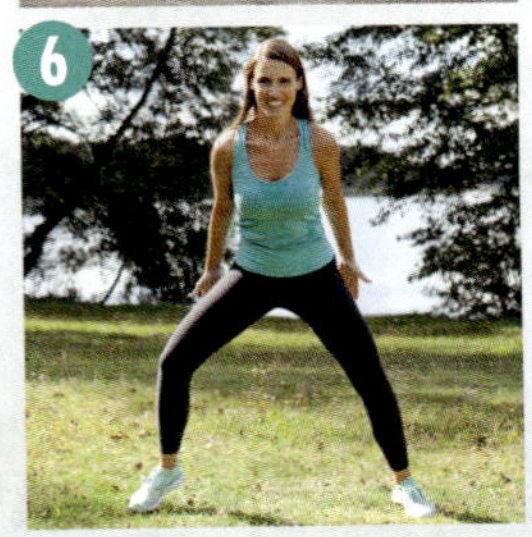

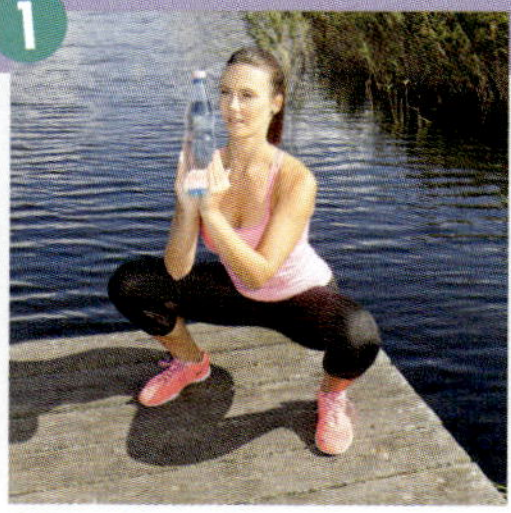

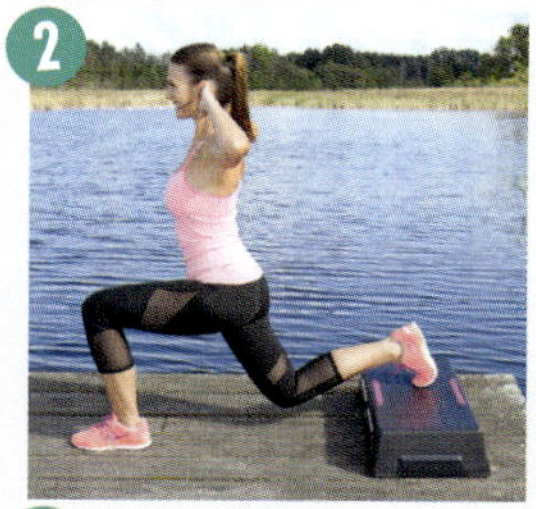

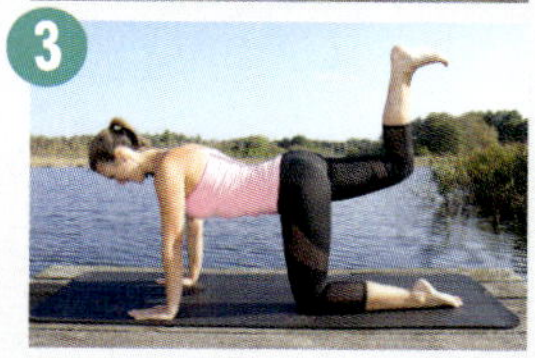

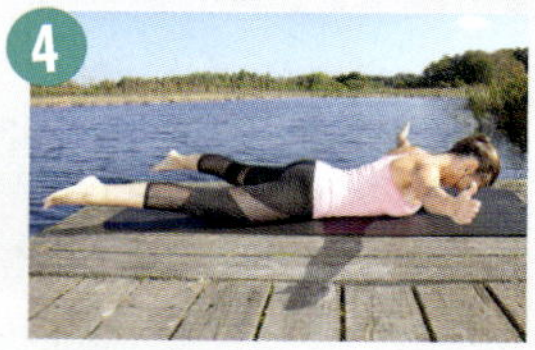

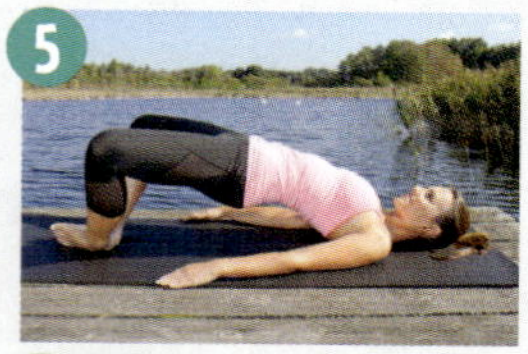

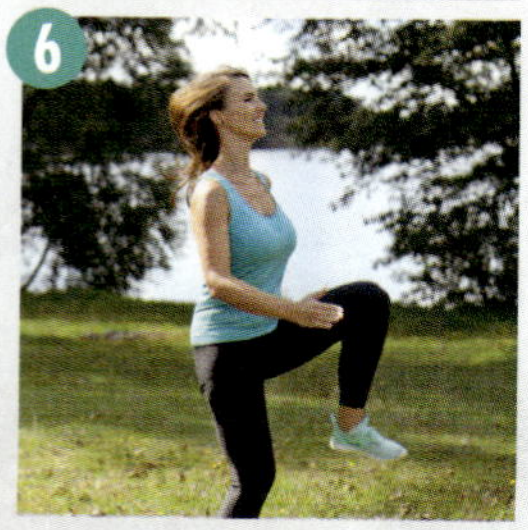

Level 2 – Heulender Einsteiger

TRAININGSPLAN 3 FÜR WÖLFINNEN (3. WOCHE)

5 min Aufwärmen (siehe Aufwärmübungen ab S. 133)

Krafttraining:

1. Kniebeuge mit einer Wasserflasche vor dem Körper – S. 144
2. Bulgarische Kniebeuge im Ausfallschritt (hinteres Bein erhöht) – S. 150
3. High Kick im Vierfüßlerstand – S. 164
4. Hampelmann in Bauchlage – S. 171
5. Schmetterling-Beckenlift in Rückenlage – S. 176

Durchführung: ein Satz pro Übung mit jeweils maximaler Wiederholungszahl

Ausdauertraining:

6. 8 x 20 s Kniehebelauf – S. 197

» 5 min Dehnen (siehe Dehnübungen ab S. 212)

Level 2 – Heulender Einsteiger

TRAININGSPLAN 4 FÜR WÖLFINNEN (4. WOCHE)

5 min Aufwärmen (siehe Aufwärmübungen ab S. 133)

Krafttraining:

1. Po-Straffer im Stand – S. 156
2. Ballkreise in Bauchlage – S. 173
3. Beinkreise in Seitenlage – S. 174
4. Einbeiniger Beckenlift mit umklammertem Unterschenkel in Rückenlage – S. 177
5. Seitlicher Unterarmstütz (Seitstütz) mit Beinspreizung – S. 167

Durchführung: ein Satz pro Übung mit jeweils maximaler Wiederholungszahl bzw. Haltedauer

Ausdauertraining:

6. 8 x 20 s Hampelmann – S. 198

» 5 min Dehnen (siehe Dehnübungen ab S. 212)

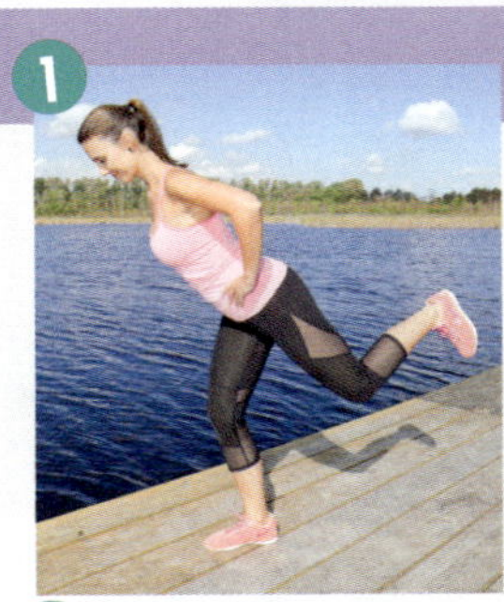

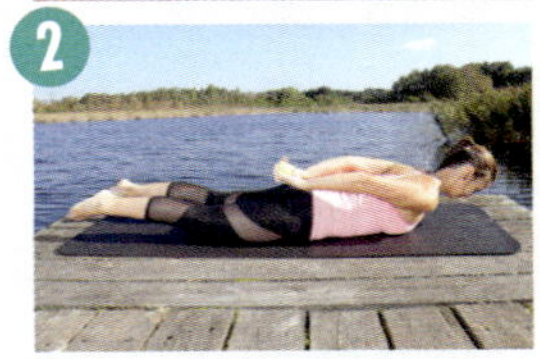

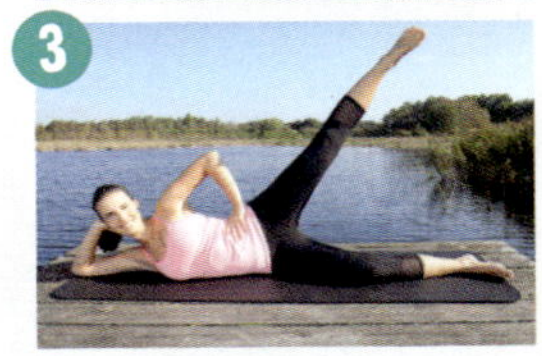

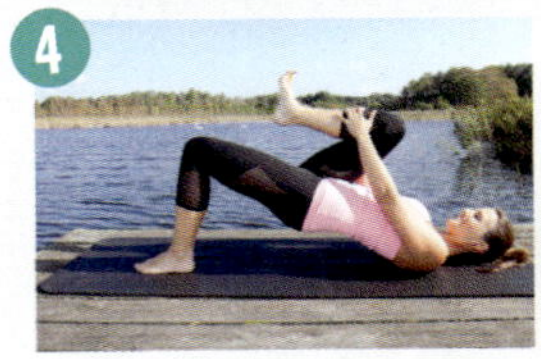

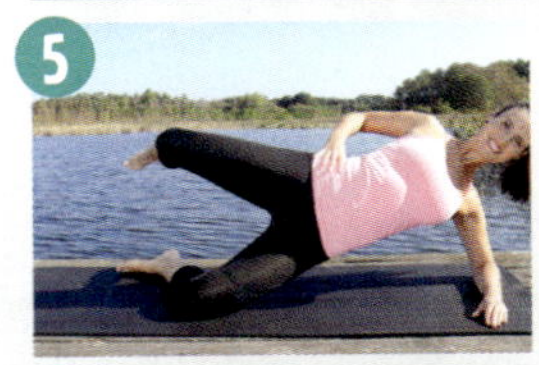

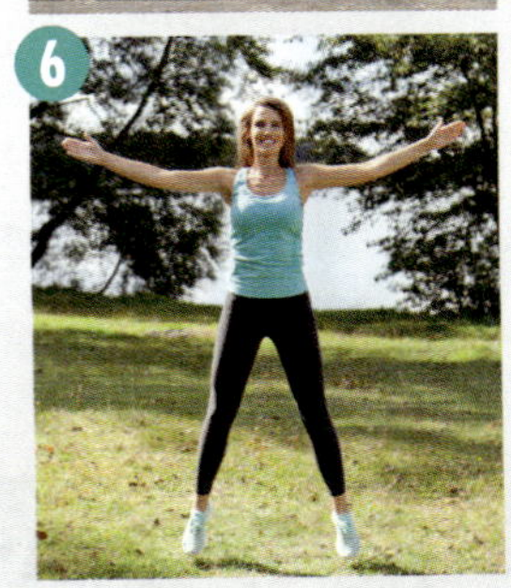

Level 3 – Fortgeschrittener Einsteiger

1

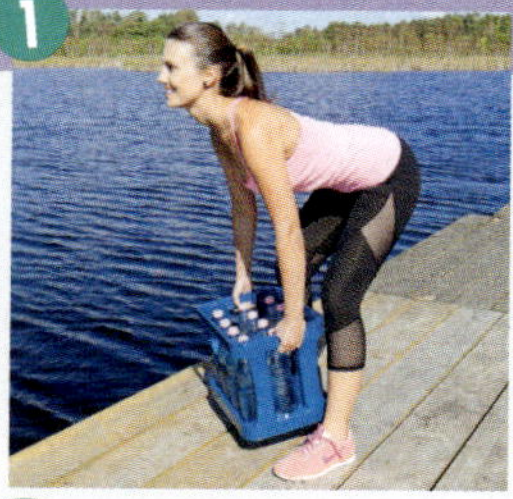

2

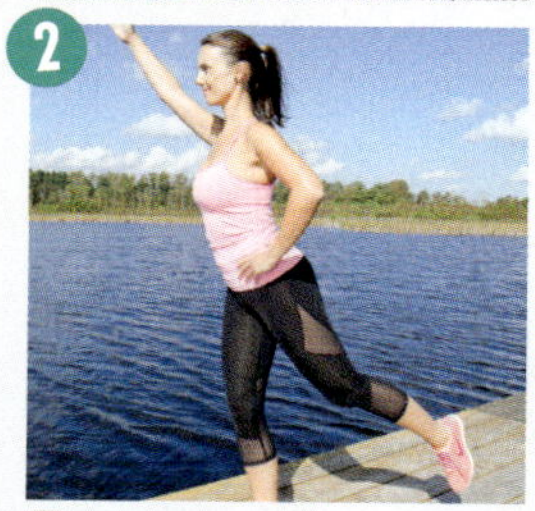

3

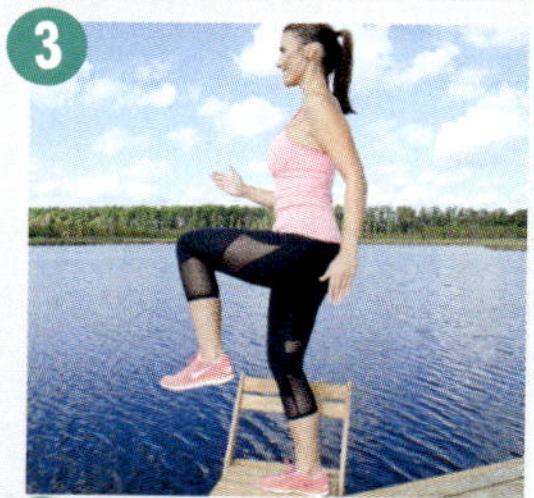

4

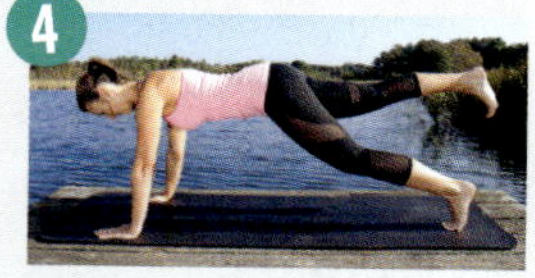

5

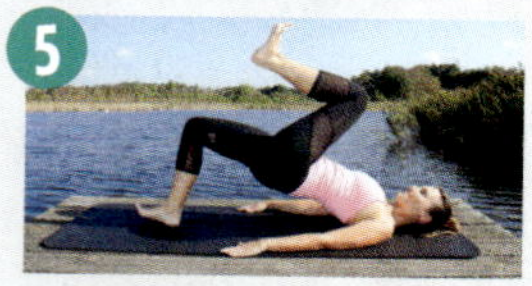

6

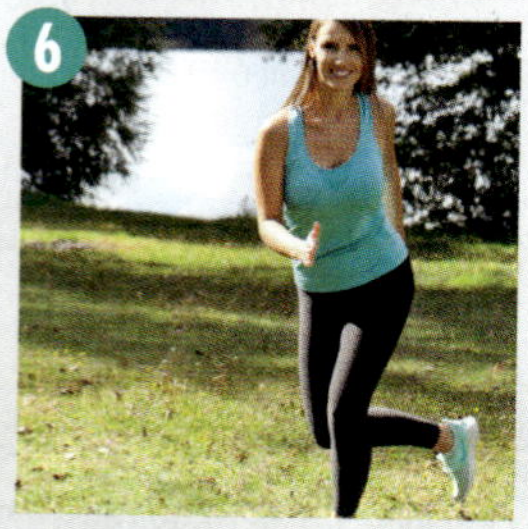

TRAININGSPLAN 5 FÜR PFERDE (5. WOCHE)

5 min Aufwärmen (siehe Aufwärmübungen ab S. 133)

Krafttraining:

1. Kreuzheben mit Wasserkasten – S. 154
2. Diagonales Arm- und Beinheben im Stand – S. 157
3. Step-Up auf Stuhl – S. 158
4. Alternierendes Beinheben im Liegestütz – S. 165
5. Einbeiniger Beckenlift mit Fersenzug in Rückenlage – S. 178

Durchführung: ein Satz pro Übung mit jeweils maximaler Wiederholungszahl

Ausdauertraining:

6. 8 x 20 s Schlittschuhläufer – S. 200

» 5 min Dehnen (siehe Dehnübungen ab S. 212)

Level 3 – Fortgeschrittener Einsteiger

TRAININGSPLAN 6 FÜR PFERDE (6. WOCHE)

5 min Aufwärmen (siehe Aufwärmübungen ab S. 133)

Krafttraining:

1. Alternierende Ausfallschritte – S. 152
2. Einbeiniges Kreuzheben mit Wasserflasche – S. 155
3. Seitlicher Unterarmstütz (Seitstütz) mit Beugung & Streckung des oberen Beins – S. 167
4. Schulterbrücke einbeinig in Rückenlage – S. 183
5. Bogenspannung mit gestreckten Beinen in Rückenlage – S. 187

Durchführung: ein Satz pro Übung mit jeweils maximaler Wiederholungszahl bzw. Haltedauer

Ausdauertraining:

6. 8 x 20 s Sprungkniebeuge – S. 201

» 5 min Dehnen (siehe Dehnübungen ab S. 212)

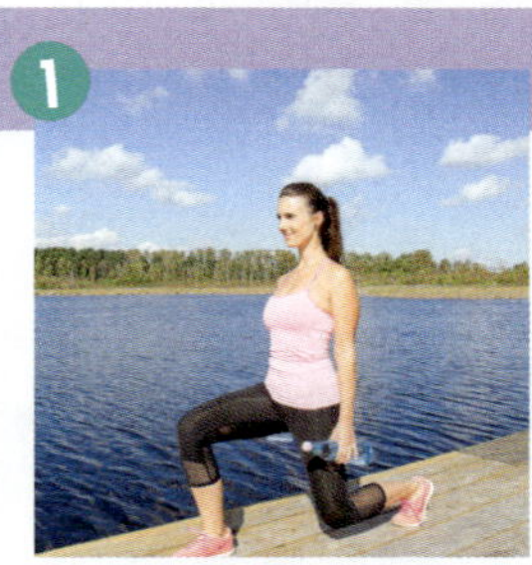

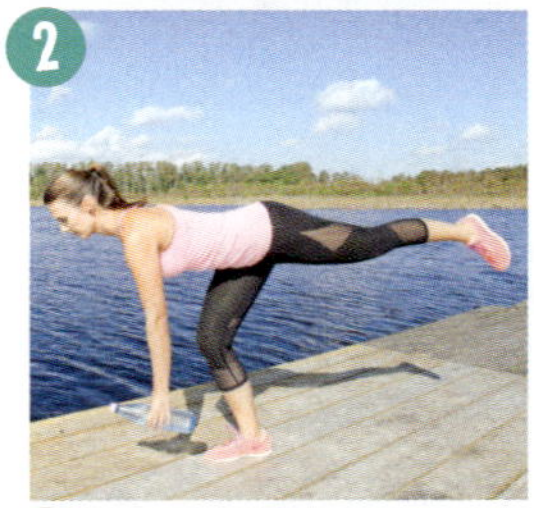

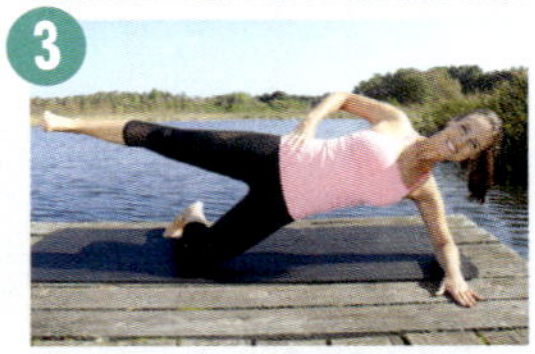

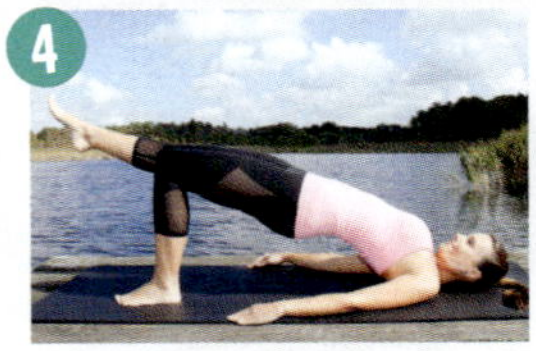

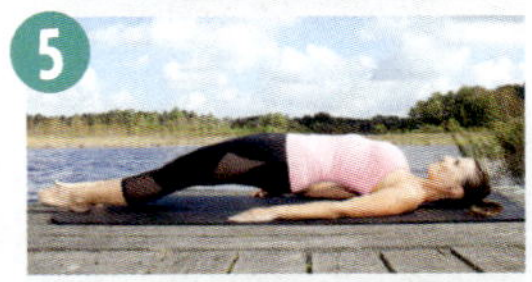

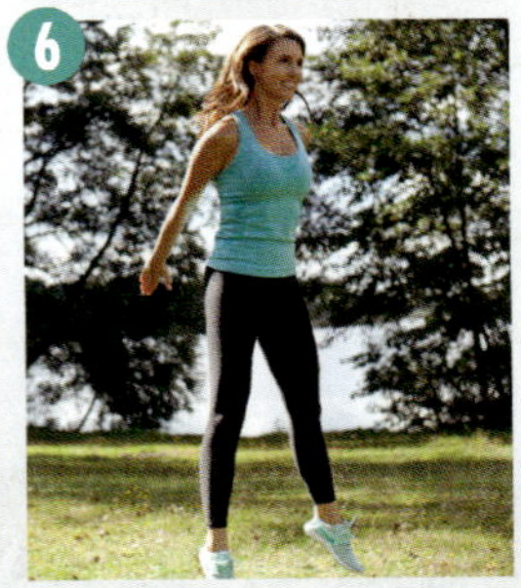

Level 4 – Fortgeschrittener

1
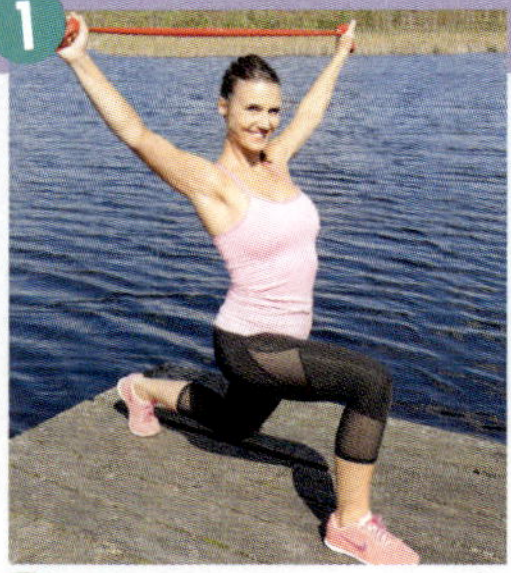

2
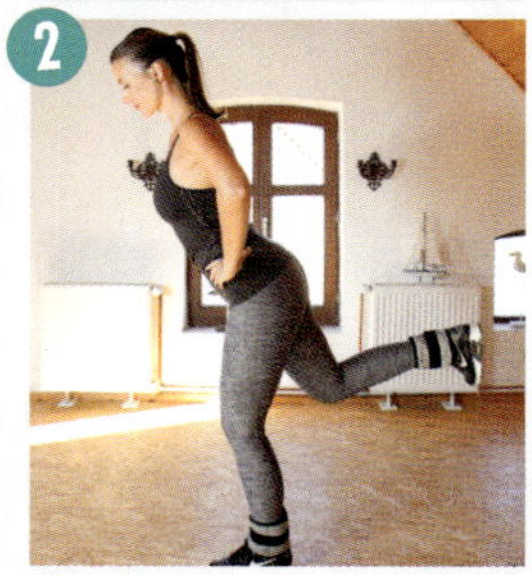

3
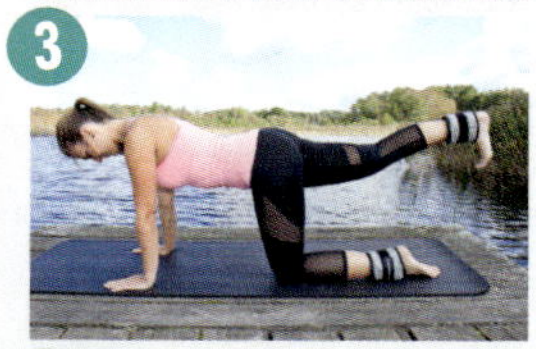

4
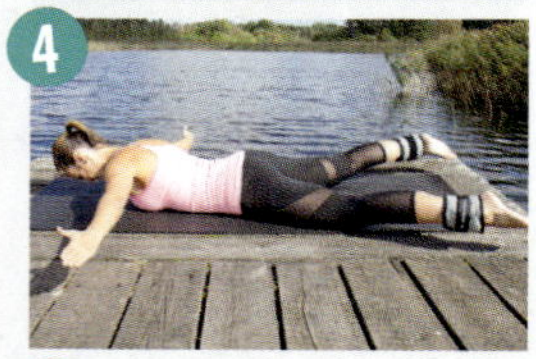

5
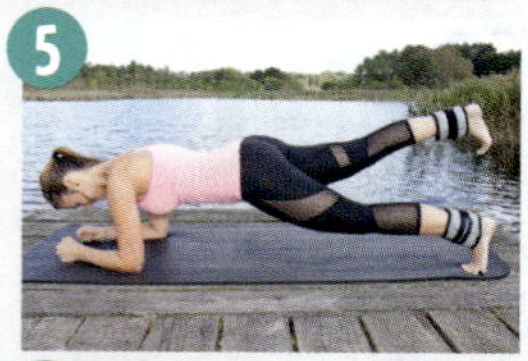

6
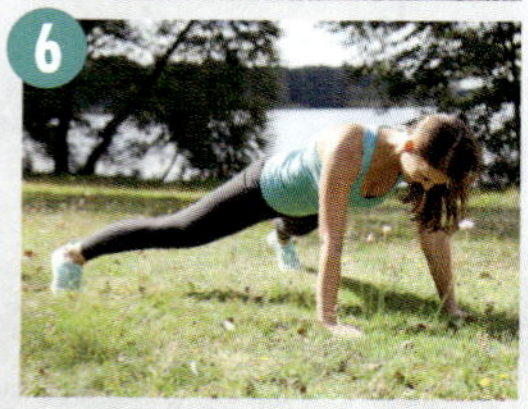

TRAININGSPLAN 7 FÜR GORILLAS (7. WOCHE)

5 min Aufwärmen (siehe Aufwärmübungen ab S. 133)

Krafttraining:

1. Überkopf-Kniebeuge im Ausfallschritt mit Thera-Band® oder Stab – S. 151
2. Po-Straffer mit Fußgelenksgewichten – S. 156
3. Beinrückheben im Vierfüßlerstand mit Fußgelenksgewichten – S. 162
4. Hampelmann in Bauchlage mit Fußgelenksgewichten – S. 172
5. Gerader Unterarmstütz mit Beinbewegung (mit Fußgelenksgewichten) – S. 166

Durchführung: ein Satz pro Übung mit jeweils maximaler Wiederholungszahl bzw. Haltedauer

Ausdauertraining:

6. 8 x 20 s Kneifzange – S. 202

» 5 min Dehnen (siehe Dehnübungen ab S. 212)

Level 4 – Fortgeschrittener

TRAININGSPLAN 8 FÜR GORILLAS (8. WOCHE)

5 min Aufwärmen (siehe Aufwärmübungen ab S. 133)

Krafttraining:

1. Einbeiniges Kreuzheben mit Fußgelenksgewichten – S. 155
2. Ballkreise in Bauchlage mit Fußgelenksgewichten – S. 173
3. Beinkreise in Seitenlage mit Fußgelenksgewichten – S. 174
4. Hacken in Bauchlage mit Fußgelenksgewichten – S. 170
5. Einbeiniger Beckenlift mit Fersenzug mit Fußgelenksgewichten – S. 178

Durchführung: ein Satz pro Übung mit jeweils maximaler Wiederholungszahl

Ausdauertraining:

6. 8 x 20 s Tempo-Bergsteiger – S. 203

» 5 min Dehnen (siehe Dehnübungen ab S. 212)

1
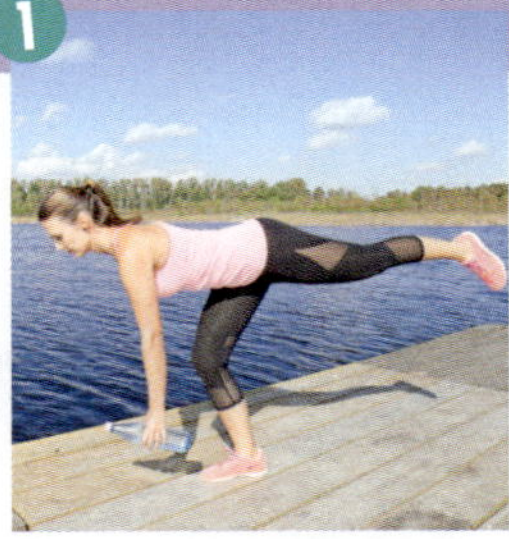

2
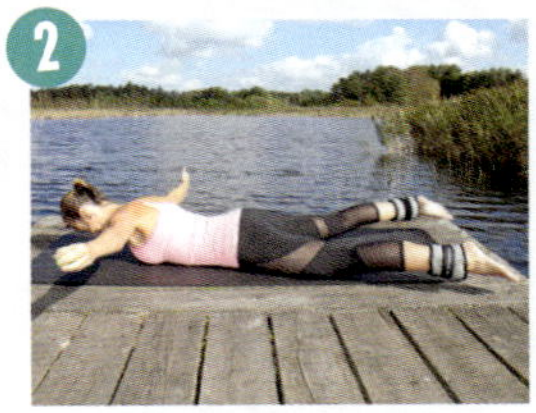

3
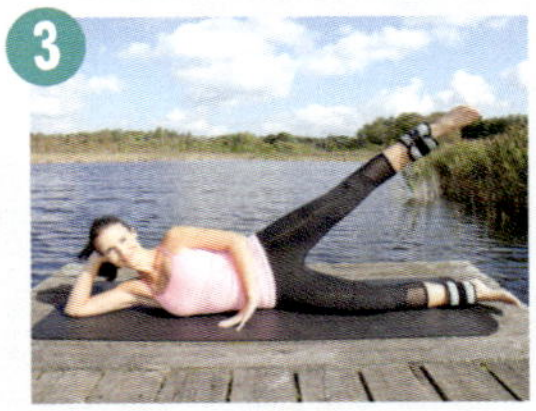

4
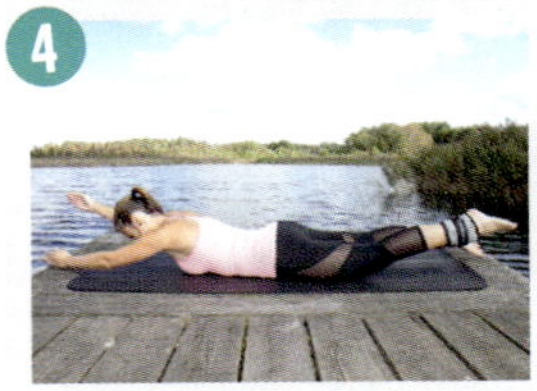

5
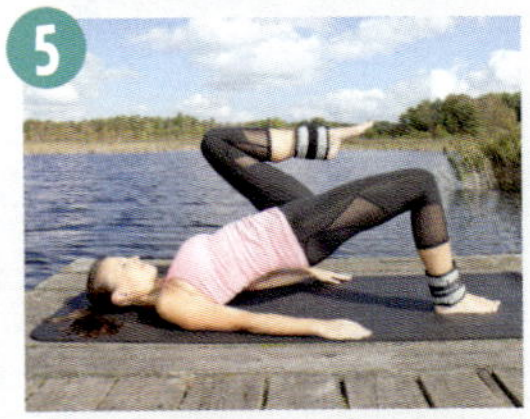

6
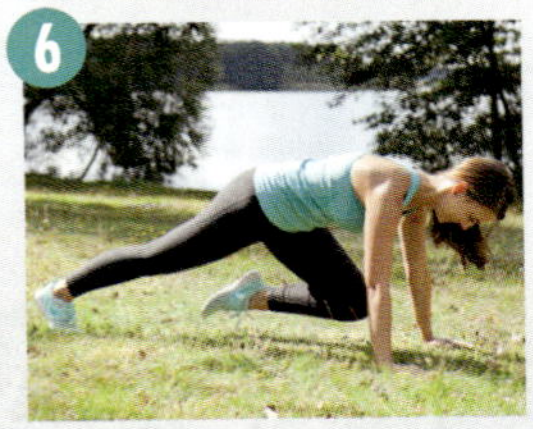

Level 5 – Athlet

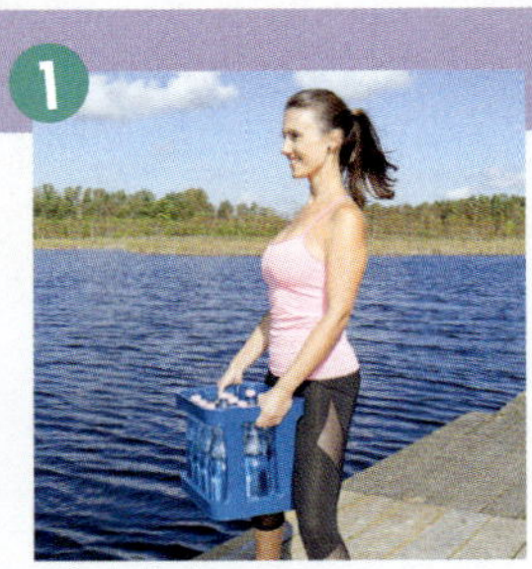

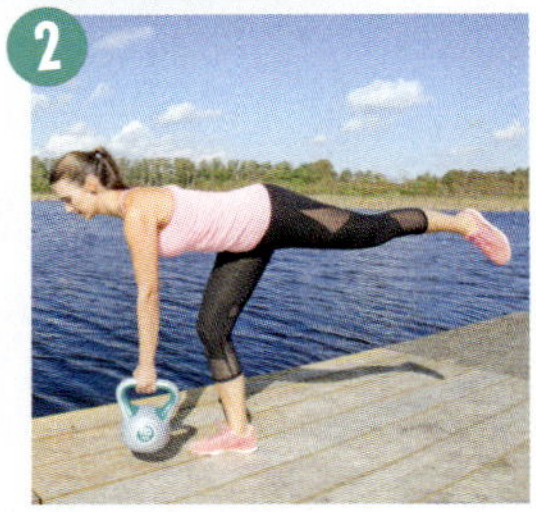

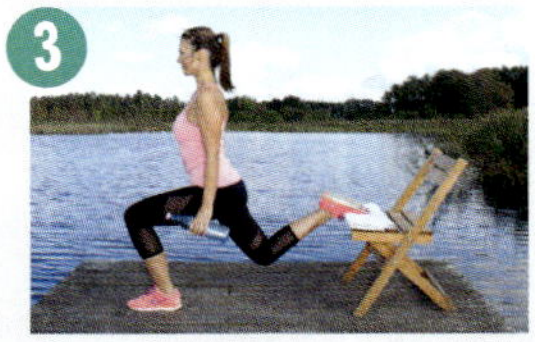

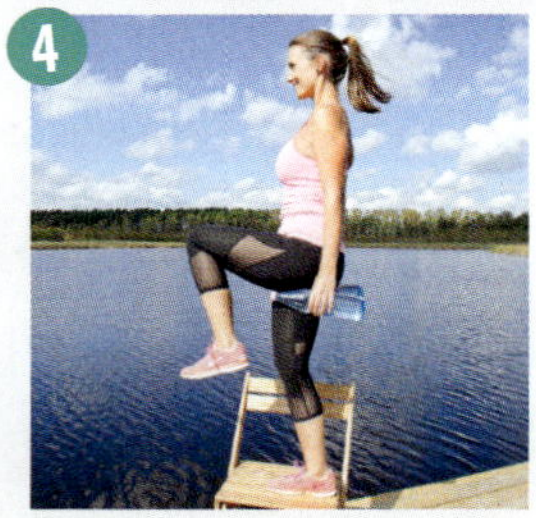

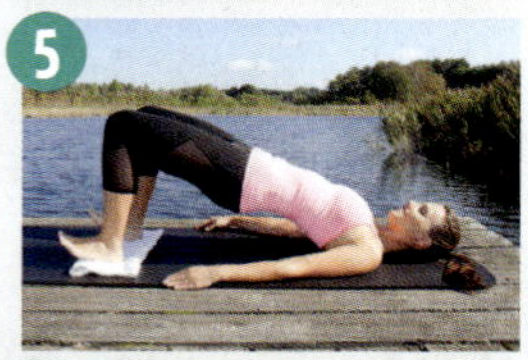

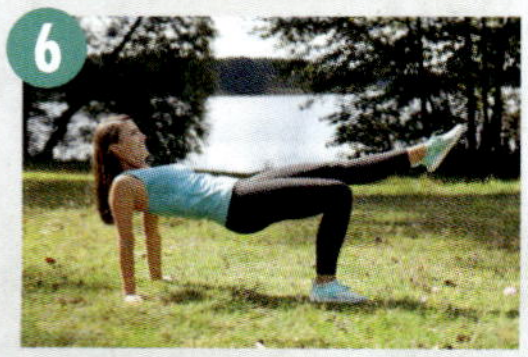

TRAININGSPLAN 9 FÜR LÖWINNEN (9. WOCHE)

5 min Aufwärmen (siehe Aufwärmübungen ab S. 133)

Krafttraining:

1. Kniebeuge mit einem Wasserkasten – S. 147
2. Einbeiniges Kreuzheben mit Zusatzgewicht (Sechserpack Wasser, Kurzhantel oder Kettlebell) – S. 155
3. Bulgarische Kniebeuge im Ausfallschritt mit Hinterfuß auf Stuhl – S. 150
4. Step-Up auf Stuhl mit Zusatzgewicht (z. B. zwei Wasserflaschen) – S. 158
5. Handtuch-Gleit-Beckenlift in Rückenlage – S. 182

Durchführung: ein Satz pro Übung mit jeweils maximaler Wiederholungszahl bzw. Haltedauer

Ausdauertraining:

6. 8 x 20 s Kosakentanz – S. 204

» 5 min Dehnen (siehe Dehnübungen ab S. 212)

Level 5 – Athlet

TRAININGSPLAN 10 FÜR LÖWINNEN (MIT MINIBANDS; 10. WOCHE)

5 min Aufwärmen (siehe Aufwärmübungen ab S. 133)

Krafttraining:

1. Kniebeuge mit Minibands – S. 145
2. Seitwärtsgang mit Minibands – S. 160
3. Seite Tipp, hinten Tipp mit Minibands – S. 161
4. Hampelmann in Bauchlage mit Minibands – S. 172
5. Einbeinige Schulterbrücke in Rückenlage mit Miniband – S. 184

Durchführung: ein Satz pro Übung mit jeweils maximaler Wiederholungszahl bzw. Haltedauer

Ausdauertraining:

6. 8 x 20 s Seilspringen – S. 206

» 5 min Dehnen (siehe Dehnübungen ab S. 212)

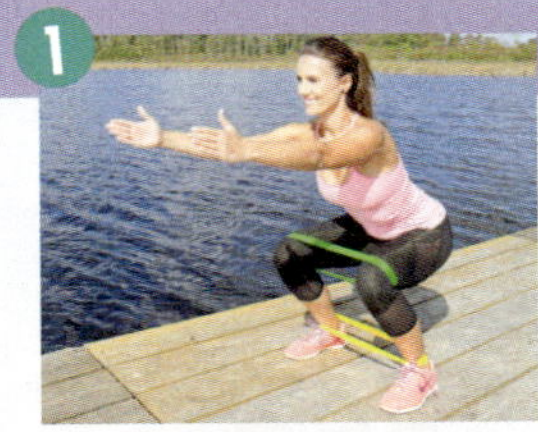

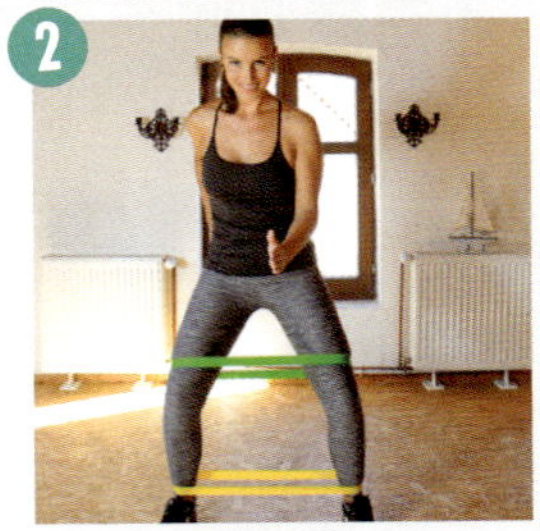

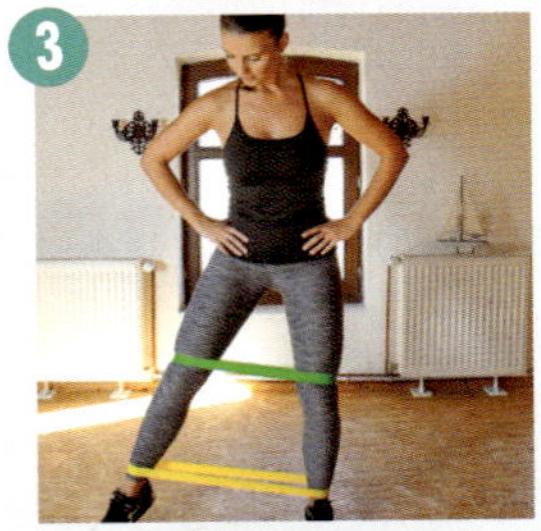

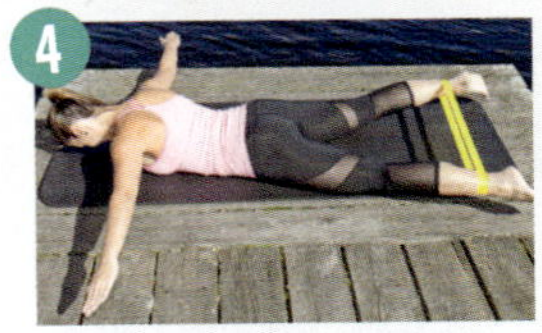

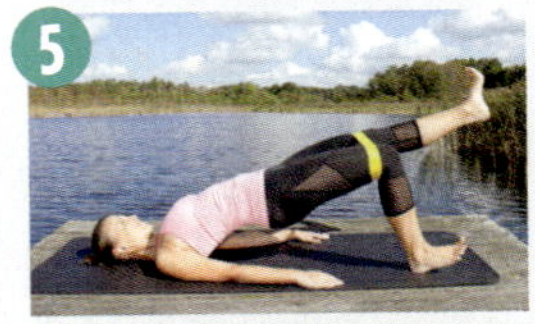

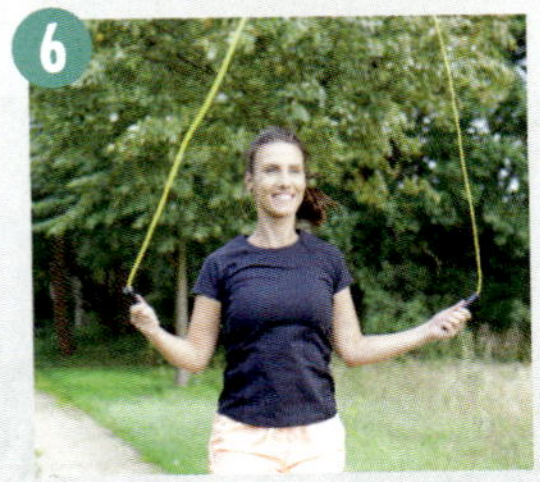

Level 5 – Athlet

1
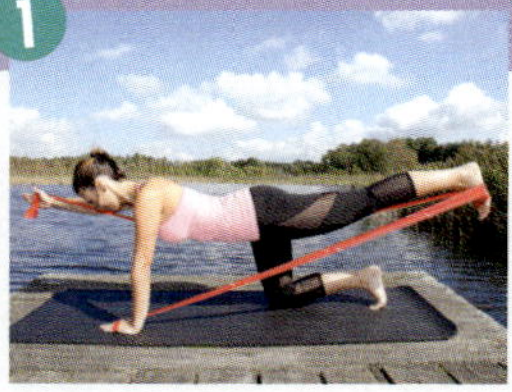

2
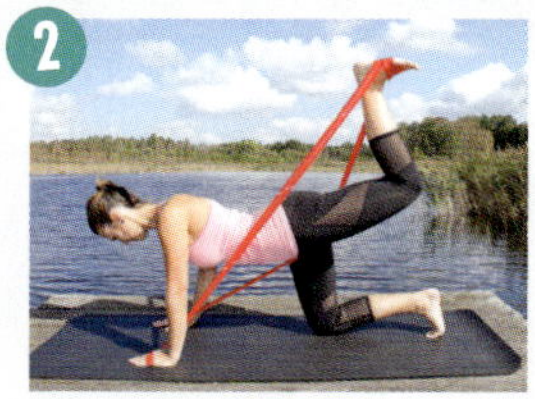

3
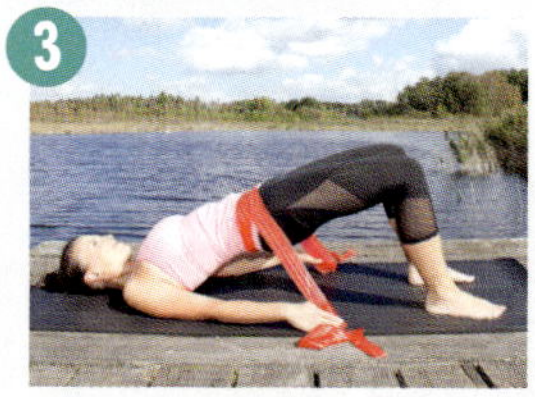

4
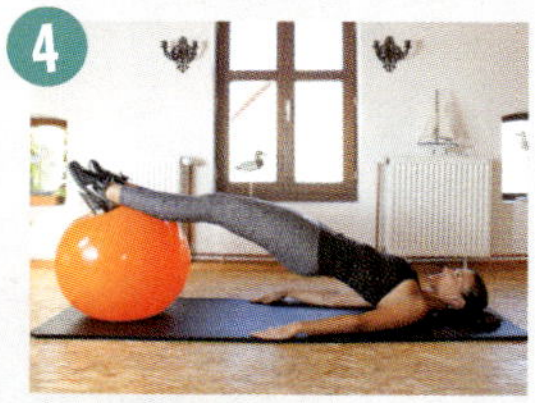

5
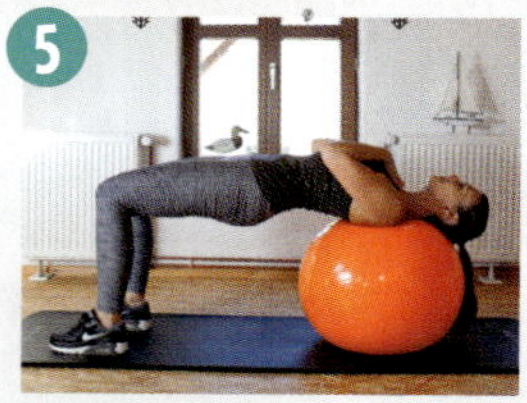

6
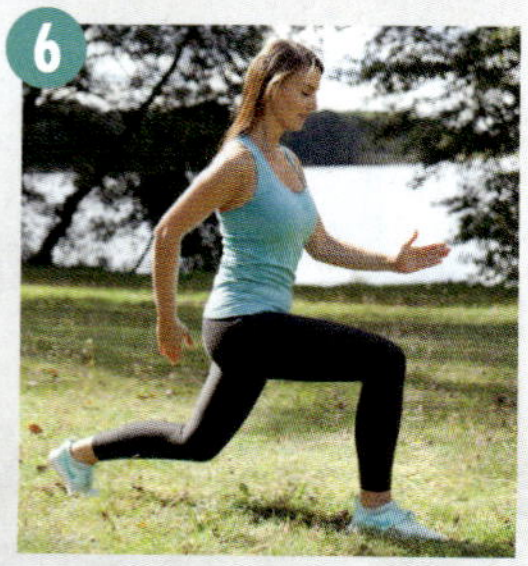

TRAININGSPLAN 11 FÜR LÖWINNEN (MIT THERA-BAND® UND GYMNASTIKBALL; 11. WOCHE)

5 min Aufwärmen (siehe Aufwärmübungen ab S. 133)

Krafttraining:

1. Rückendiagonale im Vierfüßlerstand mit Thera-Band® – S. 163
2. High Kick im Vierfüßlerstand mit Thera-Band® – 164
3. Beckenlift mit Thera-Band® – S. 179
4. Beckenlift auf Gymnastikball – S. 180
5. Gymnastikball-Brücke – S. 185

Durchführung: ein Satz pro Übung mit jeweils maximaler Wiederholungszahl bzw. Haltedauer

Ausdauertraining:

6. 8 x 20 s Scherensprung – S. 205

» 5 min Dehnen (siehe Dehnübungen ab S. 212)

Level 6 – Kraftprotz

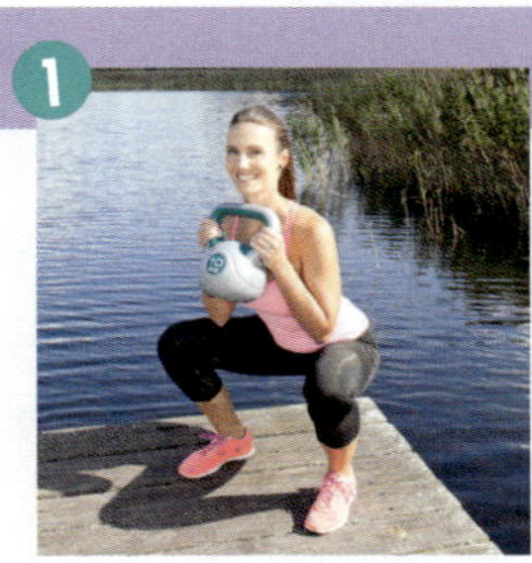

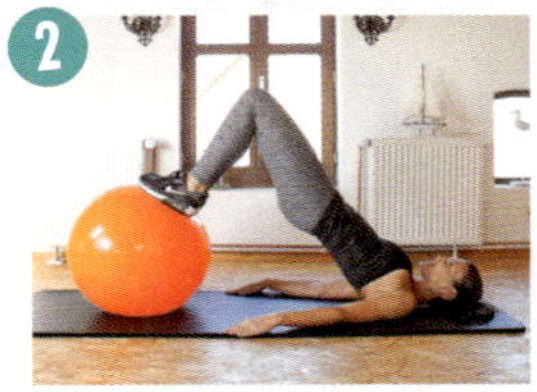

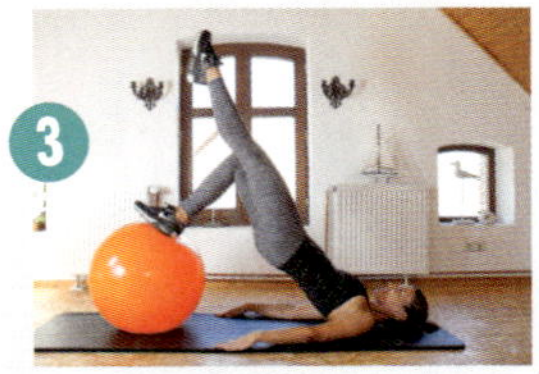

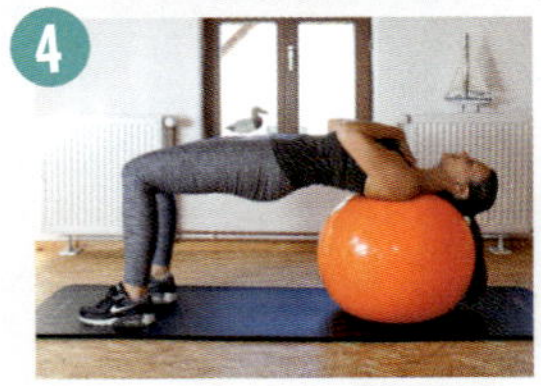

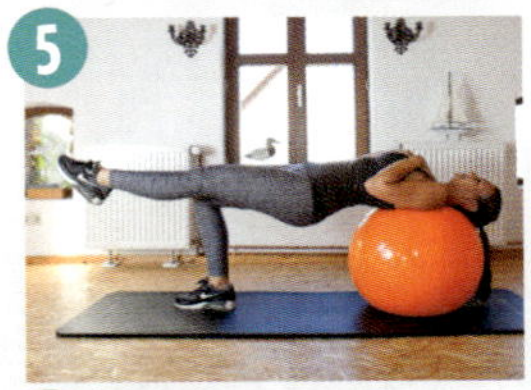

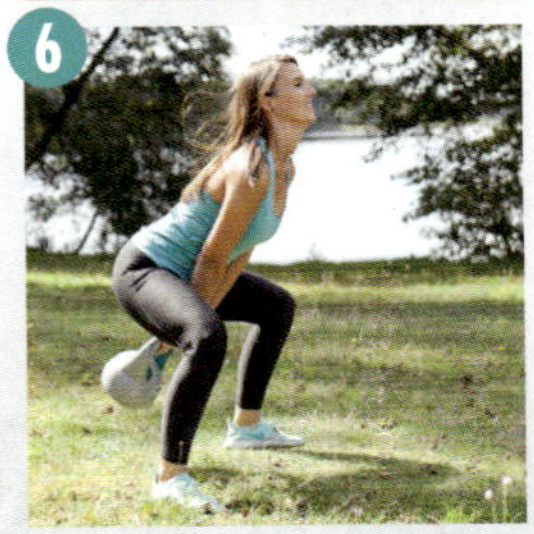

TRAININGSPLAN 12 FÜR GRIZZLYBÄRINNEN (MIT KETTLEBELL UND GYMNASTIKBALL; 12. WOCHE)

5 min Aufwärmen (siehe Aufwärmübungen ab S. 133)

Krafttraining:

1. Kniebeuge mit einer Kettlebell – S. 146
2. Beckenlift mit Beinzug auf Gymnastikball – S. 181
3. Beckenlift mit einbeinigem Zug auf Gymnastikball – S. 181
4. Hüft-Explosion auf Gymnastikball – S. 186
5. Einbeinige Gymnastikball-Brücke – S. 185

Durchführung: ein Satz pro Übung mit jeweils maximaler Wiederholungszahl bzw. Haltedauer

Ausdauertraining:

6. 8 x 20 s Kettlebell-Swing – S. 208

» 5 min Dehnen (siehe Dehnübungen ab S. 212)

1

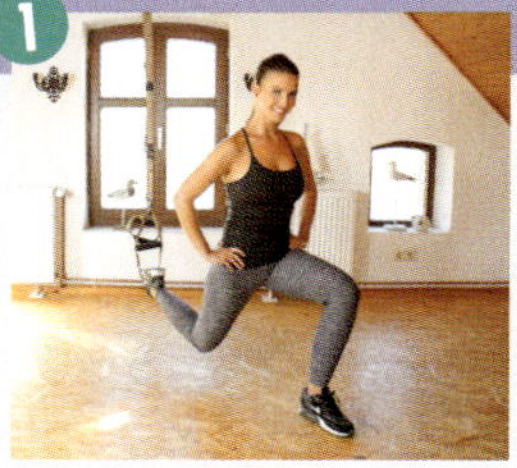

2

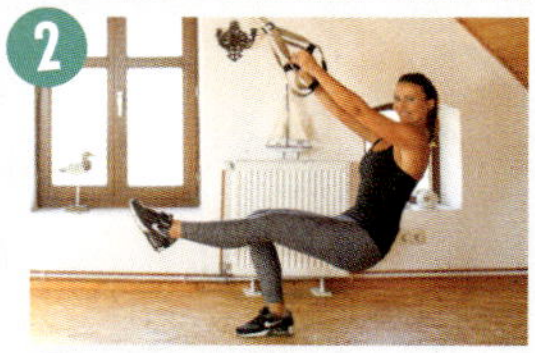

3

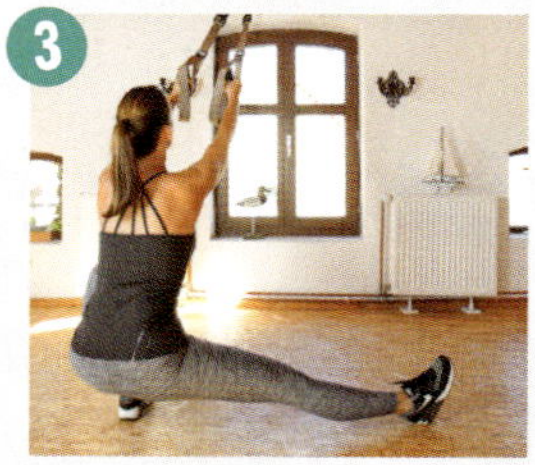

4

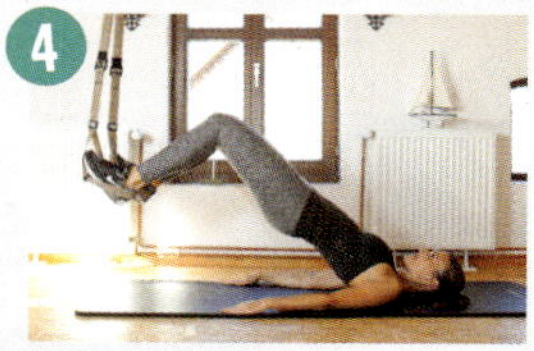

5

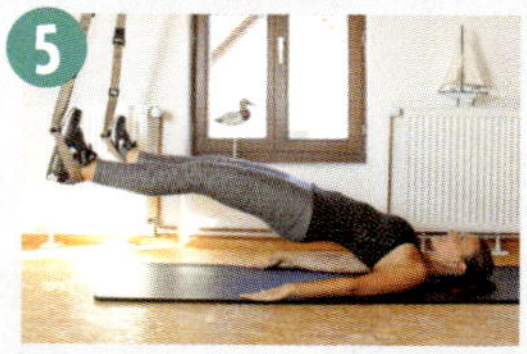

6

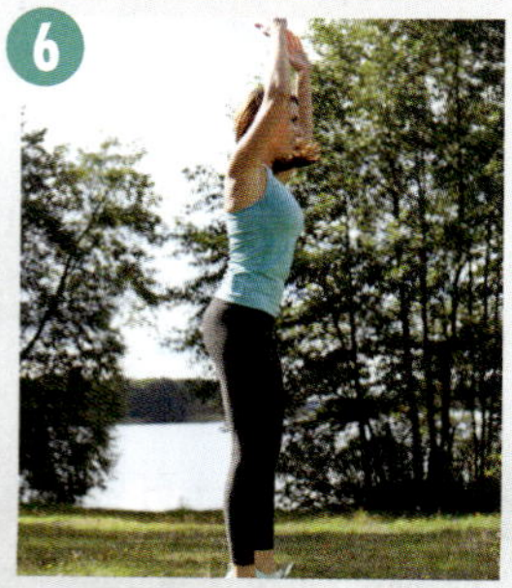

Level 6 – Kraftprotz

TRAININGSPLAN 13 FÜR GRIZZLYBÄRINNEN (MIT SCHLINGENTRAINER; 13. WOCHE)

5 min Aufwärmen (siehe Aufwärmübungen ab S. 133)

Krafttraining:

1. Einbeinige Kniebeuge im Ausfallschritt im Schlingentrainer – S. 188
2. Pistolenkniebeuge mit dem Schlingentrainer – S. 189
3. Seitwärtskniebeuge mit Schlingentrainer – S. 194
4. Beckenlift mit Beinzug im Schlingentrainer – S. 191
5. Schulterbrücke mit Beinspreizung im Schlingentrainer – S. 193

Durchführung: ein Satz pro Übung mit jeweils maximaler Wiederholungszahl

Ausdauertraining:

6. 8 x 20 s Burpee – S. 207

» 5 min Dehnen (siehe Dehnübungen ab S. 212)

Po-Training „to go“

Auch wenn du unterwegs bist, kannst du mit deinen Backen Nüsse knacken. Du kannst immer und überall deine Gesäßmuskeln anspannen – je häufiger du das machst, desto besser: im Sitzen (auf dem Bürostuhl, auf der Couch, im Auto, in der Bahn, im Bus, im Flugzeug), im Stand (beim Warten in der Einkaufsschlange, an der Bushaltestelle) oder im Liegen (auf der Couch, im Bett). Du spannst gezielt deinen Po an, indem du dich auf die Beckenregion konzentrierst, also deinen kompletten Fokus darauflegst, um dann deine Muskeln bewusst anzusteuern. Stell dir vor, du hast eine große Walnuss zwischen deinen Pobacken. Diese willst du knacken – wie ein Nussknacker. Da die Schale sehr dick und hart ist, musst du sehr viel Kraft aufbauen. Halte die Spannung, zähle bis drei und lass die Spannung wieder los. Wiederhole das ganze 10 x oder öfter – je nachdem wie viel Zeit du hast. Wenn du in Bewegung bist (beim Gehen, Laufen, Springen oder anderen dynamischen Bewegungen), musst du deinen Po nicht extra ansteuern, da er eh schon unbewusst aktiv ist.

6.2 Dein P(r)ogramm-Dokumentationsbogen

Es ist wichtig, dass du dein Po-Workout dokumentierst. Damit behältst du den Überblick über dein gesamtes Trainingsprogramm. Wie bereits zuvor angesprochen, ist es das Ziel, ab Level 2 beim Krafttraining so viele Wiederholungen wie möglich durchzuführen. Die maximale Wiederholungszahl notierst du in einem Blanko-Trainingsplan in der entsprechenden Zeile und Spalte. So weißt du in der nächsten Trainingseinheit, wo du ansetzen musst bzw. was die Mindestwiederholungszahl sein sollte, die du erreichen musst, um dich zu verbessern. Dein Ziel sollte es sein, mindestens eine Wiederholung mehr zu schaffen als bei deiner letzten Trainingseinheit. So gibst du dem Muskel das Signal: „Du musst kräftiger werden!"

Angenommen du bist bei Trainingsplan 9 angekommen, den du eine Woche lang mit drei Trainingseinheiten durchführen willst. Dann notierst du als erstes das Datum neben dem Trainingsplan 9 (TP9), an dem das Training stattfindet. Als nächstes schreibst du deine maximal erreichte Wiederholungszahl (Wdh.) in das Kästchen der entsprechenden Übung. Die Kraftübungen sind mit Kraft 1, Kraft 2 usw. abgekürzt. Da du immer die gleiche Reihenfolge wählst (chronologisch), weißt du, dass es sich z. B. bei Kraft 4 im Trainingsplan 9 um die vierte Kraftübung, also „Step-Up auf Stuhl mit Zusatzgewicht" handelt. Hast du in deiner aktuellen Trainingseinheit von dieser Übung beispielsweise 15 Wiederholungen pro Seite geschafft, trägst du diese Zahl in das freie Feld ein. In der zweiten Trainingseinheit der gleichen Woche sollte dein Ziel sein, mindestens 16 zu schaffen und in der dritten Einheit mindestens 17. Unabhängig davon, was dein Ziel ist, trägst du selbstverständlich immer nur die Wiederholungszahl ein, die du tatsächlich geschafft hast. Bei statischen Übungen trägst du die Haltedauer in Sekunden ein.

Es kann natürlich auch mal vorkommen, dass du von einer Übung des gleichen Trainingsplans in der zweiten Wocheneinheit weniger Wiederholungen schaffst als bei der ersten. Das ist nicht schlimm – es geht nicht immer nur bergauf. Schwankungen und kleine Rückschläge sind ganz normal. Nimm die Wiederholungszahl der zweiten Einheit als neuen Ausgangspunkt und versuche ihn in der dritten wöchentlichen Einheit zu übertreffen.

In der Folgewoche geht es dann wieder von vorne los, da du einen neuen Trainingsplan bekommst und entsprechend neue Übungen auf dich zukommen. Welches Zusatzgewicht du wählst (sofern es eines gibt), kannst du dir sicher merken, sodass du es nicht extra notieren musst.

In der Spalte „Tabata" notierst du das Intervall, welches du geschafft hast. Ein Tabata-Training dauert 4 min und besteht aus acht Intervallen von jeweils 20 s. Natürlich sollte es immer dein erstrebenswertes Ziel sein, jede Tabata-Übung bis zum letzten Intervall durchzuhalten. Aber das ist leichter gesagt als getan. Bei der ersten wöchentlichen Einheit schaffst du vielleicht nur sechs Intervalle. Dann würdest du entsprechend in das Feld „6/8" schreiben, also 6 von 8 Intervallen. In der zweiten Einheit sind es dann hoffentlich mindestens 7/8 und in der dritten 8/8.

Im Feld „Anmerkungen" kannst du dir eine kurze Notiz machen zum Trainingsort, zur Trainingstemperatur, unvorhergesehenen Ereignissen während des Trainings, ob dir eine Übung besonders schwer-/leichtgefallen ist oder was auch immer dir wichtig erscheint. So sieht dein unausgefüllter Dokumentationsbogen aus:

Dein P(r)ogramm-Dokumentationsbogen

		Datum	Kraft 1 (Wdh.)	Kraft 2 (Wdh.)	Kraft 3 (Wdh.)	Kraft 4 (Wdh.)	Kraft 5 (Wdh.)	Tabata (Wdh.) X/8	Anmerkungen
LEVEL 1	TP1								
	TP2								
LEVEL 2	TP3								
	TP4								
LEVEL 3	TP5								
	TP6								
LEVEL 4	TP7								
	TP8								

		Datum	Kraft 1 (Wdh.)	Kraft 2 (Wdh.)	Kraft 3 (Wdh.)	Kraft 4 (Wdh.)	Kraft 5 (Wdh.)	Tabata (Wdh.) X/8	Anmer-kungen
LEVEL 5	TP9								
	TP10								
	TP11								
LEVEL 6	TP12								
	TP13								

Den Dokumentationsbogen kannst du dir auch als PDF online herunterladen.

https://finisfitness.de/bücher/sexy-hintern

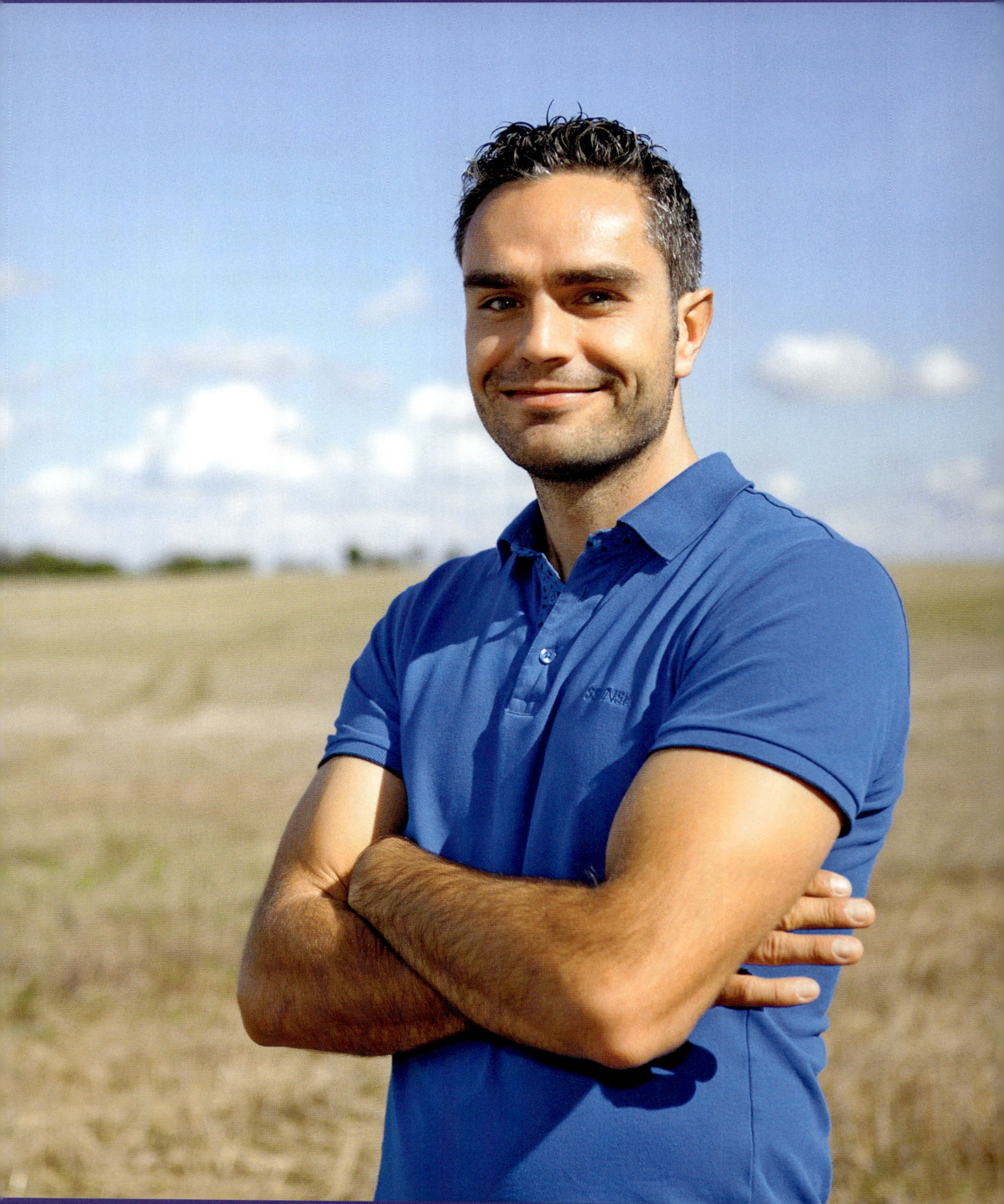

7

Finis

Warum das letzte Kapitel „Finis" heißt? Mein Nachname steht für das Ende oder den Schlussvermerk eines Buches. Dein Weg zum perfekten Hintern ist jetzt vorbei. Oder fängt er vielleicht gerade erst an, weil du dir höhere Ziele gesetzt hast? Es wäre großartig, wenn du weiter dranbleibst – auch über die 13 Wochen hinaus. Es lohnt sich für dein gesamtes Leben! So oder so kannst du sehr stolz auf dich sein, wenn du den Weg bis hierhin gegangen bist. Deine Lebensqualität wird sich bis heute gewiss verbessert haben, selbst wenn du dir nur ein paar Tipps aus diesem Buch zu eigen gemacht hast. Es war mir eine große Freude, dir dabei zu helfen, gesünder, fitter und attraktiver zu werden. Lieber Leser, vielen Dank für dein Vertrauen, du bist ein Geschenk für die Welt!

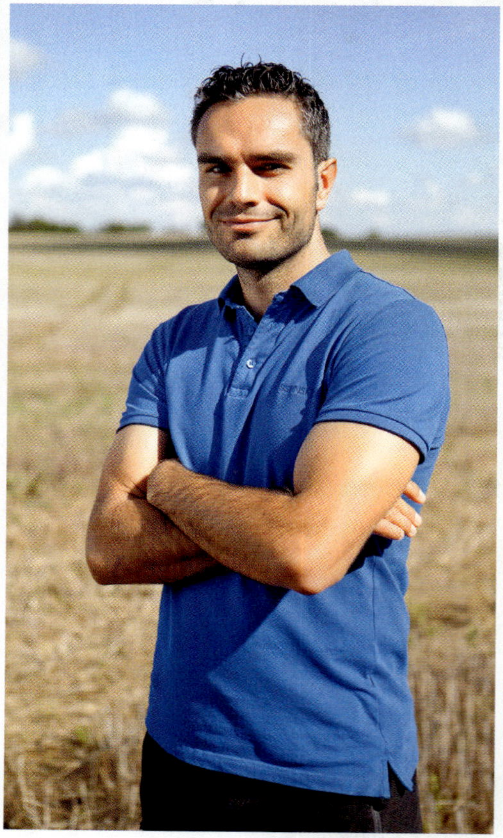

Für die Umsetzung dieses Buches möchte ich dem Meyer & Meyer Verlag danken, die professionelle Zusammenarbeit mit mir fortzusetzen. Weiterhin danke ich der Fotografin des Buches Melanie für ihre kreative Ader und ihren besonderen Blick auf das Schöne. Ich danke dem Fotomodel Lisa für ihre ausdauernd positive Ausstrahlung und ihr Vertrauen in dieses tolle Projekt. Zu guter Letzt danke ich Janna für ihre Unterstützung sowie meinem Sohn Henri, der mein Leben unendlich bereichert und mir viel Kraft beim Schreiben dieses Buches gegeben hat – erst im Bauch der Mama, dann als kleines, süßes Energiebündel auf dieser Welt. DANKE!

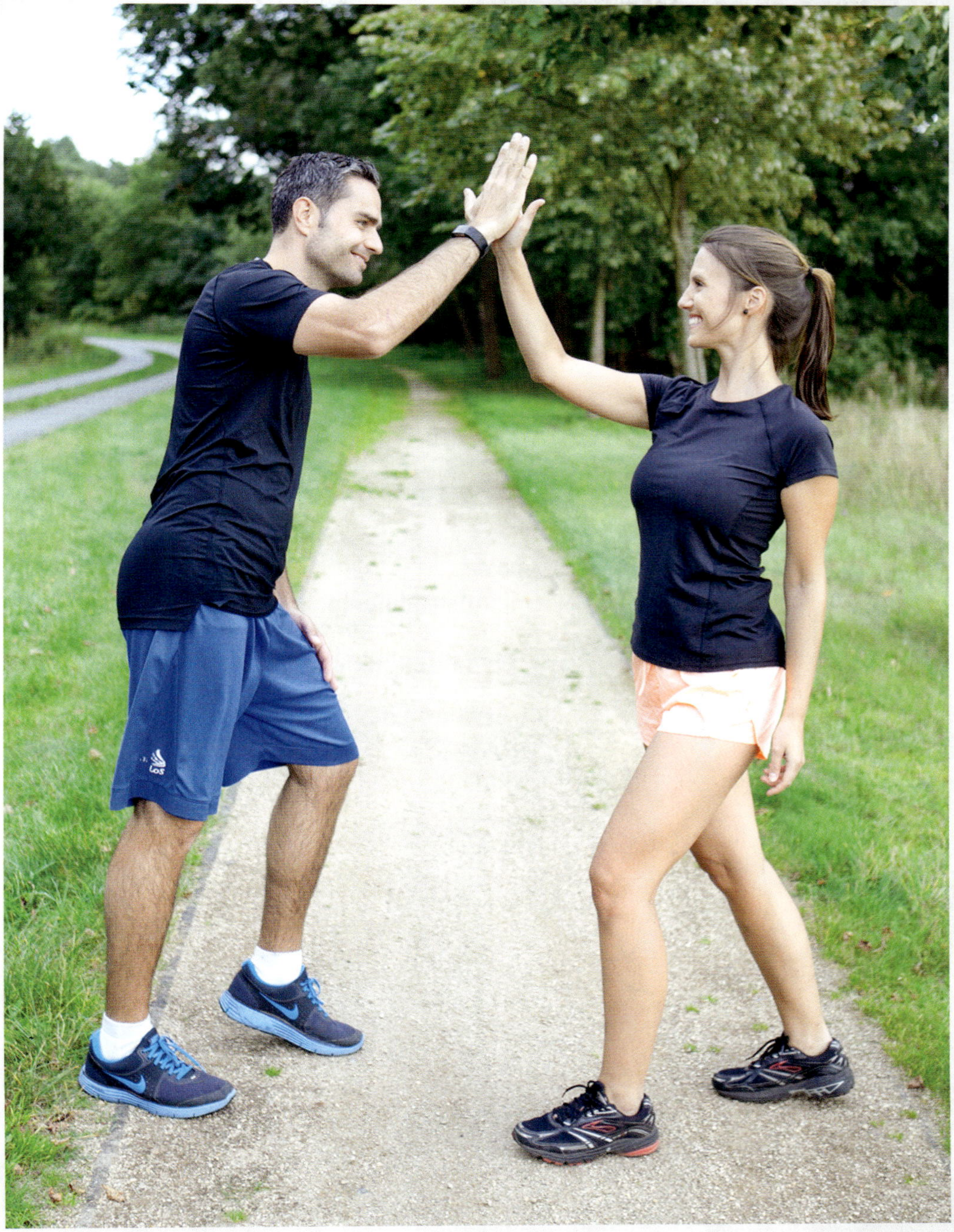

Literaturverzeichnis

Albrecht, K. & Meyer, S. (2015). *Stretching und Beweglichkeit.* Stuttgart: Karl F. Haug.

Appell, H.-J. (1996). *Funktionelle Anatomie: Grundlagen sportlicher Leistung und Bewegung.* Berlin; Heidelberg; New York: Springer.

Boyle, M. (2011). *Functional Training. Das Erfolgsprogramm der Spitzensportler.* München: riva.

Cánovas, R. (2015). *Anatomie & Krafttraining.* Aachen: Meyer & Meyer.

Caven, J. (2016). *Ernährung mit Plan.* Norderstedt: Bod.

Contreras, B. (2009). *Advanced Techniques in Glutei Maximi Strengthening.* E-Book.

Finis, S. (2015). *Top7 – Funktionelles Training mit & ohne Hanteln/Geräte. Die sieben besten Übungen für den ganzen Körper – in vielen hocheffektiven Varianten.* Arnsberg: novagenics.

Finis, S. (2017). *Dein Weg zum Basketballprofi. Ein Ratgeber für junge Talente, Eltern und Trainer.* Aachen: Meyer & Meyer.

Lieberman, D. (2013). *The Story of the Human Body: Evolution, Health, and Disease.* New York: Pantheon.

Mosetter, K., Simon, W., Cavelius, A., Ilies, A. (2016). *Zucker. Der heimliche Killer.* München: GU.

Prang, M. (2011). *Die 77 größten Fitness-Irrtümer.* München: C.H.Beck.

Roßmann, M. & Lowery, L. (2017). *Faszie trifft Muskel.* Aachen: Meyer & Meyer.

Sands, R. & Sands, L. (2010). *The Anthropology of Sport and Human Movement: A Biocultural Perspective.* Lanham (USA): Lexington Books.

Unsöld, W. (2017). *Ask the Coach.* München: riva.

Verstegen, M. & Williams, P. (2010). *Core Performance für Frauen.* München: riva.

Übungsregister

Bildnachweis:

Jeans-Fotos: Melanie Adloff

Übungsfotos: Melanie Adloff

Porträt Autor: Melanie Adloff

Rezepte: AdobeStock

Coverfoto: AdobeStock

Coverdesign, Layout & Satz: Annika Naas

Lektorat: Katrin Thiele, Riccardo Rip

[Zum Autor]

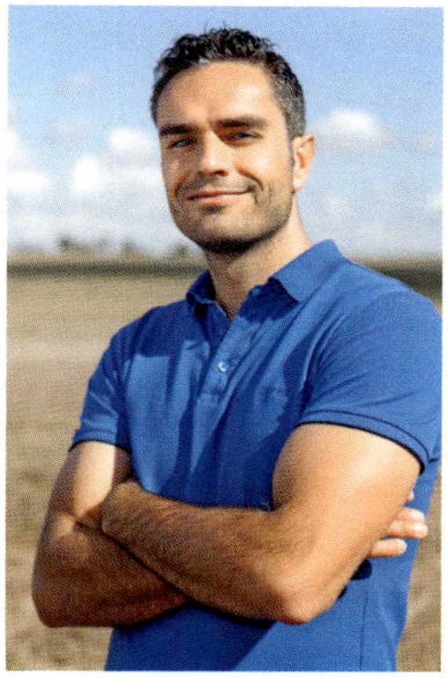

Sebastian Finis ist studierter Sportwissenschaftler. Er arbeitet als Health Coach, Personal Trainer und freier Journalist in Berlin. Seine Kernkompetenzen hat er im Bereich Functional Training und Prävention. Er meidet Kraftmaschinen, liebt dafür Übungen mit dem eigenen Körpergewicht sowie mit Kleingeräten. In den vergangenen 15 Jahren begleitete er hunderte Frauen und Männer mit seinem funktionellen Ganzkörpertrainingsansatz zum Ziel. Dabei fiel ihm auf, dass bei vielen Menschen die Pomuskulatur unterentwickelt ist – ein Grund, sich mit dieser Thematik näher auseinanderzusetzen.